沙盘游戏疗法

——游戏中的心灵疗愈

（修订本）

魏广东 著

中国石化出版社
HTTP://WWW.SINOPEC-PRESS.COM

内容提要

沙盘游戏疗法是一种应用广泛的心理治疗方法。这一方法起始于20世纪50年代的瑞士，发展壮大于当今的中国。本书介绍了沙盘游戏疗法的创建与传承、治疗原理与应用范围、基本配置及个体沙盘游戏和团体沙盘游戏的操作方法，收录了大量操作案例，具有很强的可读性和操作指导性。不仅如此，本书还介绍了沙盘游戏在儿童教育领域的新发展和新应用，是具有重要创新意义的一本沙盘游戏操作指导手册。

图书在版编目（CIP）数据

沙盘游戏疗法：游戏中的心灵疗愈 / 魏广东著 .
-- 修订本 . —北京：中国石化出版社，2020.6（2025.7 重印）
ISBN 978-7-5114-5859-9

Ⅰ . ①沙… Ⅱ . ①魏… Ⅲ . ①精神疗法 Ⅳ .
① R749.055

中国版本图书馆 CIP 数据核字（2020）第 096953 号

中国石化出版社出版发行
地址：北京市东城区安定门外大街58号
邮编：100011　电话：（010）57512442
http：//www. sinopec-press. com
E-mail：press@ sinopec. com
北京艾普海德印刷有限公司印刷
全国各地新华书店经销
*
710×1000毫米　16开本　15.75印张　256千字
2020年6月第1版　2025年7月第5次印刷
定价：49.80元

前言
Preface

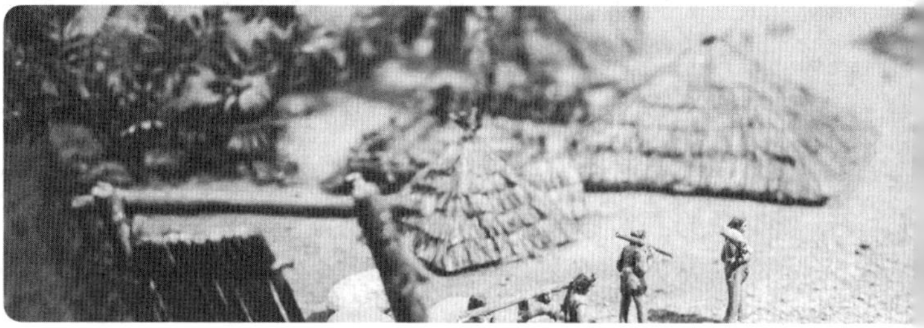

沙盘游戏本身就是一种心理治疗

沙盘游戏疗法由瑞士的分析心理学家朵拉·卡尔夫（Dora M. Kallf）在20世纪50年代创立，大概在20世纪80年代传入中国，而在中国真正获得发展其实是最近十几年的事情。时间虽短，但是沙盘游戏在中国大地可谓遍地开花，从北京、上海等大都市，到一些偏远地区的乡镇学校，我们都可以看到沙盘游戏的设备。如今，沙盘游戏已成为心理工作者不可不学的心理咨询和心理治疗技术之一。

不过，很多初学沙盘游戏疗法的人都会认为，沙盘游戏是用来了解来访者心理的，换句话说，就是把沙盘游戏当作心理测量或者窥视来访者心理的工具。基于这样的认识，很多初学者都渴望学习沙盘作品的解读技术，把主要心思放在了来访者制作完成沙盘之后的分析与指导上。这显然是没有了解沙盘游戏疗法的核心精神，也被“心理咨询师高于来访者”的错误观念所影响。殊不知，来访者制作沙盘的过程就是一种心理治疗。

为什么制作沙盘作品本身就是一种治疗呢？首先，当来访者投入地制作沙盘时，他们所具有的焦虑、恐惧以及其他固有的观念就会被暂时放下，紧绷的神经就会得到适当的放松，这自然是对来访者的一种治疗。其次，在制作沙盘的过程中，来访者会放松对意识的控制，使无意识在沙盘中得以表达，进而促进了意识与无意识的沟通，这同样是对来访者的一种很好治疗。并且来访者制作的沙盘是其无意识的意象，这些意象呈现在沙盘之中，会持续地对来访者产生影响。基于这些原因，制作沙盘作品本身就是一种治疗。

卡尔夫认为，当来访者在沙盘中摆放某个沙具时，所显示的不仅仅是来访者静态的无意识的内容或者某种改变的潜能，而是一种真实的心理体验。比如，来访者在沙盘中摆放一座桥，桥所代表的是来访者有与人沟通的愿望或者潜力，而放桥这个动作代表着来访者处于尝试建立联系的真实体验状态之中，也就是说，来访者此时就在体验联系的建立。再举一个例子，有的来访者会在沙盘中摆放食品，食品所代表的不仅是来访者渴望获得的精神能量，而且还代表来访者正在通过沙盘游戏中的食品获得能量。

卡尔夫创建沙盘游戏时，认为其起作用的机制在于心理咨询师为来访者创建的自由与受保护的空间，在这个空间里，来访者通过沙盘游戏获得治疗。一旦心理咨询师试图把来访者呈现在沙盘中的无意识内容分析给来访者听，来访者就会有一种被评价的压力，那么他们就不能再自由地去体验沙盘游戏，也就不能自由地表达其无意识行为，结果，沙盘游戏会沦为“表演”的性质，也就是为了获得咨询师的良好评价而做沙盘游戏。

看到这里，很多学习者就会产生另外一个问题：既然制作沙盘作品本身就是一种治疗，那要不要心理咨询师都是可以的，或者说，随便找个人看着来访者制作沙盘不就可以了吗？回答这个问题也不难，举个例子说吧，我们都知道药物是可以治病的，那患者直接吃药就可以了，为什么还要医生、护士呢？那是因为患者自己不知道什么时候用药，用药剂量，什么时候该停药，是不是该换药，等等。沙盘游戏中会存在类似的问题，来访者可不可以用沙盘游戏进行治疗，进展过程是什么样子的，什么时候可以结束治疗，沙盘游戏是不是对他有效，等等，都会影响来访者的治疗效果。当然，心理咨询和心理治疗不同于医疗，其更强调心理部分，心理咨询师的理解、包容、接纳和陪伴本身对来访者的心理就有影响，此外，咨询师的人格及其掌握的其他心理技能都是影响来访者疗效的因素。

总之，比较科学、全面的表述应该是：在专业的心理咨询师以理解、接纳和包容的态度陪伴下，制作沙盘作品的过程就是一种心理治疗。沙盘游戏疗法是一种技术，掌握在不同的人手里就会发挥不同的作用。有人曾说，如果一个错误的人使用了正确的手段，那么，正确的手段也会产生错误的效果。所以，心理咨询师的专业素养提升也是不可忽视的。

以上是关于沙盘游戏疗法的简介。本书内容侧重于理论与实践案例相结合，并且着重编写了沙盘游戏在教育等领域的新应用和新进展，适合各阶段沙盘游戏疗法学习者阅读参考。书中涉及部分常见沙具的象征意义，供心理咨询师学习使用。更为全面、系统的沙具象征意义可以参考2018年出版的《沙盘游戏疗法象征手册》一书。

在此还须说明几个概念。在本书中，“无意识”和“潜意识”的含义是同等的，“沙盘游戏疗法”和“箱庭疗法”的含义是同等的。本来这些概念都是指代相同内容的，但是由于来源途径和使用者的习惯不同，所以才产生了多种表达。

在本书的编撰过程中，四川成都银都小学的刘桂、青岛德县路小学的史玉华、成都电子科技大学实验中学的李芳老师等提供了很多素材，并且撰写了案例，在此对他们表示感谢。

由于作者水平有限，书中难免有不足之处，欢迎读者批评指正。

目录
Contents

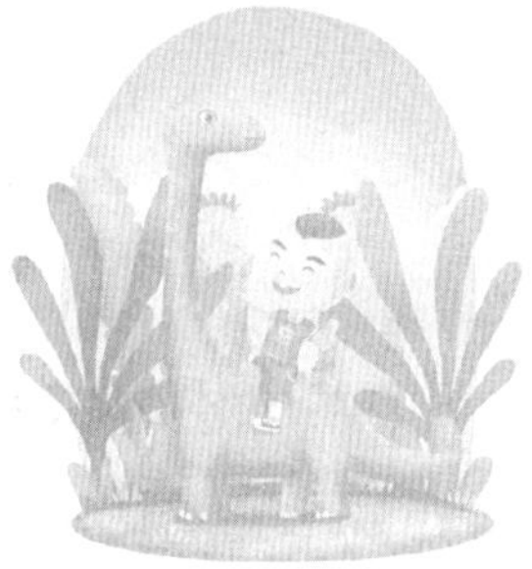

第三编　团体沙盘游戏疗法

第四编　沙盘游戏疗法的创新与发展

第一编

沙盘游戏疗法概述

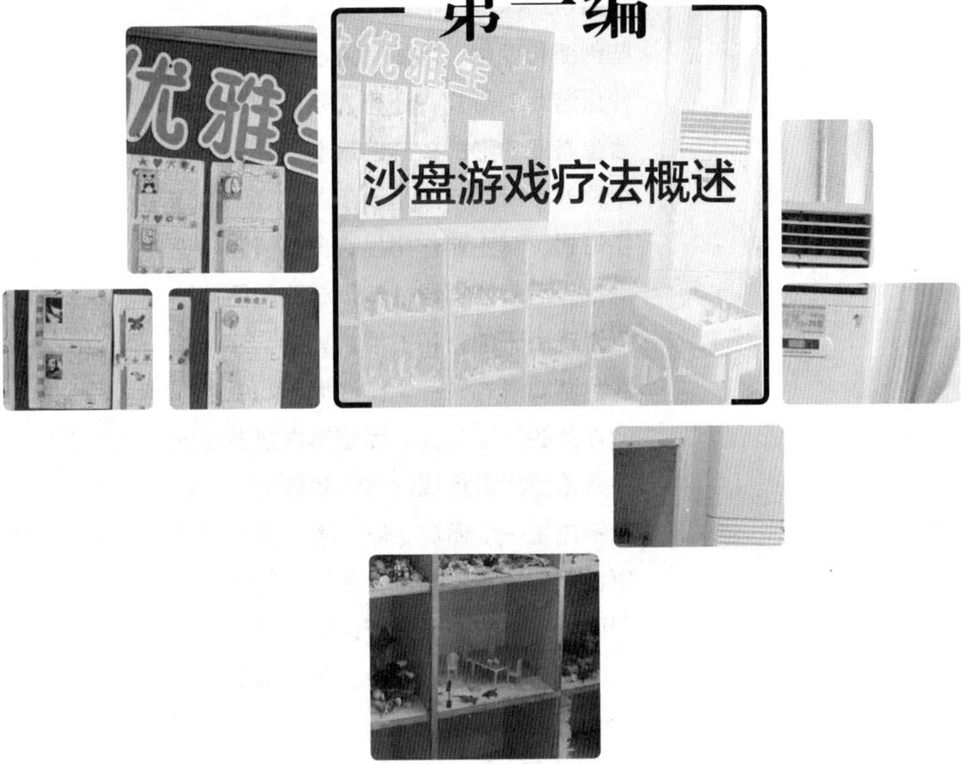

卡尔夫最初创建的沙盘游戏疗法主要用于心理分析和心理治疗。在创建至今的60多年里，沙盘游戏疗法也有了一些创新和变化，比如有人创造了指导性沙盘游戏的形式，还有人则创造了团体沙盘游戏的形式。总的来看，非指导性个体沙盘游戏疗法是沙盘游戏疗法的最初形式，其主要作用是心理分析和心理治疗。后来的指导性沙盘游戏和团体沙盘游戏属于创新和发展。其中，最初的沙盘游戏形式——个体沙盘游戏中才强调沙具的象征意义，而团体沙盘游戏则主要是团体治疗或团体游戏的形式，沙盘不过是一个道具，就不再强调其象征意义了。当然，如果有人愿意尝试进行团体中个体的心理分析也是可以的，只是当前这样做的人较少，所以本书中将不涉及这一内容。

第1章
沙盘游戏疗法的创建与传承

一、沙盘游戏疗法的概念

什么是沙盘游戏疗法呢？与很多心理治疗方法一样，沙盘游戏疗法并没有一个统一的概念，笔者根据沙盘游戏疗法的基本原理以及前人的总结，将其定义为：

沙盘游戏疗法是由瑞士分析心理学家朵拉·卡尔夫（图1–1）于20世纪50年代在分析心理学、世界技法和东方哲学的基础上创建的一种心理治疗技术。在这种技术中，来访者在心理咨询师的陪伴下，利用各种沙具和沙子，在沙箱中制作一个场景以展现来访者的潜意识，促进意识与潜意识的交流和融合，并且通过将集体潜意识的原型表现在沙盘中使原型进入意识层面进而促进这些原型的发展，最后实现心理治疗。经过六十多年的发展，沙盘游戏疗法现有个体沙盘游戏疗法、团体沙盘游戏疗法等形式。

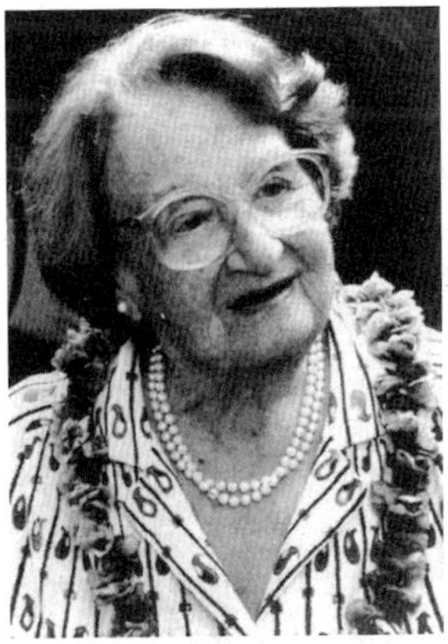

图1–1　朵拉·卡尔夫
（Dora M. Kallf）

此定义包括以下几个要点：

（1）沙盘游戏疗法是一种心理治疗技术。有人认为沙盘游戏是一种心理测量工具，通过制作沙盘，治疗师可以了解来访者的内心。这种认识是片面的，制作沙盘的确可以帮助咨询师感受和理解来访者的心理，判断来访者的问题所在，但是沙盘游戏主要应用于心理治疗，来访者制作沙盘的过程也就是心理治疗的过程。

（2）沙盘游戏疗法的创始人是朵拉·卡尔夫，其身份是分析心理学家，她所创建的心理治疗技术自然也是以分析心理学为主要理论基础的。

（3）沙盘游戏疗法的理论基础是分析心理学、世界技法和东方哲学。分析心理学是荣格（Carl G. Jung）创建的，是精神分析流派的一个分支，其突出特点之一就是强调人的集体潜意识。世界技法是由英国的儿童心理学家玛格丽特·洛温菲尔德（Margaret Lowenfeld）创建的一种心理治疗和心理测量技术，其使用的工具与沙盘游戏疗法相似。与沙盘游戏相关的东方哲学主要是指道家思想和佛学思想。这些基本理论的具体内容将在第3章中详细介绍。沙盘游戏咨询师要想对沙盘游戏疗法有比较深入的认识，就必须熟悉和理解这三个理论基础。

（4）沙盘游戏疗法的操作过程是来访者利用沙具在盛有沙子的沙箱中制作一个场景。具体操作的内容将在第5章中进行详细介绍。

（5）让来访者制作沙盘是为了展现其潜意识后，实现意识与潜意识的沟通，此外，也是为了展现集体潜意识原型并促进原型的发展，实现对未来发展的心理治疗。沙盘游戏疗法的治疗机制将在本章进行论述。

从本质上来讲，沙盘游戏疗法与荣格所说的积极想象[1]（Active Imagination）技术有异曲同工之妙，但是前者较之后者更加直观和立体。

二、沙盘游戏疗法的传承与发展

在远古时代和现在的某些原始部落中，人们会使用沙子进行巫术活动，西藏的佛教信徒也会使用彩色的沙子来制作金刚坛城。然而真正促成沙盘游戏疗法的事件主要还是地板游戏、世界技法及卡尔夫创建"沙盘游戏"。我们先用一个简单的示意图向读者介绍一下沙盘游戏疗法的发展历程（图1–2）。

（一）沙盘游戏疗法的起源：地板游戏

英国作家威尔斯（H. G. Wells）于1911年出版了一本名为《地板游戏》[2]的书籍（图1–3）。威尔斯在书中描述了他和他两个小儿子的游戏过程，尤其是他们所玩的地板上的游戏——孩子们把各式各样的玩具放在地板的划定区域内，表达

---

❶ 积极想象：积极想象是荣格创建的一种用于探索潜意识的心理技术，它致力于唤醒人格的不同方面（特别是阿尼玛 / 阿尼姆斯和阴影），然后在潜意识与意识之间建立起一种交流。在积极想象的过程中，自性的各个方面逐渐整合，成为一体，对立双方的统一和融合作用最终导致心理转化。积极想象分为四个阶段：首先是诱导出宁静的心灵状态，摆脱一切思绪，不做任何判断，只做自然的观察，这时潜意识内容和支离破碎的幻象片断就会自发地浮现和展开；然后，用诸如绘画、雕塑、舞蹈或其他象征表现手法，把这种体验记录下来；再次，心灵的意识开始积极地与潜意识对峙，潜意识产物的意义及其信息被理解，并与心灵的意识状态和谐一致；最后，一旦自我和潜意识相互妥协，个人就能够有意识地生活。

❷ 中文译版信息：Wells H G. 沙盘游戏疗法的起源：地板游戏[M]. 段霄丽，译. 北京：中国石化出版社，2016.

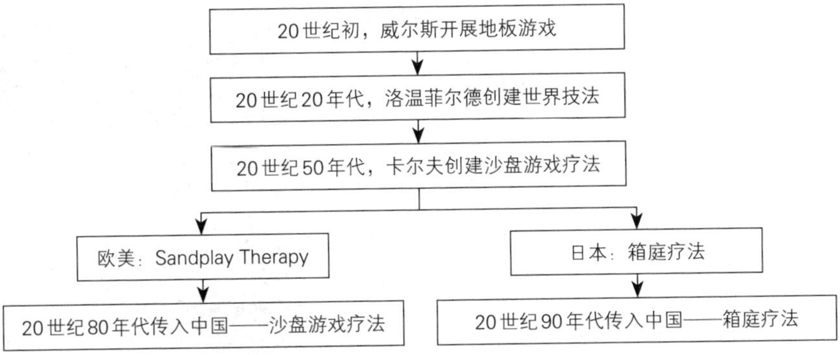

图1–2　沙盘游戏疗法的发展历程示意图

本书中，将图中沙盘游戏疗法、箱庭疗法统称为沙盘游戏疗法（或沙盘游戏）

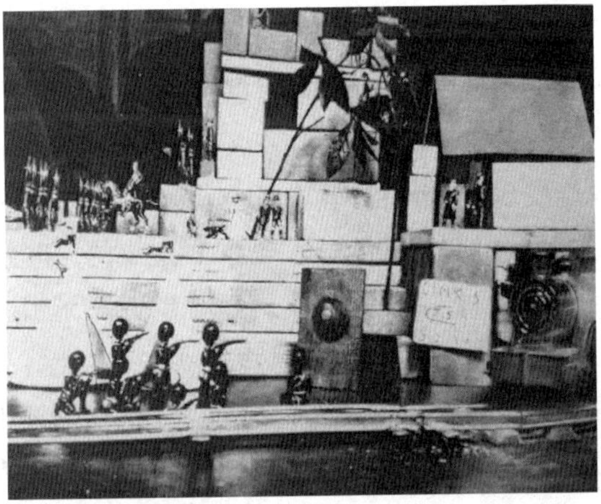

图1–3 《地板游戏》中的插图：摆在地板上的玩具场景

各种各样的场景，演绎着不同的故事。孩子们玩得开心而投入，表现出了令人兴奋的想象力和创造力。威尔斯称这种在地板上进行的游戏为地板游戏（Floor Games）。后来，威尔斯的两个儿子一直和父亲保持着亲密的关系，他们长大后回忆起儿时经历的地板游戏，都十分怀念，深感欣慰和幸运。

1923年，荣格在英国讲课的时候，威尔斯曾与荣格共进晚餐，一起分享与探讨各自的研究与思想，彼此都产生了很深的印象与启发。虽然威尔斯并非心理学家，地板游戏也并不是一种心理治疗技术，但是，正是在地板游戏的启发之下，洛温菲尔德才创建了世界技法，而卡尔夫又是在世界技法的基础上创建了沙盘游戏疗法，因此，地板游戏可以算得上是沙盘游戏疗法的起源。

（二）沙盘游戏疗法的雏形：世界技法

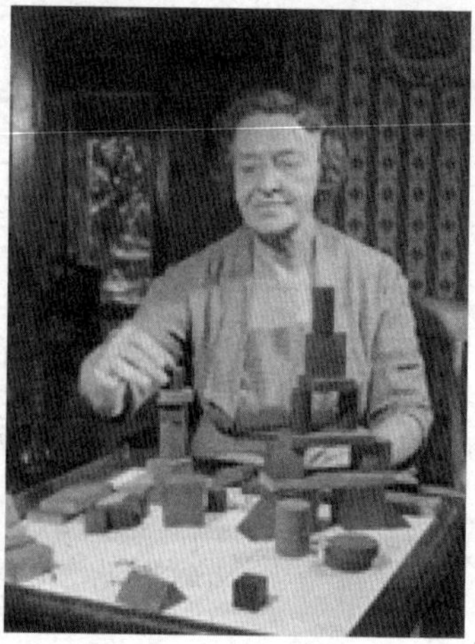
图1-4 洛温菲尔德

玛格丽特·洛温菲尔德是英国心理学家（图1-4）。由于受威尔斯地板游戏的影响，洛温菲尔德曾收集了许多小玩具和小物件，如彩色棒、积木等。1929年，洛温菲尔德为自己的心理诊所添置了两个镀锌的箱子，其中一个盛有水。在这些玩具和箱子的基础上，洛温菲尔德创建了世界技法（the World Technique）。

所谓世界技法，就是让来访者把沙具放在盛有干沙或湿沙的箱子里，制作出一幅画面或一个场景——洛温菲尔德称之为“世界”。洛温菲尔德认为世界技法的重要意义在于：来访者可以直观地感受到某种意象，而不需要借助文字或者语言。虽然洛温菲尔德不是一名心理分析师，没有对儿童的作品进行深入分析，但是她发现，儿童在沙盘中表达了他们的意识和无意识的想法。洛温菲尔德还认为，世界技法的目标就是“让被创造出的‘世界’面质它的创作者”，她认为世界技法可以被不同理论取向的心理治疗师所应用。

世界技法可以算作沙盘游戏疗法的雏形，至少在形式上，二者有着很大的相似性。而且卡尔夫正是跟随洛温菲尔德学习了世界技法之后才创建了沙盘游戏疗法，所以，世界技法与沙盘游戏疗法之间关系密切。当然，世界技法和沙盘游戏疗法还是有根本区别的，其中最主要的就是理论基础的不同，沙盘游戏疗法是建立在分析心理学的基础上的，而世界技法则不是。

（三）沙盘游戏疗法的诞生

卡尔夫于1904年出生于瑞士的一个中产阶级家庭，她是沙盘游戏疗法的创立者，也是一名荣格学派的心理分析师。在年少时，卡尔夫学习了基础的中文，并对东方哲学产生了兴趣，特别是道家哲学对她尤其具有吸引力。29岁时，卡尔夫与一位英国银行家结婚，并搬到荷兰居住。随着第二次世界大战的爆发，德国人占领了卡尔夫一家在荷兰的房子，她带着自己的大儿子逃回瑞士。这一重大变故最终导致她于1949年和丈夫离婚，成为抚养两个孩子的单亲妈妈。此后不久，卡尔夫在荣格学院开始了为期六年的荣格分析心理学学习。

在荣格学院学习期间，卡尔夫结识了荣格的女儿和荣格本人，荣格鼓励卡尔夫开展儿童心理学研究。1954年，卡尔夫参加洛温菲尔德在苏黎世的研讨时，深受启发，认为世界技法正是自己所寻求的有效帮助儿童心理分析的方法和途径。于是，卡尔夫于1956年来到伦敦，跟随洛温菲尔德进行了为期一年的世界技法学习。一年后卡尔夫重返瑞士，把洛温菲尔德的世界技法与荣格分析心理学结合在一起，形成了一种新的心理治疗方法——沙盘游戏疗法。

在沙盘游戏疗法的发展过程中，卡尔夫还把东方哲学中的道家思想、周敦颐太极思想和禅学思想融入沙盘游戏疗法之中。1953年到1954年间，卡尔夫在厄诺斯会议上认识了来自日本的禅师铃木大拙。此后，她到日本拜访这位禅师，并在那里居住了一段时间。虽然卡尔夫没有进行正式的禅修，但是她经常与一些禅师进行交流，并且认为沙盘游戏疗法与禅修有相似之处，那就是都需要个体向自己内心寻求领悟，而不是依靠书本或者导师。

（四）沙盘游戏疗法的传播与发展

沙盘游戏疗法很快就得到了广泛的传播。卡尔夫也应邀到意大利、德国、美国、日本等国家讲学，并在这些国家播撒下了沙盘游戏疗法的种子。

1985年，国际沙盘游戏学会（International Society for Sandplay Therapy，简称ISST）正式成立，其主要任务包括开展沙盘游戏疗法的训练、会员认证、国际交流等。目前，美国、巴西、加拿大、英国、爱尔兰、德国、以色列、意大利、日本、荷兰、瑞士等国家以及我国的台湾地区都成立了国际沙盘游戏学会的分会。当今国际上关于沙盘游戏疗法的专业期刊主要有：美国的《沙盘游戏疗法杂志》（*Journal of Sandplay Therapy*）、日本的《沙盘游戏疗法杂志》（*Archives of Sandplay Therapy*）和德国的《沙盘游戏疗法杂志》（*Magazine of Sandplay Therapy*）等。

值得一提的是，日本第一位分析心理学家河合隼雄（Kawai Hayao）于1962年跟随卡尔夫学习沙盘游戏疗法，20世纪60年代中期将沙盘游戏疗法带回日本，并根据日本传统游戏——箱庭（Hakoniwa），将沙盘游戏疗法命名为“箱庭疗法（Hakoniwa Therapy）”。1987年，河合隼雄、樋口和彦、山中康裕等创立日本箱庭疗法学会。由于河合隼雄对推动沙盘游戏疗法发展所做的贡献，在卡尔夫去世后，他接任了国际沙盘游戏学会主席的职务。

而在美国，在强调沙盘游戏疗法的荣格分析心理学基础的同时，也有一些心理学家对沙盘游戏进行了创新性的研究和实践。有一些心理学家不仅创造出圆形等不同形状的沙盘，还把沙盘游戏疗法运用在儿童教育中，或者与团体咨询、家庭治疗相结合，创建了新的沙盘游戏疗法形式。

（五）沙盘游戏疗法在中国

沙盘游戏疗法是在20世纪80年代末至90年代初传入中国的，当时中国的心理行业尚处于起步阶段。由于传入的渠道不同，这一技术在中国有沙盘游戏疗法和箱庭疗法两种不同的称呼，并一度有“两个流派之争”的说法，也有一些学者撰写了对比二者异同的文章。在笔者看来，二者从根本上讲都是卡尔夫创建的沙盘游戏疗法的延续，没有本质的区别。本书中统一使用“沙盘游戏疗法”一词并无厚此薄彼之意，只是选其一种来代表而已。

事实上，沙盘游戏疗法在中国真正的发展是近十余年的事情。全社会对心理工作越来越认可和重视，尤其是教育系统、监狱系统、军队系统和警察系统等对心理工作的支持，更是推动了沙盘游戏设备的普及。可以说，中国所拥有的沙盘数量是别的国家所无法比拟的。

第2章

沙盘游戏疗法工作室的基本设置

沙盘游戏疗法工作室和一般的心理咨询室一样，应尽量选择安静、外界干扰少的地方。如果有足够的房间，可以专门用一个房间作为沙盘游戏疗法工作室；如果房间不太充裕的话，沙盘游戏疗法工作室和心理咨询室可以共用一个房间。

一、沙盘游戏疗法工作室的环境要求

沙盘游戏疗法工作室（图2-1）的基本要求就是要让来访者感到温馨、安全，基于这样的考虑，工作室不应太大，也不能太小——太大会让来访者感到空旷而不安全，太小又会让来访者感到压抑。一般情况下，沙盘游戏疗法工作室在15平方米左右为宜。

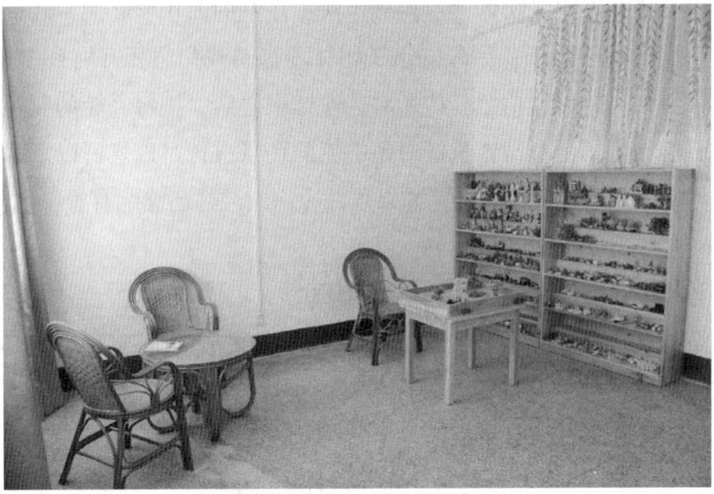

图2-1　某学校沙盘游戏疗法工作室[1]

[1] 该图由山东省邹城心理学会肖延德提供。

沙盘游戏疗法工作室的墙壁可以粉刷成浅黄色、浅蓝色或浅绿色，灯光也要选择比较柔和的颜色，这样可以营造出舒适、轻松的氛围，有利于来访者投入到沙盘游戏之中。墙壁上可以适当点缀一些书画，也可以悬挂一些工作室的基本制度，便于读者初步了解心理咨询的设置。空地上可以放置一些植物，确保室内空气清新。

当然，沙盘游戏疗法工作室最主要的设备还是沙箱和琳琅满目的沙具。房间的一侧靠墙部分可以放置沙具架，沙具架不远处放置沙箱，沙箱旁边放两把椅子，供咨询师陪同来访者进行沙盘游戏时使用。

房间的另一端，可以放置一套简洁明快的桌椅，生活中常见的圈椅和玻璃茶几就十分适合。在这里，咨询师可以和来访者进行初次会谈，也可以一起讨论沙盘游戏疗法过程中的问题。如果沙盘游戏疗法工作室和一般心理咨询室共用，这套桌椅还可以用来进行其他心理咨询。

沙盘游戏疗法工作室还有个体沙盘游戏疗法工作室和团体沙盘游戏疗法工作室之分。顾名思义，个体沙盘游戏疗法工作室是用来接待1位来访者的地方，而团体沙盘游戏疗法工作室是用来接待4~8位（甚至可多达10位）来访者共同进行沙盘游戏的地方。

由于参与者的人数不同，个体沙盘游戏疗法工作室和团体沙盘游戏疗法工作室的布置也会略有不同。团体沙盘游戏疗法工作室的面积要略大一些，应能够满足一个团队同时进行活动。另外，由于团体沙盘游戏疗法要开展许多轮，所以，咨询师应该给每一轮作品拍照。待所有轮次结束之后，把每一轮的照片用电脑或投影仪展示给大家，让参与者进针对每一轮的场景进行讨论。所以，团体沙盘游戏疗法工作室需要配置一台电脑，如果条件允许，最好还能配有投影仪。

二、沙盘游戏疗法工作室的主要用具

沙盘游戏疗法的名称本身就显示了其基本的配置——沙子、盘（也就是沙箱）和进行游戏的沙具（也就是各式各样的小玩具，统称为沙盘游戏疗法玩具，简称沙具）。国内销售沙盘游戏疗法用具的企业日益增多，所生产产品的特征（如沙箱大小、沙子来源、沙具种类等）也略有不同。客观上讲，沙盘游戏疗法用具并没有严格的规定，一切都不过是道具而已，但是笔者还是建议这些用具能够更加符合中国人的习俗和文化特点。就这一点而言，多数制造沙盘游戏疗法工具的企业还都处于仿造西方产品的阶段，尚未达到中国本土化要求。

在本节中，笔者以北京心海导航科技有限公司制造的沙盘游戏疗法用具为例，向读者介绍一下沙盘游戏疗法中所使用的主要工具。

（一）沙

使用沙子是沙盘游戏疗法的一大特征。沙子有其固有的特点，如流动性、可塑性，使人感觉细腻、凉爽等，几乎每个人都有过玩沙子的经历。当我们触碰到沙子的时候，常常会产生回到无忧无虑的童年时期的感觉，顿时可以消除紧张和焦虑的情绪。当细细的沙子从我们手中流下时，又会使人产生生命流动之感，就像沙漏代表时间那样，使得抽象的时间和生命变得生动、真实。感触沙子还可以让来访者聚焦于此时此地，帮助他们获得身体的感觉，暂缓心理的烦恼。所以，沙子对于沙盘游戏疗法来说是必不可少的道具。

沙盘游戏疗法对所使用的沙子并没有严格要求。关于沙子的使用，笔者的建议是，最好使用海沙，因为海沙细腻、凉爽，更容易让来访者放松下来。海沙还容易让人联想到大海，而大海正是人类最原始的家园，是人类心灵的故土，所以海沙本身就有很重要的象征意义。如果没有海沙，也可以使用河沙，或者选择工地上的建筑用沙。在使用这些沙子之前，要进行筛选和洗涤，清除掉尘土和特别大的沙砾，留下比较细腻的沙子，这样使用效果会更好。除了天然沙，还可以使用其他颜色的石英砂，以营造不同的沙盘氛围，比如有人就用白色的石英砂来表现冬天白雪皑皑的场景。沙盘游戏疗法工作室里最好配备一些具有特殊颜色的沙子，以满足不同来访者的需要。

一般情况下，以沙子的高度为沙箱壁高度一半为宜。沙子不可以太多，也不可以太少。沙子太多容易溢出沙箱，而且还容易给人以拥堵的感觉；沙子太少，则不能在沙箱中堆积山脉等场景。

除了干沙外，还可以使用湿沙。咨询师可以为来访者提供一盆清水，这样来访者可以把水倒入沙箱，形成真正水的感觉；或者只是把沙子浸湿，从而有助于塑造不同的沙雕（图2–2），使沙盘内容更丰富，更能满足来访者的心理需要。

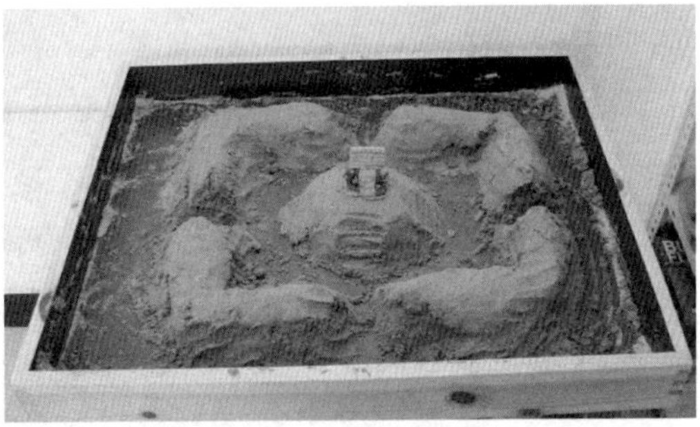

图2–2　湿沙制作的沙盘

（二）沙箱

洛温菲尔德在世界技法中使用的沙箱大小为29.5英寸 ×20.5英寸 ×2.8英寸，换算成厘米约为75厘米 ×52厘米 ×7厘米；卡尔夫在沙盘游戏中使用的沙箱大小为28.5英寸 ×19.5英寸 ×3英寸，换算成厘米约为72厘米 ×50厘米 ×8厘米。卡尔夫认为，这种尺寸可以让来访者有一定的自由想象空间，同时又使这种想象有一定的限制而非漫无边际，从而对来访者既有保护作用又可以进行心理调节。

然而，目前国内比较流行的沙箱并非这一尺寸，而是内径（请注意，是内径）为72厘米 ×57厘米 ×7厘米。沙盘游戏工作室配置的沙箱一般均为这一尺寸，因而也可以称为标准沙盘[1]（图2–3）。沙箱之所以做成长方形，是因为长方形空间具有不平衡性，可以产生紧张而灵动的感觉，从而使来访者有要移动和进入的愿望。而内侧为72厘米 ×57厘米 ×7厘米这一尺寸，既可以保证来访者有足够的创造空间，让他们充分表达自己的内心，还可以确保来访者能够照看得过来，从而更有控制感。沙箱的尺寸设置，还是对来访者的一种限制，把来访者的想象限制在一定空间之中，与沙盘游戏疗法的保护和调节功能相吻合。

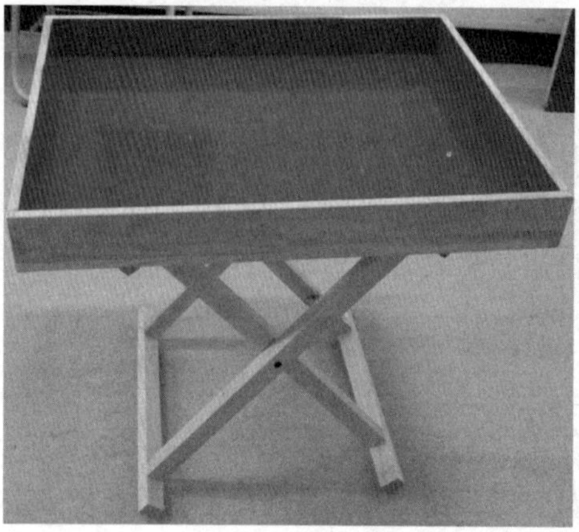

图2–3　标准沙盘

沙箱的材质较多采用木质，也有人为了便于来访者在沙箱中使用水，因而采用有机玻璃或者塑料材质。无论采用何种材质，沙箱外壁保持材质本色即可，也可以涂成较深的颜色。沙箱内侧则一定要涂成蓝色，因为当移动沙子露出沙箱底部的时候，会给人以水的感觉，能够代表江河湖海，可以使来访者创造的世界更加丰富。水是生命之源，是人类生存必不可少的物质，在沙箱中制造出水的感觉，可以为来访者提供心灵成长的力量。沙箱四壁的蓝色，会让来访者联想到蓝色的天空。如此一来，在沙箱之中，既有江河湖海，又有蓝天，还有大地和山丘，再放入各式的沙具，俨然是一个五彩缤纷的世界。

在标准沙盘基础上，笔者根据儿童视野大小以及活动特点，设计了尺寸较小

[1] 此处“沙盘”实为“沙箱”，本书为尊重行业表达习惯，故采用“标准沙盘”一词。

（38厘米 ×48厘米 ×6厘米）的儿童沙盘，并设计了盛放沙具的抽屉，更便于在家庭中使用（图2–4）。

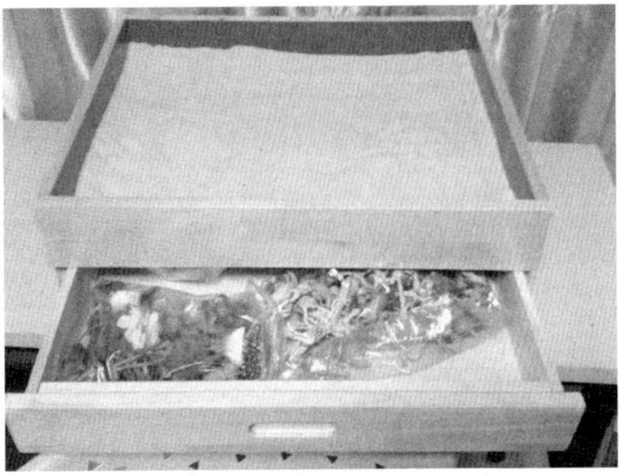

图2–4　带有抽屉的儿童沙盘

还有人设计了比标准沙盘大的团体沙盘，比如大小为120厘米 ×80厘米 ×7厘米的沙盘，但是由于面积过大，不利于操作者把握，而且团体沙盘游戏本来的目的就是让团体成员在有限的空间内有所碰撞，进而促进彼此的思考，太大的沙盘不利于团体成员的心理聚焦。所以在实际工作中，这种过大沙盘的实用价值较小，使用者也很少。

形状方面，有人还制作了圆形、八角形等多种异形沙箱。这些沙箱实用价值也不大，使用者也比较少。

（三）沙具

沙具（沙盘游戏疗法中使用的各种各样的玩具）是沙盘游戏疗法的语言，是来访者用以表现内心世界的形象物。沙具放在沙箱之中就变成了富有象征意义的无意识意象，这些意象可以帮助来访者把无形的心理有形化，把无意识意识化，从而使人更清晰地感受到自己的内心，并在咨询师的帮助下实现意识与无意识的整合。

沙具就像字典里的字一样，字越多，写起文章来也越丰富。同样的道理，沙具越多，种类越全，来访者越容易表达出内心的无意识意象。不过，心理咨询师也没有必要过度求多求全，配备几种基本类别的沙具就可以开始沙盘游戏疗法了。

可以说，世界上的一切事物都可以制作成沙具，沙具的分类就是对世间万物的分类，因此也没有唯一的分类标准。笔者把沙具分为九类，供沙具收集者参考。

1. 人物类

人物类沙具通常被来访者用作真实生活中人物的象征，或者被用作对自己有影响的某种人格原型，同时也可能是其个人人格的一个侧面。因此，在收集沙具的时候应尽量涵盖各种职业、各种年龄段及不同时代、不同民族、不同文化背景的人物。

具体而言，人物类沙具应包括这样一些种类（图2–5）：①普通人，即没有特

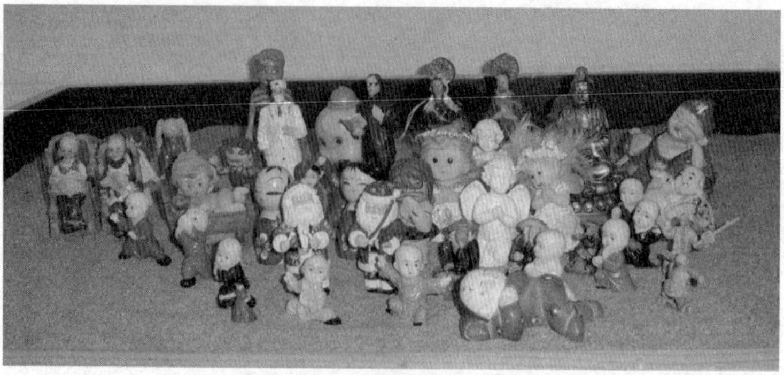

图2–5　常见的人物类沙具

点或特点不明显的人物；②参加各种休闲活动的人物，如打球、跑步、游泳等状态的人物；③从事各种职业的人物，如教师、学生、警察、军人等；④具有特殊意义的虚拟或现实人物，如《西游记》中的师徒四人、三毛等人物；⑤虚幻人物和传说中的人物，如人头马、美人鱼、狮身人面像、织女、牛郎等；⑥格斗人物和战争人物；⑦象征死亡的人物，如棺材、骷髅、木乃伊等；⑧宗教人物和精神领袖人物，如孔子、佛祖、观音菩萨、老子、耶稣等；⑨与种族和文化有关的人物，如五十六个民族的人物、外国人等；⑩人类的身体部位，如眼睛、耳朵、肢体等。此外，沙具还要涵盖不同的年龄段，如婴儿、儿童、青年男人、成年女人、老人等；以及不同的情绪表现，如开怀大笑、愁眉苦脸等。

2. 动物类

动物多数情况下都可以象征人类的本能，能够描绘出人本质的不同层面，比如狮子、老虎、豺狼等可以用来表现攻击性和自我的强大，狗等动物可以用来表现忠诚，小鹿、绵羊等则可以用来表现温顺和软弱。沙盘游戏疗法咨询师在收集动物类沙具的时候，应尽可能收集大小各异、种类不同的沙具，同时还要考虑动物的不同状态，如奔跑、掠夺等。

动物类沙具（图2–6）大概可以包括这样几种：①陆地动物，如凶猛的动物（狮子、老虎、豺狼等），温顺的动物（长颈鹿、斑马、猴子、兔子、骆驼等）；②水生动物，如鱼、乌龟、海豚、鲨鱼、虾、章鱼等；③可以飞行的动物，如鸟类（鸡、鸭、鹅、猫头鹰、老鹰、喜鹊、鸽子等），鸟类的状态又可以包括飞翔、觅食、被关在笼子里等，昆虫类（蜜蜂、蝴蝶、甲虫等）；④家畜，如马、牛、羊、猪、狗等；⑤爬行类动物，如蛇、蜥蜴等；⑥神话类、幻想类及史前动物，如龙、凤凰、恐龙等。另外还可以收集一些动物的肢体或者受伤的动物。

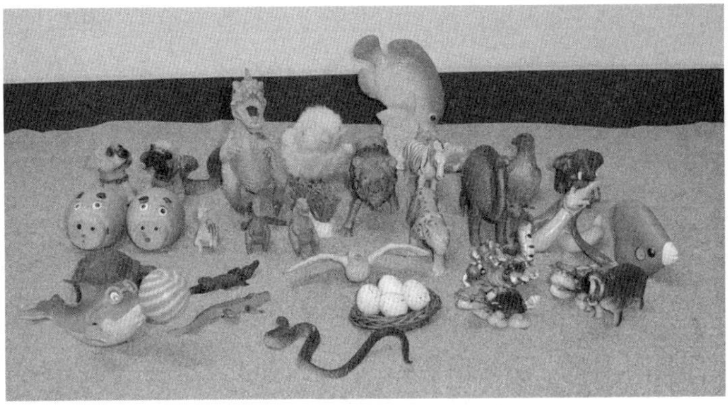

图2-6 常见的动物类沙具

3. 交通工具类

交通工具可能象征着移动和改变，可能代表着来访者生活中的控制、释放、逃离和力量。交通工具可以是精神、生理体验的一种比喻。

交通工具类沙具（图2-7）主要包括：①陆上交通工具，如汽车、卡车、工具车、火车、自行车、马车、人力车等；②水上交通工具，如帆船、渔船、木船、舰艇等；③空中交通工具，如直升飞机、客机、战斗机、热气球、飞船、飞碟等；④紧急状态下的特殊交通工具，如警车、救护车等；⑤军事交通工具，如坦克、军用飞机等。

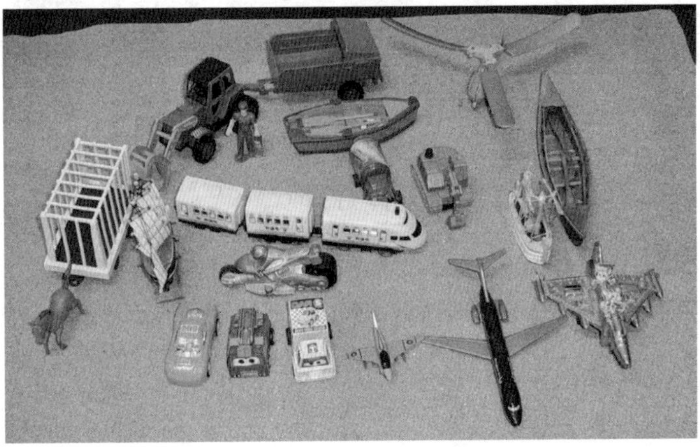

图2-7 常见的交通工具类沙具

4. 植物类

植物会随着四季而发生变化，大多数植物春天生根发芽，夏天生长繁盛，秋天落叶凋零，冬天则进入休眠。这和人类的生命过程有很强的相似性，因此，植物常常被用来表示生命周期、死亡和再生等。植物还可以开花结果，而果实则是一种能量的象征，来访者使用植物的时候，也可以获得心理能量的补充。在选择植物模型时，也要注意模型的多样化，尽量收集不同季节、不同气候特征、不同区域的植物，既要有开花、结果的植物，也要有干枯、死亡的植物。

植物类沙具（图2–8）一般包括：①蔬菜瓜果类，如西瓜、梨、桃、茄子、辣椒、西红柿、南瓜等；②花草，如花卉类植物（盆栽花卉、插花以及其他各式各样的花木），草本植物（草坪、草丛、竹子、仙人掌等）；③树木，如杨树、柳树、椰树、松树、柏树等。此外，还可以收集一些有宗教色彩的树木，如菩提树、圣诞树等。配置这些植物类沙具时，还要注意植物的不同状态，既要有生机盎然的，又要有凋零干枯的。

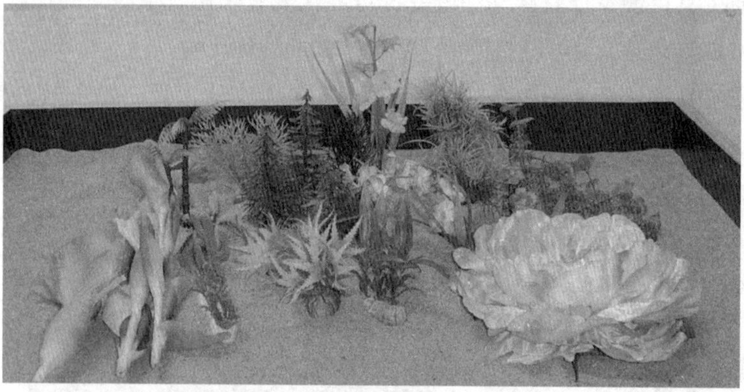

图2–8　常见的植物类沙具

5. 矿物类

矿物类沙具主要包括普通的石头、宝石、玻璃珠等。其中，石头具有男性力量的象征，也有压力、稳定、恒久、坚固的含义；宝石（塑料或玻璃制作）和玻璃珠等可以用来表示珍珠、夜明珠等，代表着来访者内心所珍视的事物，对来访者具有特殊意义。因此，在沙盘游戏疗法的沙具中，应该配备一些假山、石头、异型玻璃、玻璃珠、雨花石、贝壳等（图2–9、图2–10）。

6. 建筑物类

建筑物可以用来表现家园、村庄、城市等社会环境，与人们生活息息相关。在沙盘游戏疗法中，使用建筑物有时可以是安全和保护的象征（如房屋等建筑），有时可以是沟通和交流的象征（如桥梁等建筑），有时还可以是某种超自然的力

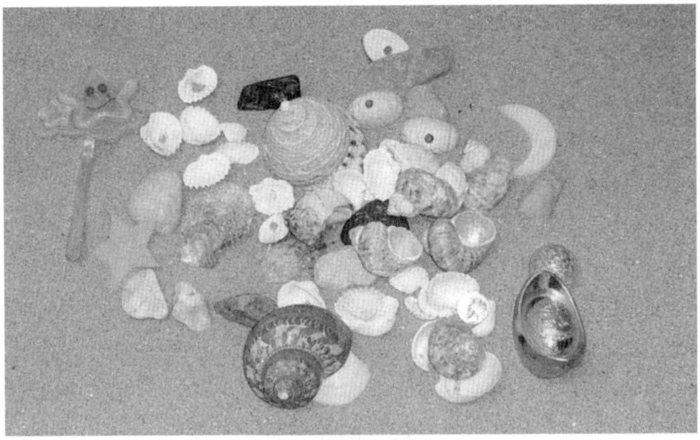

图2–9　常见的矿物类沙具

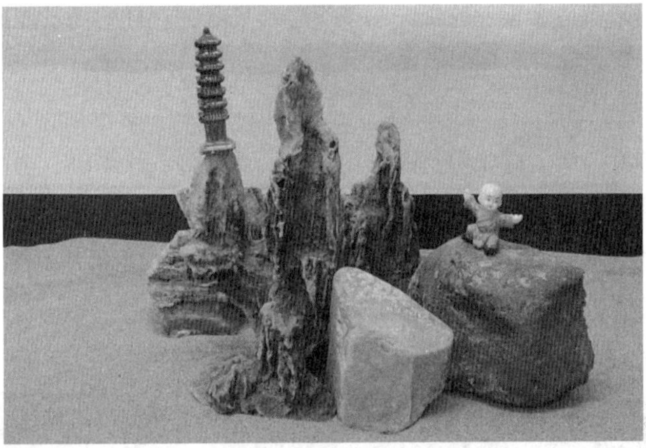

图2–10　常见的山石类沙具

量或者神圣的象征（如庙宇、碑刻等）。

建筑物类沙具（图2–11）包括现代化建筑、田园风光建筑、不同宗教和文化背景的建筑及公共设施和连接物、障碍物等：①现代化建筑，如学校、医院、大厦、西式楼房、学生公寓等；②田园风光建筑，如平房、农家院、土房子、茅草屋等；③宗教和文化建筑，如寺庙、教堂、方尖碑、天坛、鬼屋、金字塔、罗马柱、比萨斜塔等；④公共设施，如厕所、水井、图书馆、医院、学校等；⑤连接物，如桥梁、铁轨、门等；⑥障碍物，如栅栏、围墙、城墙等。

7. 生活用品类

生活用品也是和人们的日常生活密切相关的物品，这些沙具可以用来表现来

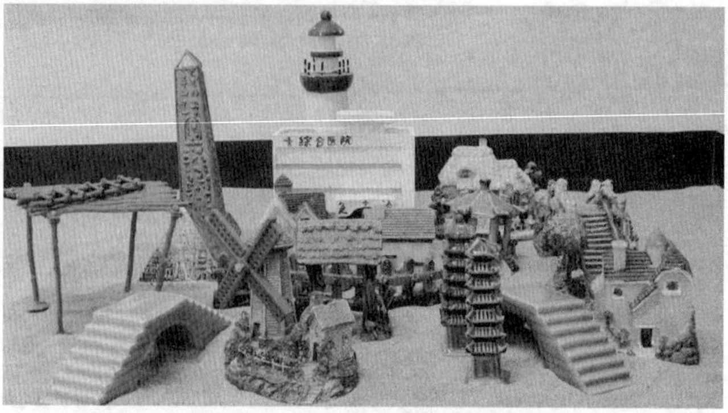

图2-11　常见的建筑物类沙具

访者家庭的内部结构，从而展现其内心秩序、界限及生活情趣等内容。生活用品有时还可以用来营造做饭、吃饭、喝茶等生活场景，这样的场景能够让来访者获得心理能量，从而促进心理的成长和完善。

沙盘游戏疗法中，生活用品类沙具（图2-12）主要包括：①家具，如桌、椅、板凳、沙发、床、橱柜等；②家用设备，如电脑、饮水机、电视、马桶、洗手盆及锅碗瓢盆、茶具、酒具等；③服饰，如衣服、帽子、围巾、裙子、发卡等；④照明物，如蜡烛、路灯、灯笼、神灯等。此外，生活用品类还包括乐器、体育器材、通信工具等。

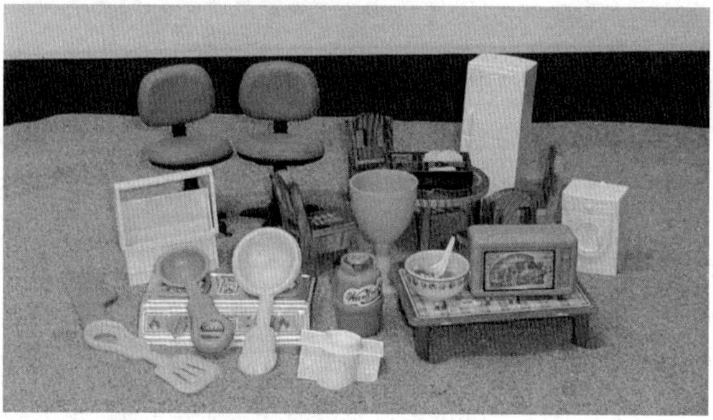

图2-12　常见的生活用品类沙具

8. 食物类

食物通常象征着滋润和营养，是维持生命的必需品。沙盘游戏疗法中常用的食物类沙具（图2-13）如烧鸡、包子、寿司、盒饭、面包、热狗、冰激凌，以及花生、红薯等。

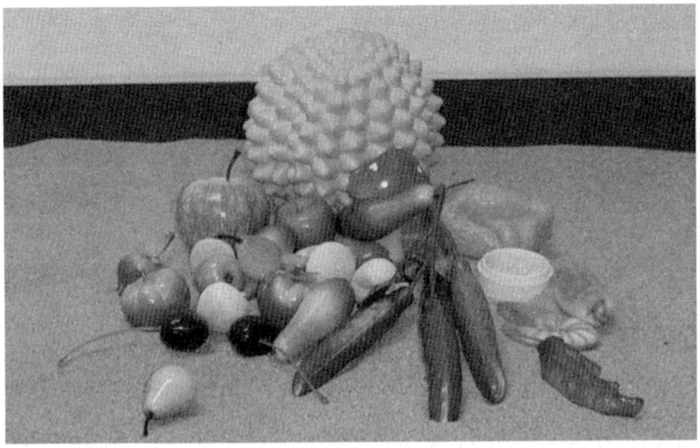

图2-13 常见的食物类沙具

9. 其他物品类

对于不易用沙具表示的水、火、空气、土地等，可以通过已有沙具或对沙具的加工来表示。如用沙箱的蓝底色、船只、鱼、贝壳等表示水，用撕成条状的白纸、棉花表示瀑布、浪花和云彩，用火柴、蜡烛、炉灶表示火，或用红布条表示火焰，用隧道、推土机、铁锹、矿石、树木表示土地，用帆船、飞机、羽毛、风车表示风、空气，等等。来访者在游戏过程中推山、移动山、吹风等行为本身也是在制作沙具，表现内心世界，也应引起咨询师的关注。

随着沙盘游戏疗法的推广，沙盘游戏疗法用品的生产也越来越具规模化、工业化。心理咨询师很容易就可以获得一套齐全的沙盘游戏疗法用品。为了尽快开展工作，整套购买沙具是必需的，不过，在沙具收集过程中应该注意以下两个问题：

（1）要让沙具具有心理咨询师的人格特点（图2-14）。在购买了基本的沙具之后，咨询师还要不断积累具有个人人格特点的沙具，这些沙具是咨询师本人喜欢或者厌恶的，它们因为带有咨询师个人的经历信息和特点，从而也具有了“灵性”。当来访者使用这些沙具时，就更容易与咨询师建立心灵共通的关系。可以说，沙具的收集是终生的事情，

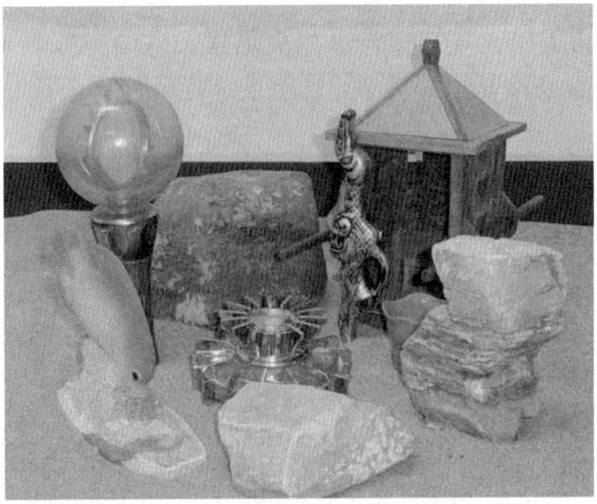

图2-14 笔者收集的一些沙具

沙具会随着咨询师从业时间的增加而不断丰富。

（2）防止出现“沙具收集强迫症”。有些人过度追求沙具的丰富，几乎把所有的业余时间都投入到沙具收集中去，这也是需要避免出现的现象。沙具收集是一个漫长且没有终结的过程，因而要随缘才好。“沙具收集强迫症”还表现为对某件沙具的过分追求。沙具之间是可以替代的，心理咨询师不应执着于某件沙具。

沙盘游戏疗法的沙具一般陈列在沙具架上，也有些咨询师把沙具排放于桌面上，或者放在抽屉里。沙具架可以采用开放式的，也可以使用装有门的柜子，其材质可以是木质的，也可以是铁质的，或者其他材质。沙具架的高度要根据来访者的特点适当调整，如果成年人来访者居多，则沙具不应放得太低；如果儿童来访者较多，沙具则不应放得太高。沙具最好是按类别摆放，比如人物类、动物类、植物类等各自放在一起，从而便于来访者找到所需的沙具。

三、记录工具及其他设备

沙盘游戏疗法工作室应配有数码相机，可以将来访者制作的沙盘作品摄影后赠送给他们作为留念，也有利于咨询师的资料积累和日后的分析、研究。沙盘游戏疗法工作室中还应准备一些设计好的记录用纸，以便记录来访者沙盘的制作过程，以及来访者在该过程中的言语、非言语信息。

沙盘游戏疗法工作室还可以配备录音笔等设备，在征得来访者允许的情况下录音，在来访者离开后可以根据录音进行案例整理。

沙盘游戏疗法工作室中一般应有两个沙箱，一个用于盛干沙，另外一个用于盛湿沙。为了方便来访者制作湿沙沙盘作品，应在房间里放置一桶清水。如果条件允许，还可以像卡尔夫那样，陈设一些黏土、绘画材料、马赛克、石膏等，方便来访者制作某个额外需要的沙具，或者用于完善其作品。

第二编

个体沙盘游戏疗法

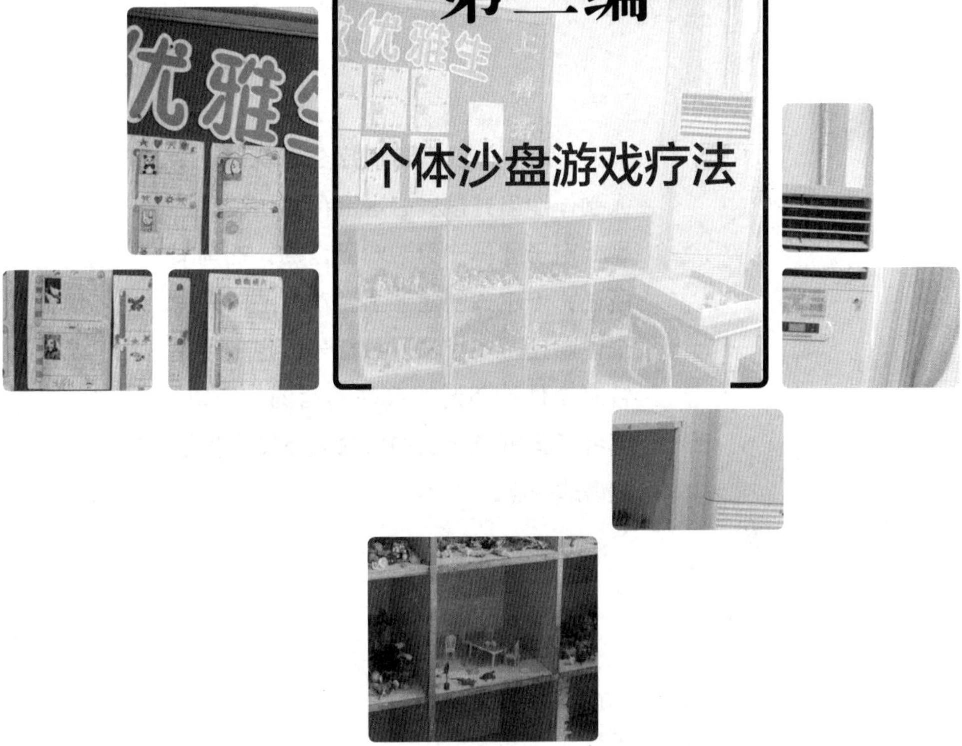

所谓个体沙盘游戏疗法，就是一个人制作沙盘并接受心理治疗的过程，这是相对于团体沙盘游戏而言的。如前文所述，卡尔夫创建沙盘游戏疗法时只有个体游盘游戏疗法。象征分析也主要是针对个体沙盘游戏疗法而言的。所以，笔者把象征意义的内容收入本章，用于强调这一点。

第3章

个体沙盘游戏疗法的相关理论

正如卡尔夫的儿子马丁·卡尔夫在为《沙游：通往心灵的心理治疗取向》[1]一书撰写的序言中所说的那样：

沙盘游戏疗法是一种心理治疗与促进个人发展的方法。这个方法的渊源有三，包括荣格的分析心理学、洛温菲尔德的世界技法，以及东方的思想与哲学，最后由我母亲将三者汇集为一。

沙盘游戏疗法最主要的理论基础就是荣格的分析心理学，其次是世界技法和东方哲学。在这一章，我们将介绍分析心理学、世界技法和东方哲学相关内容，以及与沙盘游戏相关的精神分析理论、人本主义心理学、投射理论等。

一、分析心理学

分析心理学是由荣格创建的心理学流派，是沙盘游戏的主要理论基础之一。分析心理学有着完整的理论体系及心理治疗的原则和方法，其治疗的原则和方法也都是沙盘游戏疗法所应遵守的。本书主要介绍荣格（图3–1）的人格理论和心理治疗的一些观点。

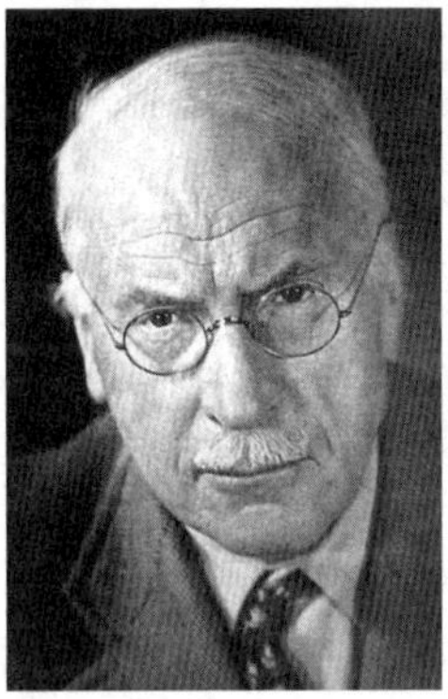

图3–1　卡尔·古斯塔夫·荣格

（一）人格结构

荣格用“心灵（psyche）”一词来表示我们常说的“心理”，并且荣格强调心灵的整体性，而不是像弗洛伊德那样将其划分为本我、自我、超我三个部分。但是，荣格认

[1] 中文译版信息：Dora M. Kallff.沙游：通往心灵的心理治疗取向[M].黄宗英，等，译.台北：五南图书出版公司，2007.

为，心灵既是一个复杂多变的整体，又是一个层次分明、相互作用的人格结构，意识（conscious）、个体潜意识（personal unconscious）和集体潜意识（collective unconscious）是心灵相互联系、相互作用的三个层次。

1. 意识

意识是唯一可以被人直接知道的部分。荣格认为，意识在人生中出现得比较早，甚至在出生之前就已经具备了意识的萌芽，例如，儿童在辨别父母、玩具及周围事物时都运用着自觉意识。这种自觉意识通过荣格所谓思维、情感、感觉、直觉四种心理功能的应用而获得成长。儿童在运用这四种心理功能的时候并非是均匀的，而是较多使用一种功能，而较少使用其他功能。四种功能中的某种功能优先使用，使得一个孩子与其他孩子在心理特征方面被区分开来。

除了四种心理功能外，外倾和内倾两种心态决定着自我意识的发展方向。外倾心态使意识定向于外部客观世界；内倾心态则使意识定向于内部主观世界。

意识在发展过程中产生了一个新的要素，荣格将其称为自我（ego）。自我是意识过程的中心。尽管自我在全部心理总和中只占一小部分，但它作为意识的门卫却担负着至关重要的任务。某种观念、情感、记忆或知觉，如果不被自我承认，就永远不会进入意识当中。自我具有高度的选择性，它类似于一个进行蒸馏的地方，许多心理材料被送进来，却只有很少一点被允许放出，达到自觉意识水平。个体每天实际上有数不清的体验，但其中绝大多数都不可能被意识到，因为自我在它们到达意识之前就把它们淘汰了。这是一种重要的功能，因为不如此，个体的意识就会被无数希望"挤入"意识的心理内容所压倒和淹没。

自我保证了人格的同一性和连续性。正是由于自我的存在，个体才能感觉到今天的自己同昨天的自己是同一个人。

2. 个体潜意识

个体潜意识是人格结构的第二层，它包括一切被遗忘的记忆、知觉和被压抑的经验以及梦和幻想等。个体潜意识是一个容器，蕴含和容纳着所有与意识不一致的心灵活动和种种曾经存在于意识中的经验。这些经验是由于各种各样的原因受到压抑或遭到忽视的内容，如令人痛苦的思想、悬而未决的问题、人际冲突和道德焦虑等。还有一些经验，它们与人们不甚相干或显得无足轻重，由于本身强度太弱，当人们经历它们时达不到意识层，或者不能留驻在意识之中，因而都被储藏在个体潜意识里。所有这些构成了个体潜意识的内容。

荣格认为，个体潜意识的内容是情结。情结往往具有情绪色彩，是一组一组被压抑的心理内容聚集在一起而形成的潜意识丛，如恋父情结、批评情结、权力情结等。荣格认为，情结就像我们人格中一个一个彼此独立的小人格一样。他们是自主的，有驱动力的，而且强有力地控制着我们的思想和行为。荣格曾举过一个恋母情结的例子：

如果一个人的恋母情结非常强，他对母亲所说和所感觉的都非常敏感。在他心目中，母亲的形象总是处于首位，他在一切谈话中总是尽可能地谈到母亲或与母亲有关的事情，而不管这样是否恰当得体。他期待着母亲节、母亲的生日，以及一切能够向母亲表示敬意的机会。他模仿母亲，并接受母亲的兴趣和爱好，甚至会被母亲的朋友们所吸引。他宁可陪伴与母亲年龄相当的妇女而不愿意陪伴与自己年龄相当的女性。孩提时代，他是母亲的“乖宝宝”，成人之后，他仍然一天到晚围绕母亲身边。

关于情结的形成，荣格认为有多种可能，其中之一是童年时创伤性经验；另外一种则可能是来自集体潜意识原型。心理治疗的目的是帮助来访者意识到自己的情结，并能不被情结所控制。不过，荣格虽然为人类提供了解决情结问题的方向，但却没有方法。精神分析学（包括分析心理学）的相关进展，目前也不足以完全治愈情结问题。也许正如荣格所言，眼前的现实与实现这一希望之间还有一条鸿沟，现在还没有找到能跨过它的桥梁，我们必须一块石头一块石头地把这座桥梁搭建起来。

3. 集体潜意识

荣格在个体的潜意识（图3–2）之外发现了一种社会或集体的潜意识，并以此来解释个体及集体的行为。荣格认为，集体潜意识是人格结构最底层的潜意识，是包括祖先在内的世世代代的活动方式和经验库存在人脑中的遗传痕迹。集体潜意识和个体潜意识的区别在于：它不像个体潜意识那样依赖个体经验而存在。个体潜意识主要由那些曾经被意识到但又因遗忘或压抑而从意识中消失的内容构成；而集体潜意识的内容却从不在意识中，因此从来不曾为单个人所独有，

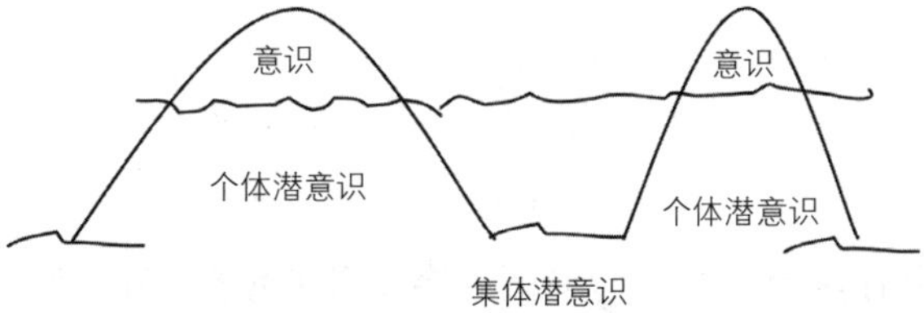

图3–2　荣格用岛来解释意识、个体潜意识及集体潜意识

它也要经过遗传而存在。荣格曾用岛打了个比方：露出水面的那些小岛是人能感知到的意识；水面下的地面部分是个体潜意识；而岛的最底层作为基底的海床，就是个体的集体潜意识。

这是荣格理论中最大胆的、最神秘的、并引起最大争议的概念。理解了集体潜意识就理解了荣格理论的最核心部分。集体潜意识反映了人类在以往的历史演化进程中的集体经验，或者用荣格本人的话来说：

集体潜意识是精神的一部分，它与个体潜意识截然不同，因为它的存在不像后者那样可以归结为个人的经验，为个人所获得。构成个体潜意识的主要是一些我们曾经意识到、但以后由于遗忘或压抑而从意识中消失了的心理内容；集体潜意识的内容并非是在意识中出现过的，所以也从未为个人所获得过，它们的存在完全得自遗传。个体潜意识主要由各种情结构成，集体潜意识的内容则主要是原型。

原型概念对于阐释集体潜意识的观点是不可缺少的，它指出了精神中各种确定的形式，这些形式无论在何时何地都普遍存在着。

（二）集体潜意识原型

集体潜意识的主要内容是各种原型。原型，实际上是心理活动的基本模式，它是人类远古社会生活的遗迹，是人们在社会生活中重复了亿万次的那些典型经验的积淀和浓缩。人继承了与祖先相同的把握世界和作出反应的先天倾向，这种先天倾向通过脑组织世代相传，荣格称之为原始意象或心灵的虚像，正如我们的生理结构带有许多祖先遗传下来的痕迹，我们的心理结构同样如此。人类心理的发展实际上就是意识从集体潜意识中逐渐升起并不断扩展的过程。

原型的实现遵循相似律和接近律。以儿童为例，其个人精神中要求实现的最重要的原型是母亲。在儿童的生活中，女性照看者的行为和个人特征与儿童内在的母亲原型结构足够相似，使得儿童能够将她作为“母亲”来感受和体验。由此，母亲原型在儿童的精神中得以实现。然后，随着依恋关系的发展，该原型就在儿童的个人精神中以母亲情结的形式活跃起来。与此同时，通过相似性和接近性，婴儿在母亲身上群集起幼儿原型。

荣格非常重视对原型的研究，试图通过对原型的考察来揭示隐藏在意识背后的潜意识（特别是集体潜意识）的秘密。集体潜意识的原型是非常多的，荣格认为“人生中有多少种典型情境就有多少种原型”。虽然原型有许多表现形式，但以其中四种最为突出：人格面具（Persona）、阿尼玛（Anima）/阿尼姆斯

（Animus）、阴影（Shadow）和自性（Self）。

1. 人格面具

“人格面具”这个词来源于希腊文，本义是指使演员能在一出剧中扮演某个特殊角色而戴的面具，也被荣格称为从众求同原型。人格面具的形成是普遍必要的，对现代人的生活来说更是重要的，其产生与教育背景有着非常密切的关系。它保证了我们能够与人（甚至是与那些我们并不喜欢的人）和睦相处。人格面具为各种社会交际提供了多重可能性，是社会生活和公共生活的基础。人格面具的产生不仅仅是为了认识社会，更是为了寻求社会认同。也就是说，人格面具是以公众道德为标准，以集体生活价值为基础的表面人格，具有符号性和趋同性。人格面具是与人格日常功能最相关的原型。

2. 阿尼玛/阿尼姆斯

阿尼玛源于拉丁文，其原来的意思是“魂”，且特指男人的灵魂。在荣格心理学中，阿尼玛是男性身上的女性特征，是男性潜意识中的女性补偿因素，也是男性心目中一个集体的女性形象。荣格说：“在男人的潜意识中，通过遗传方式留存了女人的一个集体形象，借助于此，他得以体会到女性的本性。”他又说：“‘阿尼玛’是一种原型形式，它的含义是指这一事实：一个男人身上会具有少量的女性特征或女性基因，它在男性身上既不出现也不会消失，但始终存在于男性身上，并起着女性化的作用。”荣格后来给阿尼玛所下的定义便是“在男性潜意识中起着一种基本的或原始意象作用的女性特征的表现。”当一个男人积极地对待阿尼玛所传递的情感、心绪、憧憬和幻想时，他会将它们转化为某种固定的形式，如文学、绘画、雕塑、音乐、舞蹈等。如果一个人长期孜孜不倦于这种转化，他的个体化过程就会不仅是一种幻觉，而且会逐渐成为一种实在，固定于这个人身上。这样，便会在文学、绘画、音乐等方面表现出特殊的才华。

阿尼姆斯，拉丁文原意也是“魂”，现用于指女性身上的男性特征。荣格认为，正如男性身上存在着无法消除的女性意象“阿尼玛”一样，在女性的身上也不可避免地保存着某种男性意象。这种雌雄同体的现象在任何人身上都存在着，只不过由于人格面具的作用，每个人身上的异性倾向都潜藏在集体潜意识之中。阿尼姆斯也是从遗传中获得的男性的集体形象，且女性在与男人的不断接触中获得了自身对男性的体验。母亲是男性的阿尼玛化身，与此相应，父亲是女性的阿尼姆斯化身。它倾向于呈现一种隐秘的“神圣”信念。当某个女人以百折不挠的信念有所坚持时，当她运用某种强硬的方式和手段时，她内心中潜在的阿尼姆斯便显现出来。显然，阿尼姆斯有它积极的一面，它给予妇女勇气以及某些时候必不可少的好斗性，并在女性潜意识自我和创造性活动中建起一座桥梁。阿尼姆斯如果不失去控制，对于女性是颇有好处的，能促进女性对知识及真理的追求，并将她们引领向自觉自愿的活动。它给予女性精神信仰，给她们一种隐而不见的内心支撑力，以补偿其外在的柔弱。

3. 阴影

阴影原型是指人格的最内层、具有动物性的低级的种族遗传，包括一切不道德的欲望、情结和行为，类似于弗洛伊德所说的“本我”，它是本性中的原始部分。在个体众多原型中，阴影原型是最强大、最危险的，也容纳着人的最基本的动物性，是人格中卑劣的部分。荣格认为，绝大多数的人对自己或对他人都没有他们所表现的那么善良、正直；我们所有的人都比我们自己认为的要更霸道、更放肆、更贪婪、更喜欢妒忌；并且，人身上的一切邪恶的根源存在于阴影之中，所以人若要避免邪恶，就必须压抑和排斥阴影中的兽性一面。然而，阴影却惊人地坚韧不拔，是不会被彻底征服的。人格中被抑制和压抑的阴影总是暂时隐退到潜意识之中，并且伺机进行反扑。阴影一旦进行反扑或突破，就会导致人格的分裂，甚至激发战争的欲望。而自我一旦接受了阴影，并把它整合到整个精神中去，就会显得富有活力并且极具创造性，甚至显得疯狂。

4. 自性

荣格认为，人的精神或人格在最初就是一个统一体，这种人格的组织原则是源于一种叫作“自性”的原型。自性在集体潜意识中是一个核心的原型，就像太阳是太阳系的核心一样。自性是统一、组织和秩序的原型，它把所有别的原型，以及这些原型在意识和情结中的显现，都吸引到它的周围，使它们处于一种和谐状态。一切人格的最终目标，是充分的自性完善和自性实现。不过这不是一个简单的工作，几乎没有人能够实现。即便是宗教领袖耶稣、释迦牟尼等，也不过是接近了这一目标而已。正如荣格所指出的那样，在中年以前，自性原型根本就不明显，因为自性原型开始以某种程度完整地开始显现之前，人格必须通过个性化获得充分的发展。

自性的实现，很大程度上要依靠自我合作。因为如果自我对自性原型的各种信息置之不理，一个人就不可能达到对自性的认识和理解。一切都必须成为自觉意识，才能使人格充分实现个性化。我们可以通过自己的梦来了解自性化，此外，东方宗教中用来表达自性完善的宗教仪式（如瑜伽的凝神冥想），可以帮助人知觉和把握到自性。

荣格忠告我们，不要过分强调自性的完美实现，而是要注意对于自性的认识。因为过度追求自性完满，往往会导致人们想一蹴而就。实际上，人格的自性完善，需要不断的约束、持久的韧性以及最高的智慧和责任心来实现。

（三）象征

象征是原型的外在化显现，原型只能通过象征来表现自己。之所以如此，是因为原型隐藏于集体潜意识中，它对于人类来说是未知的和不可知的。因此，只有通过象征、梦、幻想、幻觉、神话、艺术的分析和解释，才能对原型或多或少有所解释。在荣格看来，象征无论出现在梦中还是白昼的生活中，它都具有两方面的意义：一方面，象征表达和再现了一种受到挫折的本能冲动渴望获得满足的欲望；另一方面，象征也是原始本能驱动力的转化。荣格的一段话揭示了其象征理论的本质："象征不是一种用来把人人皆知的东西加以遮蔽的符号。这不是象征的真实意义。相反，它借助于某种东西的相似，阐述和揭示某种完全属于未知领域的东西，或者某种尚在形成过程中的东西。"这里所说的"某种完全属于未知领域的东西，或者某种尚在形成过程中的东西"其实就是指原型。

荣格分析心理学中的"原型""象征"等理论与沙盘游戏疗法关系密切。在沙盘游戏疗法中，制作者放入沙盘中的沙具，比如老人、小孩或者桥梁、房屋，这些都是原型的象征形式。这些象征除了可以帮助制作者认识和了解自己的集体潜意识，还可以激发原型的力量，帮助制作者解决心理问题。

（四）关于心理治疗的主要观点

1. 如何对待心理疾病患者

在对待心理疾病患者方面，荣格最为强调的一点就是，每一个病人都是独特的，一般规则、教条观点和普遍程序绝不适用于单个病人。荣格认为，应该把病人当作普通人来看待，而不是当作"病人"。荣格说，每一次约诊不但是一次临床访谈，还是一个社交场合。在会谈中，荣格完全投入到分析情境之中，他是一个真实的人。他承认自己有弱点，并且相信只有受过伤的医生才能治愈病人。荣格说，心理医生并非知道病人的所有答案，即便知道也不会带来什么益处，只有让病人自己找到答案才具有治疗意义。

荣格从来不从病理学的立场看待病人，而是以对健康的期望为出发点，努力确定“怎样才能恢复健康”。他关注的焦点是症状的象征和意义，而不是症状本身，是什么样的原型受到了挫折，需要得到什么样的满足。在这个过程中，他通过私人的亲密关系和分析情境的“相互性”与病人建立联系。

2.心理治疗师的任务

荣格还认为，心理分析师不仅在培训期间有必要接受分析，而且他必须在整个职业生涯中不断探究自己。

荣格极大地扩展了弗洛伊德对移情的看法。按照荣格的理解，医患关系事实上是一种一直存在于每一个人身上的原型关系。首先，在分析过程中，原型的意象活跃起来，当它们被投射到分析师身上的时候，便能赋予他强大的治疗（或破坏）力量。在荣格自己的经验中，魔法师、萨满、巫医和智慧老人等原型意象常常被投射到分析师身上。其次，分析师能够接受病人之前未能获得满足的原型需要的投射，这也是病人治愈的重要因素之一（例如，分析师可以成为病人在童年时期缺失的那个强有力的父亲形象）。最后，病人的潜意识获得在分析师的潜意识中也会引起相应的活动，其结果是，他们之间的联结转化为比传统的医患关系更为深刻的东西。正是由于移情的这个方面，分析师本人在职业生涯中接受彻底的分析才显得尤为重要，并且要对“个人在观察上的误差”保持清醒的认识。这样，分析师才有可能认识到自己在病人身上的潜意识投射——反移情，并且在治疗关系中建设性地使用它，而不是让它变成破坏因素。

3.心理治疗的目标

分析心理学对于心理问题的成因一般归结为某一原型没有得到良好发展而受到阻碍，由此精神系统作为自我调整而表现出神经病症或别的问题。因此，分析心理学治疗时的短期目标是解决个体当前的某个心理问题，而长期目标则是使受挫折的原型或情结获得应有的发展，其中，最关键的是个性的成熟发展——自我实现或个性化，人生充实感的获得。

（五）心理治疗的阶段

分析心理学治疗可以分为四个阶段：意识化、分析、教育、转化（个性化）。这和经典弗洛伊德精神分析学派治疗阶段划分类似，这些阶段可能需要一年以上的治疗时间，有的甚至更长。

1.意识化治疗阶段

有些文献中也把这一阶段翻译为“宣泄阶段”或“净化阶段”。

在这个阶段，首先让来访者表达，其方式可以是口头会谈中的各种表达叙述，也可以是通过梦的记录、积极想象、沙盘游戏技术、绘画技术、文学和诗歌阅读、艺术品的制作技术、舞蹈技术等。特别是梦的分析，是荣格学派很重要的一项技术。总的目的是，从来访者的理性和感性两方面引导出患者内心潜意识的声音，使其相当充分地进入意识的领域，并把心理的能量疏导出来。

例如，一个人在童年和青少年时希望成为一位儿童文学作家，但大学毕业后，来自社会生活或父母等的压力使他从事机械制造的工作。但内心的那个做儿童文学作家的冲动并没有被解决，而仅仅是被压抑了。在生命的一些阶段，他甚至会意识不到那个意愿的存在。然而，当他社会生活（也就是和别人的关系）以及个体的生活获得满足和安定后，内部的意识就会再次出现在自己的梦和行为中，当这种冲动被压抑和忽视时，它就以病态来表现它的不满——这就是神经症。通过意识化、分析等治疗阶段的治疗，心理治疗师能帮助患者发现那个成为儿童作家的意愿的存在。

如果一个心理医生能帮助病人很好地表达出其潜意识的需要，使其内心的某些潜在方面表面化、意识化，问题较轻的患者在充分表达后，就会自然理解自己问题的症结所在，进而痊愈。

这里要说明的是，荣格分析心理学治疗的意识化阶段是一个全面、深入的过程，一般需要多次的会谈才能完成，而不能将其设想成仅仅一两次就能到达意识化。

2.分析治疗阶段

尽管引导患者实现意识化是一个很重要的开始，但对于相当部分的患者来说，这会是一个顺利的开始，此时，我们面临进一步的分析阶段。

在弗洛伊德精神分析中使用的重要技术——移情分析，也是荣格心理学治疗师所使用的重要技术之一，特别是在分析阶段。当患者朝治疗师投射他们自身的重要关系或一些重要内容时，我们称之为“移情”。这需要治疗师有充分的敏感性来反省发现，而不是将其认同为一般的社会感情。同时，荣格也指出，治疗师由于个体的经历所存在的内容或关系也同样会自然地通过会谈投射给患者（这称为“反移情”）。而且荣格认为，这种情况并不仅仅是治疗师冷静、客观就能避免的，在会谈互动过程中这必然会发生。

最有代表性的案例是色情移情，通常会出现在病人和治疗师非同性的时候，二者之间在会谈接触后会发生一种微妙的感情，这其实是移情或反移情的到来。

对于年轻、未婚的治疗师（特别是对于没有经验的“新手”），这往往是一种心理和生理的考验。不管怎么样，如果这时候去接受这种感情，那这个治疗师和患者就会彻底弄糟整个治疗过程，并造成双方的“残酷杀伤”。

荣格分析心理学的治疗师在理解移情时，和弗洛伊德的精神分析学派存在的不同是：荣格学派不仅仅以个体过去生活中各种经历所积聚的个体潜意识内容来认识移情关系，他们还会从各种族文化或人类文化原型象征来认识这种移情关系所蕴涵的意义。利用原型及其象征理解移情关系，可以促使我们理解潜意识的内容及其要求。

3. 社会意义教育治疗阶段

该阶段和阿德勒的个体心理学疗法有许多类似。在这一阶段，治疗师鼓励患者将阶段1和阶段2获得的顿悟投入到现实生活中去，要求患者付出努力以达到自我实现。

在这个阶段，心理治疗师要对病人进行社会意义的教育，其主要内容包括：努力做到符合社会的正确发展规律，进行社会观念的学习，树立正确的人生追求方向，帮助病人认识个体在社会中的生活发展或其可行性、道德的意义，重新帮助其建立生活目标和方向等。这里所叙述的教育虽然也可能包括最浅层面的教育，但主要是指经历意识化、分析过程后，针对患者的原型发展需要而作出的社会性教育，如生活目标的重建、生活方向的建立，因此，不能把这一教育过程简单化。

荣格在不少案例治疗过程中，曾经以社会性的方式对患者进行人生发展或道德问题的教育，从而帮助患者认识到其某种原型的发展方向正脱离实际社会的危险情况。当然，这种教育并不是轻率进行的，也不是简单地把概念强加于人，而是在有充分了解的基础上，以建议、讨论的方式进行。

4. 转化阶段

对潜意识的发掘使得一个人直面阴影、阿尼玛/阿尼姆斯以及其他激活的原型成分，这些原型成分是对之前狭隘的、神经症的或片面发展的一种自然的稳态补偿。

在这个阶段，象征的超越功能开始发挥作用。患者对个性化的追求在进行之中，而且和达成“自我”联系在一起，这时，患者已经超越了“正常”或“社会适应”的状态，获得了对自身就是一个完整实体完全肯定和接受的感受。

荣格是根据他对炼金术的研究来阐明这个分析过程的。他认为，和炼金术一样，分析并不是一门科学，而是一门艺术，一门炼金术的艺术。能否成功达到预期目标，这取决于病人和治疗师带到分析情境（相当于炼金术的容器）中的那些素材（相当于炼金术的原料），以及通过他们的互动而发生的转化。其首要的要求是，双方都为自己及自己对这一关系所起到的促成作用承担全部责任。最初，大多数病人发现难以为自己和自己的疾病担负责任，而宁愿让别人负责，并且对治疗师采取一种被动的或依赖的心态。如果想使分析进入第二阶段，就必须对此加以改变。正如荣格所说："只有当病人认识到挡在他路上的不再是父亲和母亲，而是他自己的时候，真正的治疗才开始……"

劝说病人为其疾病承担责任需要高超的技巧，否则他可能会因此产生一种自我谴责的道德心态。他必须理解，疾病并不是他的"错"，但是只有他自己能够发现其意义并且找到治愈的方法。在这里，目的是鼓励他与疾病和整个人格都建立起一种创造性的关系，而不是引发自罪感或悔恨。

荣格并不主张过于频繁地进行会谈，他断言治疗的时间周期不会因为接触频率增加而缩短。有关研究也证明，每周五次的面询所产生的效果并不好于每周一到两次的面询。荣格还建议每隔十周应该中断分析，让病人回到生活中去，鼓励他们不是依赖分析师，而是依赖自性。通过这种方法，病人就不是为了分析而生活，而是为了生活而分析。这对病人和治疗师来说都是有好处的，因为它既有助于防止分析师感到筋疲力尽，也有助于确保他们的工作不会变得"例行公事"般死气沉沉。定期摆脱分析可以让治疗师探求其他兴趣，如研究、写作、讲座、绘画、陶艺、旅游、运动等，以便他们能够重新积聚创造性能量，并且加强他们对"心理衰竭"的免疫力。

积极想象、沙盘游戏技术、绘画技术、文学和诗歌阅读、艺术品的制作技术、舞蹈技术也可以显示出各种原型象征。使用"扩充分析"技术可以使来访者和治疗师了解更多和更全面的患者潜意识的内容，从而促成这部分没有被发展的潜意识内容获得意识化。这种技术的难度在于要求实践荣格分析心理学的治疗师要充分熟悉古今的文学、神话学、宗教学、民族志等资料，只有有了这样的基础后，使用这一技术才会成为可能。所以在国际分析心理学会的培训学院中，被培训的治疗师都需要学习人类学、文学等课程，并被要求熟悉各种文化中的心理象征意义。

二、世界技法

沙盘游戏是由世界技法发展而来的，所以，沙盘游戏的配置与世界技法具有很高的相似度，不仅如此，沙盘游戏所秉持的精神也与世界技法具有很高的相似度。

（一）世界技法的设备要求

世界技法所需要的设备也是由箱子、沙子、水和各类玩具组成。洛温菲尔德所使用的沙箱大小是29.5英寸 ×20.5英寸 ×2.8英寸，其目的是为了使儿童在不用转头的情况下就能看到整个沙箱。略有不同的是，卡尔夫将玩具放在一个开放的架子上，来访者可以看到所有的玩具；而洛温菲尔德却认为这样对儿童的刺激太多，不利于儿童的选择，所以她将玩具分类放在类似于盛放中药的抽屉中。

（二）世界技法的操作方法

洛温菲尔德首先会向儿童介绍世界技法，告诉他们可以用沙子、玩具来制作一个“世界”，也可以只用沙子而不用玩具制作。在制作过程中，治疗者并不对儿童进行干预，也几乎不进行解释，她认为儿童在游戏中就实现了自我疗愈。

在世界技法中，治疗者会用图画的方式把儿童制作的世界记录下来，后来则选用拍摄的方式来记录。

（三）世界技法的原理

洛温菲尔德认为，在世界技法中，治疗者以玩具作为媒介，为儿童提供了一种安全感，这有利于缓解儿童的焦虑，也有利于儿童与自身内心的矛盾冲突作斗争，释放他们的情感，促进他们的心理成长。与一般心理治疗技术不同的是，世界技法中，儿童会对“世界”产生移情，而不仅仅是对治疗师产生移情，这是儿童制作“世界”的一个自我面质过程。正是由于这些原因，世界技法才实现了对儿童心理问题的治疗。

三、东方哲学

东方哲学是一个涵盖面很广的概念，仅就中国传统思想而言，就包括儒、释、道、禅等多种思想体系。朵拉·卡尔夫没有指明沙盘游戏疗法与哪种思想相关，但是通过阅读卡尔夫的书籍可以看出，沙盘游戏疗法所借鉴的东方哲学主要是指中国的道家思想、周敦颐的哲学思想以及禅学思想。

（一）沙盘游戏疗法所借鉴的道家思想

道家思想是中国文化的主要组成部分之一，其理论创建发展已经历了几千年的时间，内容博大精深。其中，与沙盘游戏疗法相关的道家思想主要有这样几点：

（1）道家主张“道可道，非常道”，意思是以语言表述的“道”，就不再是具有普遍意义的“道”了。此处强调只可意会不可言传。沙盘游戏疗法亦是如此，虽然沙盘游戏疗法中也有咨询师与来访者之间的交流，但是沙盘游戏疗法更强调咨询师与来访者之间进行心与心的交流，进行潜意识的沟通，而不是语言上的交流。

（2）道家主张“道法自然”，也就是要求按照万事万物的一般规律行事。沙盘游戏疗法强调咨询师应当尊重来访者的内心，按照来访者的心理状况和发展规律对来访者进行干预。

（3）道家主张“无为”，其实也是要求人们尊重客观事物，不随意干涉和影响事物的发展。沙盘游戏疗法强调，咨询师应该激发来访者内在的力量，实现来访者的自我疗愈，而不是过早、过多地对来访者进行干预。在沙盘游戏疗法之中，咨询师就是要以一种看似“无为”的状态，营造一个安全、自由的环境，让来访者自己去“为”，从而对来访者进行治疗。

总而言之，道家强调的“无为”并不是无所作为，而是在了解事物发展规律的基础上，不做违背事物发展规律的事情。沙盘游戏疗法强调心理咨询师的不干涉、不分析，同样也不是说心理咨询师什么也不知道的情况下茫然地无所作为，而是要求心理咨询师在理解来访者的基础上，营造一个自由与受保护的空间，让来访者内在的自我疗愈能力发挥作用，实现心理问题的解决。有人将心理咨询师围绕沙盘形成的自由与受保护的空间比喻为太上老君的八卦炉，来访者就是在这个炉子里自我熔炼，最后实现心理问题的超越与破解。

（二）沙盘游戏疗法所借鉴的禅学思想

佛教创建于古代印度，大概在公元67年传入中国，自那时之后，佛教便在中国发展壮大，衍生出不同的宗派，禅宗就是其中之一。禅宗强调“直指人心，见性成佛”，禅宗祖师慧能说：“一切万法，尽在自心中，何不从自心顿现其内心本性！”禅学思想中这种强调自省、自悟的精神和沙盘游戏疗法十分相像。卡尔夫本人也认为，参禅靠的是参悟者自己的思索，而不是导师的教育和灌输；沙盘游戏疗法中强调的也是制作者自己的感悟，而不是咨询师直接告诉他其中的道理。

卡尔夫本人对禅学也很感兴趣，1953年到1954年期间，她结识了日本禅师铃木大拙，随后便到日本去拜访铃木，并在一座禅寺居住了一段时间。卡尔夫的儿子马丁·卡尔夫也认为：禅的核心精神几乎隐含在沙盘游戏疗法方法中，这不是指沙盘游戏疗法外在的技术层面，而是强调在治疗过程中，必须创造一个能够唤醒并支持个案自我疗愈力量的空间。沙盘游戏疗法的这种特性和禅修的重要主张相当类似，因为在学禅的过程中，参禅者将会被暗示只能依靠自己。沙盘游戏疗法和禅修都强调，我们无法从外在进行引导（例如，无法从老师或书本那里得到全然的领悟），最终都只能向自己的内心去寻求。

此外，当年释迦牟尼在菩提树下静坐七七四十九天开悟成佛之后的第一句话就是："一切众生皆具如来智慧德相，但因妄想执着而不得证也。"这种"众生皆具佛性"的思想与沙盘游戏疗法坚持的每个人都有自我疗愈的思想也是高度一致的。

（三）沙盘游戏疗法所借鉴的周敦颐的哲学思想

周敦颐（1017—1073年），字茂叔，号濂溪，北宋哲学家。卡尔夫在其沙盘游戏疗法著作《沙游：走向心灵的心理治疗取向》一书中引用了周敦颐在《太极图说》中用以表达个体心理发展变化的过程。

在《太极图说》中，周敦颐认为："无极而太极。太极动而生阳，动极而静，静而生阴。静极复动。一动一静，互为其根；分阴分阳，两仪立焉。阳变阴合而生水火木金土。五气顺布，四时行焉。"也就是说，无极是最原始、最根本的，由无极而生太极，太极能动能静，动生阳，静生阴，阴阳分而形成两仪，两仪就是天地，阴阳的变合产生水、火、木、金、土五行，五行的流布推动春、夏、秋、冬四季的运行。

周敦颐在《太极图说》中还写道："五行，阴阳也；阴阳，太极也。太极本无极也。五行之生也，各一其性。无极之真，二五之精，妙合而凝。乾道成男，坤道成女。二气交感，化生万物。万物生生而变化无穷焉，唯人也得其秀而最灵。"在周敦颐看来，阴阳二气与五行巧妙地凝合交感，就形成男女、雌雄，化生出万物，而人又是这万物中最灵秀的一类。

卡尔夫在其沙盘游戏疗法的著作中，引用了周敦颐的太极图，并把它比作人个性化发展的过程。她认为：

太极图中的第一个圆圈和自我的诞生有极相似的特征，也就是说在个体刚出生时，其自我是混沌的、处于萌芽状态的，尚未从潜意识中分化出来。

第二个圆圈则与“自我表现”相一致，它包含心理能量的起源，这些能量会导致自我的形成与人格的发展。随着年龄的增长，自我逐渐分化出来，个体心理也分化成意识和潜意识，就好比太极图中第二个圆圈所表示的阴阳分化一样。

第三个圆圈可以类比作个体化过程中自性的显现，这个状态一般发生在人的后半生。当意识发展到一定水平，意识自我足够发展之后，自性就会从潜意识中逐渐表现出来。也正是从这个时候开始，个体心理迈向了整合的阶段。

第四个圆圈代表的是生命的结束，而这个结束同时又是新的开始。

四、精神分析理论

精神分析理论早已走过了它的黄金时代，不再是心理学领域的流行学派，但是，精神分析却是心理学中的基础流派之一。经过一百多年的发展，精神分析仍然被广为使用，并不断被借鉴到其他流派之中。精神分析的理论十分庞杂，在本书之中只介绍一些与沙盘游戏疗法有关的精神分析基本概念，从而使读者更好地了解沙盘游戏疗法。

（一）经典精神分析的相关理论

1. 无意识的概念

精神分析的创始人弗洛伊德（图3-3）最初提出了心理可划分为意识和无意识两个部分的观点。

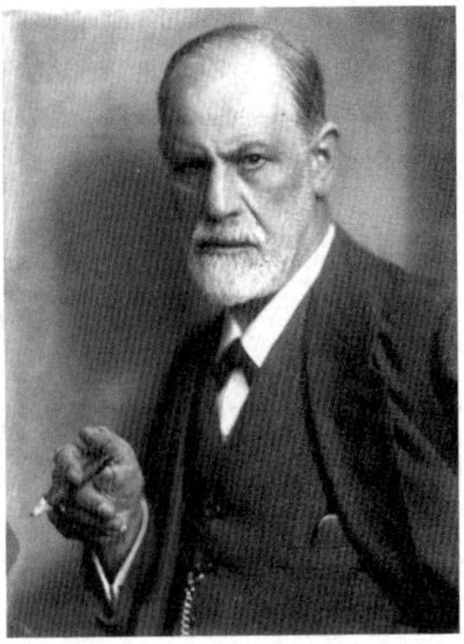

图3-3　西格蒙特·弗洛伊德（Sigmund Freud）

人的心理活动有些是能够被自己觉察到的，只要我们集中注意力，就会发觉内心不断有一个个观念、意象或情感流过，这种能够被自己意识到的心理活动叫作意识。一些本能冲动、被压抑的欲望或生命力却在潜在境界里发生，因不符合社会道德和本人的理智，无法进入意识被个体所觉察，这种潜伏着的无法被觉察的思想、观念、欲望等心理活动被称为无意识。前意识界于意识与无意识层次之间，一些不愉快或痛苦的感觉、意念、回忆常被压存在前意识这个层次，一般情况下不会被个体所觉察，但当个体的控制能力松懈时（比如醉酒、催眠状态或梦境中），前意识偶尔会暂时出现在意识层次里，让个体觉察到。弗洛伊德认为，人的心理层次犹如漂浮在水面上的冰，意识只是“冰山一角”，无意识才是心理的主要内容，是影响人类行为的关键因素。

沙盘游戏疗法类似于催眠、自由联想及解梦，是一种促进来访者觉察其无意识的工具。只有认可和理解无意识的观点，才能够理解沙盘游戏疗法的工作原理。

2. 心理问题产生的原因

精神分析理论将人分为正常人、神经症患者、精神病患者三个类别。所谓正常人就是能够正视自己，与他人顺利相处，且能够适应正常生活的人。神经症是以一系列激烈的情绪症状或无意义的行动为临床表现的心理疾病。神经症在根本上是人在面临生存的各种困境时的一种和现实部分相容的防御性产物，它是和现实同构的，因为文明本身就是对自然的部分相容的防御，人总是以某种方式出现某种神经症的表现。精神病是一种导致个人与周围世界失去接触的严重心理病症。患者对生活、人们和自己的看法都是歪曲的。这种人在工作和日常生活上都有困难。他可能伤害自己或别人，也可能陷入某些烦恼中。

经典精神分析主要是进行神经症的治疗。在精神分析看来，神经症在某种程度上可以说是一种文明的副产品。在许多原始社会里，禁忌极少，因此，神经症的患者也不多。社会变得愈复杂，禁止个人做的事也愈多，而这种禁忌的增多，乃使神经症很是流行。每种神经症都代表人心理上的一场战争。一方面是其无意识里的一些欲望或本能希望得到满足；另一方面是受到某些外界压力影响且不准许前者的需求。拒绝的理由很多，比如说它是不道德的、异端的，或在其他方面与社会规范发生冲突等。不论是哪一种情况，内在的需要都被潜抑下来了。因为不能够以真正的形式来维护自己，这些需要只好借个人心理防御上的一些漏洞来粉饰自己，透过这层伪装，然后以比较不被社会反对的形式冲过压抑，侵入意识生活之中。这样，无意识里的欲望和需求，则以不同的替代形式表达自己和获得满足。它的真正面目不易被看穿，当然就较容易被个人和社会接受。而这些替代形式的表现，就是一般所谓“神经症”的病征了。

沙盘游戏疗法是一种促进无意识表达的根据，也是促进意识与无意识统一的工具。当无意识得到表达，不再被压抑，神经症便解决了。

3. 防御机制理论

弗洛伊德认为人格结构由本我（id）、自我（ego）、超我（super-ego）三部分组成。本我即原我，是指原始的自己，包含生存所需的基本欲望、冲动和生命力。自我，其德文原意即指“自己”，是自己可意识到的执行思考、感觉、判断或记忆的部分，自我的机能是寻求“本我”冲动得以满足，而同时保护整个机体不受伤害，它遵循的是“现实原则”，为本我服务。超我，是人格结构中代表理想的部分，它是个体在成长过程中通过内化道德规范，内化社会及文化环境的价值观念而形成的。超我的机能主要是监督、批判及管束自己的行为。

一个人在社会化过程中要想保持心理健康，本我、自我和超我必须始终是和谐的。但是，超我与本我之间，本我与现实之间，经常会有矛盾和冲突，这时人就会感到痛苦和焦虑。为了避免精神上的痛苦、紧张、焦虑、尴尬、罪恶感等心理，自我就会在无意识中，以某种方式调解本我和超我的冲突，使超我的监察可以接受，同时本我的欲望又可以得到某种形式的满足，这就是自我的心理防御机制。心理防御机制包括压抑、否认、投射、退化、隔离、抵消、转化、合理化、补偿、升华、幽默、反向形成等多种形式。

人类在正常和病态情况下都在不自觉地运用心理防御机制。心理防御机制本身越原始（原始的防御机制是指童年生活经历所形成的防御机制，保护自己可以说是原始防御机制的本质），其效果就会越差；离意识的逻辑方法越远，则越近似于变态心理。如果心理防御机制运用得当，可以减轻痛苦，帮助渡过心理难关，防止精神崩溃；如果心理防御机制运用过度，就会表现出焦虑、抑郁等病态心理症状。

防御机制让自我感到舒服，同时又会掩盖本我的真实意图，给心理咨询师和来访者双方造成迷惑。沙盘游戏疗法则很容易让来访者放松自我警惕，帮助来访者绕过防御表达出无意识本我的真实面目。

4. 释梦

释梦是精神分析师了解来访者无意识的一个常用方法。弗洛伊德把梦的实质理解为“是一种愿望达成，它可以算是一种清醒状态精神活动的延续”，是由高度错综复杂的智慧活动所产生的。他指出，使愿望在梦中得到满足可以维持精神的平衡，同时也是为了保护睡眠不受干扰。弗洛伊德还认为，梦是一种有价值、有意义的精神现象。做梦的人为了避免无意识的欲望被察觉，所以用象征性的方式以避免焦虑的产生，这是通往无意识领域的重要途径。因此，梦的分析就成为接触无意识、挖掘被压抑的心理冲突或创伤的一种有效手段。

沙盘游戏疗法中来访者制作的沙盘是其无意识的表达，可以看作是来访者有意识的情况下的梦，因此，掌握精神分析的解梦技术，对于理解沙盘和分析沙盘势必有很大帮助。

（二）温尼科特客体关系理论相关内容

1956年，卡尔夫到英国开始了为期一年的世界技法的学习。在此期间，卡尔夫也曾受著名的客体关系理论家温尼科特（D. W. Winnicott）的影响，因此，沙盘游戏疗法也深受客体关系理论的影响。

客体关系（object relations）理论是在20世纪40年代发展起来的，它是精神分析在当代最重要的发展。客体关系理论是精神分析学中最具有活力的一个理论分支，被誉为现代精神分析的“圣经”，在临床实践中有很强的指导性和适用性。温尼科特是英国客体关系理论的杰出代表，其儿童精神分析学在精神分析学界很有影响，甚至引起了客体关系理论的转向。与沙盘游戏疗法相关的温尼科特的观点主要有以下几点：

1. 足够好的母亲（good enough mother）

温尼科特认为，对孩子影响力最大的并不是粗暴虐待或严重剥夺，而是母亲对幼儿的应答敏感性（responsiveness），即她对幼儿需求如何“处理”。足够好的母亲指在婴儿出生后数周内处于一种原始母性专注（primary maternal preoccupation）的心理状态，母亲越来越淡化自己的主体性、个人兴趣和生活节奏等，越来越关注婴儿的活动，这是一种高度敏感的状态，能适应婴儿的愿望和需要。这种原始母性专注为婴儿塑造了主观全能感（subjective omnipotence）和持续存在感（going-on-being）。婴儿感到是自己的愿望创造了事物，比如当他感到饥饿时，乳汁就会流出。零散的愿望和需要自发地浮现，当这些愿望和需要获得满足后便消融于时间的长河之中，得以持续存在。这一时期（即婴儿生命最初几个月）的体验质量是婴儿今后成人期个体状态的关键。

然而，足够好的母亲在被需要的时候及时出现固然重要，但同样重要的是在不被需要的时候及时退场。这就是温尼科特所说的足够好的母亲应该创建的保持环境（holding environment），在这个物理心理空间中，幼儿得到保护而不知自己受保护，这种特有的无知无觉为接下来自发出现的体验打下基础。

随着时间的推移，母亲慢慢地减少“把世界带给”孩子，逐渐减少代替婴儿自我的做法，逐渐减少婴儿的依赖感。孩子开始意识到，欲望的满足不仅需要表达，更需要与他人妥协，因为他人也有自身的需要和计划。

在沙盘游戏疗法中，咨询师的角色就是一个“足够好的母亲”，应该为来访者创造一个保持环境。在这个环境中，咨询师对来访者无条件接纳与包容，对来访者的要求及时作出反应，让来访者获得安全和自由的感觉，帮助他从退缩状态进入开放状态。在这个保持环境中，对咨询师来讲最为重要的要求是，来访者被保护而不觉得被保护。让来访者被保护是为了促使其无意识的表达和心理的成长，而让来访者没有被保护的感觉，则有利于培养来访者的自主精神和自信心。此外，咨询师还要学会在合适的时间与来访者分离，就像足够好的母亲那样，让来访者学会自己解决所面临的问题。

2. 过渡经验（transitional experience）

温尼科特认为，个体在主观全能世界和客观外界这两种经验形式之间，还存在第三种形式：过渡经验。在主观全能经验中，儿童感到自己“创造”了想要的客体（如乳房），并认为自己对该客体具有完全的控制力。而在客观现实体验中，儿童正确地认识了客体与自己分离、与自己截然不同、是自己所不能控制的。过渡客体（transitional object）既不是儿童主观创造和控制的，也不是独立存在的，而是介乎两者之间的。孩子的过渡客体，如一只喜爱的玩具熊，对孩子来说代表着母亲，随着与母亲分开的时间的加长，过渡客体能使儿童与母亲保持一种想象中的联系，也能缓冲儿童主观全能世界和客观外界之间的落差所带来的焦虑。

在温尼科特后期的著作中，他把过渡体验扩展到心理健康和创造性的领域中。过渡体验成为一种有益的体验，可增强人的想象力和创造力，即创造性自我客体的活动。这也是艺术和文学产生的体验源泉。如果一个人主要生活在主观全能世界中，没有通往客观外界的途径，他是自闭和自我关注的。如果一个人主要生活在客观外界中，没有主观能动性的根基，则他缺少激情和原创性。

沙盘游戏中，以沙箱为中心的环境就是一个过渡性空间，而沙具则是过渡性客体。在来访者制作的沙盘中，正如凯·布莱德温所说：“有时内部真实多一些，有时外部真实要多一些。在刚开始的沙盘中，指向外部真实的内容会多一些，当沙盘游戏者更深入到沙游进程中时，所做的沙游情境会更受到内部真实情境的影响。当他们说‘我不知道我在做什么’时，我们就知道内部真实已基本上控制了整个沙盘的制作。”这种介于外部真实与内部真实之间的体验正是温尼科特所说的过渡经验。

五、人本主义心理学

（一）人本主义心理学简介

人本主义心理学是第二次世界大战后美国在当代西方心理学中的一种革新运动。20世纪60年代初，美国人本主义心理学会成立后，这一运动有较大发展，并于1971年在荷兰举行国际会议，使人本主义心理学影响扩及欧洲和亚洲，逐渐成为继精神分析、行为主义心理学之后心理学第三大流派。

人本主义心理学家认为，心理学应着重研究人的价值和人格发展，他们既反对弗洛伊德的精神分析中把意识经验还原为基本驱动力或防御机制，又反对行为主义把意识看作行为的副现象。人本主义认为，人的本质是好的、善良的，他们不是受无意识欲望的驱使，并为实现这些欲望而挣扎的野兽，人有自由的意志，有自我实现的需要。只要有适当的环境，人们就会力争达到某些积极的社会目标。人本主义认为，人们之所以出现心理问题，正是因为外在环境阻碍了人自我实现的需要。

人本主义还相信，人都是单独存在的，心理学家应该对人进行单独的测量，而不是把它们合并在不同的范畴内。人本主义也反对行为主义的观点（行为主义只相信观察到的刺激与反应）。人本主义认为，正是人们的思想、欲望和情感这些内部过程和主观内部经验，才使他们成为各不相同的人。

（二）以人为中心疗法

所谓以人为中心疗法，就是心理治疗者“以平等伙伴的身份去理解来访者的问题与情绪，为来访者提供一种无所顾忌地自由表达和宣泄的机会，并帮助来访者体验其自我价值，实现其人格成长”的心理治疗方法。

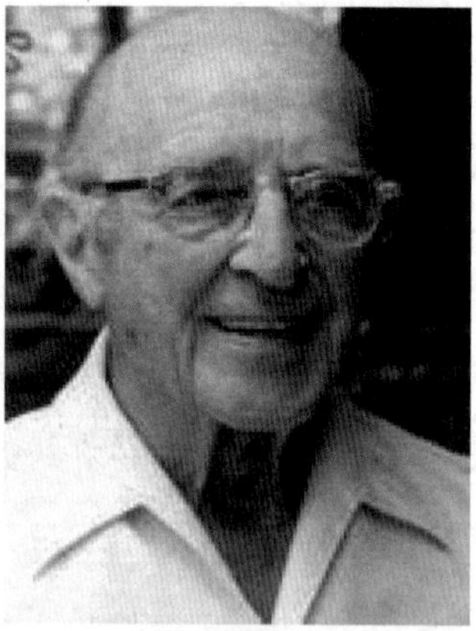

图3–4　卡尔·兰塞姆·罗杰斯（Carl Ransom Rogers）

卡尔·兰塞姆·罗杰斯（图3–4）深信，在尊重和信任的前提下，人都有一种以积极及建设性态度去发展自我的倾向。个人中心疗法最基本的假设是：“如果治疗者能提供某种特定形式的关系，而且当事人能发现自己有能力去运用这种关系以促进成长及改变的话，个人的发展就会发生。”以人为中心疗法的要点有：

（1）以治疗者真诚一致为前提，鼓励当事人以心理医生在治疗关系中所表现出来的真诚为榜样，首先要除去自己在社会化过程中所形成的各种面具，从虚伪的面具下解放出来，真诚地面对自己，减少曾被限制和扭曲的感知和表达方式。

（2）鼓励当事人放弃排斥别人或固执己见的想法，对经验和外在世界的可能性采取更加开放的态度，愿意探索改变的可能性。

（3）鼓励当事人自我信任，接纳自己，学会为自己的选择负责，学会更多地了解自己。

（4）鼓励当事人乐于继续成长，愿意成为一个不断实现自我的人，以自己内心的评估标准和工具评价自己的行为表现，而不是受制于人。

沙盘游戏疗法中所强调的个体的自我疗愈能力以及激发来访者自己的力量去解决问题的能力，都与人本主义思想有着异曲同工之妙。心理咨询师学习和使用沙盘游戏疗法，应该具有人本主义的精神，做到以来访者为中心，而不是居高临下对来访者指指点点。

六、投射理论

“投射”一词在心理学中是指个人将自己的思想、态度、愿望、情绪、性格等个性特征，不自觉地反映于外界事物或者他人的一种心理作用，也就是个人的人格结构对感知、组织以及解释环境的方式发生影响的过程。该术语由弗兰克（L. K. Frank）于1939年首先明确提出，但是在此之前已经产生了利用投射技术原理编制的投射测验，如1921年的罗夏墨迹测验。

投射理论的基本假设包括：

（1）人们对于外界刺激的反应都有其原因，而且是可以预测的，不是偶然发生的。

（2）这些反应固然决定于当时的刺激或者情境，但是个人本身当时的心理结构、过去的经验、对将来的期望，也就是他整个的人格结构，对当时的知觉与反应的性质和方向，都会产生很大的影响。

（3）人格结构的大部分处于无意识中，个人无法凭借其意识说明自己，而个人面对一种不明确的刺激情境时，却常常可以使隐藏在无意识中的欲望、需求、动机、冲突等“泄漏”出来，即把一个反映他的人格特点的结构加到刺激上去。如果能够了解一个人如何对那些意义不明确的刺激情境进行解释和组织，就能够推论出有关个体人格结构的一些问题。

来访者在制作沙盘的过程中不可避免地会把自己的内心投射到沙盘之中，正因为如此，心理咨询师才能通过沙盘了解来访者的内心世界。有些人甚至利用投射的理论，将沙盘游戏开发为一种心理测验的工具，这也是一个很值得探索的方向。不过，在使用沙盘游戏疗法时，心理咨询师不应该过度强调投射，而是要重点记住沙游是来访者自我疗愈的过程。心理咨询师一旦过度强调投射，就会过度强调分析，进而忘记了制作沙盘就是治疗方式这个重要认知。不仅如此，过度关注来访者沙盘中的投射，有时候还会分不清是来访者的投射还是心理咨询师的投射。

总的来看，沙盘游戏是一种开放的心理咨询和心理治疗手段，一方面，它蕴含了很多心理学理论基础；另一方面，它又可以与很多种技术结合起来。当今心理治疗领域，单独使用某一种技术的情况越来越少，多数咨询师都是采取了整合技术。因此，使用沙盘游戏疗法的心理咨询师不仅要学习以上与沙盘游戏有密切关系的心理理论，还要学习和使用其他心理咨询技术，才可以完全掌握沙盘游戏疗法的原理和应用方法。

第4章 个体沙盘游戏疗法的治疗原理及应用范围

按照卡尔夫最初的观点，沙盘游戏疗法最核心的治疗原理在于：在心理咨询师营造的自由与受保护的空间里，来访者的潜意识呈现在沙盘之中，集体潜意识中被压抑的原型以象征的形式得以进入意识进而获得发展；在此基础上，自性的原型也逐渐在意识中显现，进而促进心理的整合，解决心理问题。近些年来，尤其是沙盘游戏疗法传入中国后，心理学工作者们加深了对沙盘游戏的认识，对于沙盘游戏疗法的治疗原理也有了更多的阐述。考虑到篇幅设计，本章主要介绍沙盘游戏疗法的治疗原理、应用范围等内容。

一、个体沙盘游戏疗法的治疗原理

卡尔夫认为，心灵天生具有自我疗愈的倾向，治疗师的任务就是为这个自然的倾向铺路。这一点是沙盘游戏疗法原理的核心部分，只有理解了这一点，咨询师在面对来访者的时候才不会过于主动，不会存在“分析沙盘”“为来访者做点什么”的压力。也正是因为有这样的理念，沙盘游戏中才更强调咨询师营造自由与受保护的空间，目的就是让来访者自我疗愈的力量得以发挥。

（一）让来访者自由地、放松地投入到游戏之中

沙盘游戏疗法本质上也是一种游戏。游戏从古至今都是儿童乐此不疲的活动。在游戏中，儿童无拘无束，不需要完成某个特定的目标，他们的感受往往是自由、充满愉悦的。根据皮亚杰的理论，游戏（图4–1）是具体经验与抽象思考之间的桥梁，具有象征意义，是儿童成长过程中不可缺少的内容。

游戏的治疗作用不仅仅体现在儿童身上，对成人同样有效。成人随着年龄的增长，渐渐远离了游戏活动，也渐渐失去了儿童时期那种随心所欲、自由自在的心理状态。但是，每一个成人心底依然埋藏着童年时期游戏时的感觉，这种感觉

一旦被激发出来，成人就似乎回到了童年，重新找到了童年的快乐，一切烦恼和压力会随之烟消云散。哲学家席勒说："只有当人充分是人的时候，他才游戏；只有当人游戏的时候，他才完全是人。"鲁迅先生也说过："游戏是儿童最正当的行为，玩具是儿童的天使。"这都是关于游戏对个体重要性的论述。

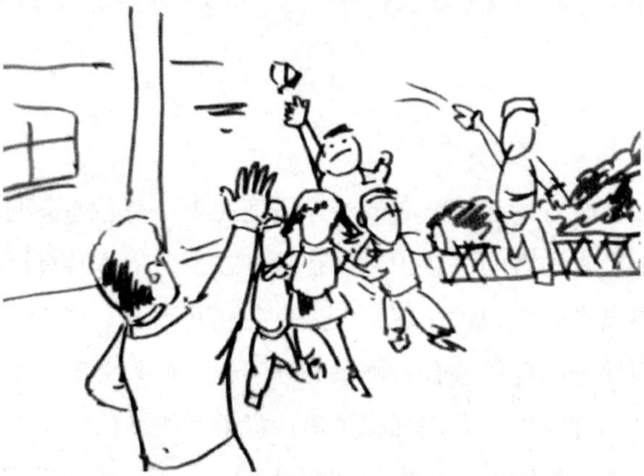

图4–1 儿童游戏——丢沙包

如图4–1所示，这是儿童常玩的丢沙包游戏。这些游戏不仅锻炼了儿童的反应能力，宣泄了其内在的情绪，而且有利于学会规则和学习人际交往。

沙盘游戏疗法首先是一种游戏，它具有其他游戏所具有的特征——在这里也是没有特定目标的，不存在批评和评判，参与者可以自由自在地表达自己的内心。所以，沙盘游戏疗法也具有同其他游戏一样的治疗作用。荣格认为，要想和哪个年龄段的自己沟通，最好的办法就是去玩那个年龄阶段的游戏。沙盘游戏疗法为来访者提供了一个任何年龄阶段都可以玩游戏的机会，可以帮助来访者与需要被关注的自己的内心进行交流。

卡尔夫的儿子马丁·卡尔夫指出，正如"沙盘游戏"这个名称所隐含的意义一样，沙盘游戏最显著的特色之一就是"游戏"，沙游治疗的一部分就是游戏。当来访者投入地游戏时，他会不由自主地回到童年状态，而相应事情形成的潜意识就会表现出来。不仅如此，当来访者完全进入游戏之中时，恐惧、焦虑以及一些影响心理健康的情绪都会在潜意识中消失，此时，治疗的作用便开始了。

（二）潜意识获得表达

沙盘游戏能够在意识和潜意识之间搭起沟通的桥梁。在沙游过程中，意识会放松对潜意识的控制，这样的结果，一方面，潜意识得以通过沙盘表达出来；另一方面，意识开始面对潜意识，而不再是压制它。

按照精神分析的观点，潜意识中心理创伤正是心理问题形成的主要原因。当潜意识的创伤被表达出来时，潜意识中的不良情绪也会随之释放，个体的心理也会随之疗愈。与之相对应的是，来访者最初的沙盘往往是混乱无序的，表达的主题是空虚和寂寞，后期则变得越来越清晰明朗，内在的秩序也逐渐建立起来。

沙盘游戏不仅表达了来访者的潜意识，还促进了其意识对潜意识的觉察。在沙盘游戏中，来访者的意识和潜意识被连接起来，之后意识对潜意识的态度会因此而发生显著地改变。这种改变会促使来访者在遇到情绪困扰时给予潜意识发声的机会。意识与潜意识连接还促进了荣格所说的超越功能的发生，促进个体心理的整合。

（三）象征的作用

意象理论在中国起源很早，《周易·系辞》已有“观物取象”“立象以尽意”之说。在后来的文学创作理论中，意象是指主观情感与外在物象相融合的心理状态，也就是外在之物被赋予了内在之情。比如梅花，这是自然界的一种植物，是外在之物，但是人们看到梅花的时候又会联想到迎风傲雪、冰清玉洁等人格品质，也就是赋予了人们的内在之情。这种外在之物及其象征意义就是意象，或称之为心象。

在荣格分析心理学理论的基础上，卡尔夫提出，沙盘游戏疗法中的小物件在来访者心中都有其不同的象征意义，都是人的意象。而意象正是人类与生俱来的、内在潜能的图像，如果这些图像被表现出来，那么它们将充满力量，持续地对个体的发展产生影响。换言之，进行沙盘游戏疗法的过程就是个体展现其内心潜能意象的过程。比如在沙盘游戏中，桥是连接和沟通的意象，当来访者在沙箱中放置桥时，这不仅表明来访者对连接和沟通的渴望，而且桥还让来访者内心产生了真实的连接与沟通的体验。具有象征意义的沙具出现在沙盘中，会激发制作者内在的力量。再比如，诸葛亮（图4–2）的形象是智慧老人的意象，当来访者在沙盘中放置诸葛亮这个沙具时，解决问题的智慧也会在他内心浮现。从这个意义上说，来访者制作沙盘就是其潜意识的表达和获得心理能量的过程，也就是心理治

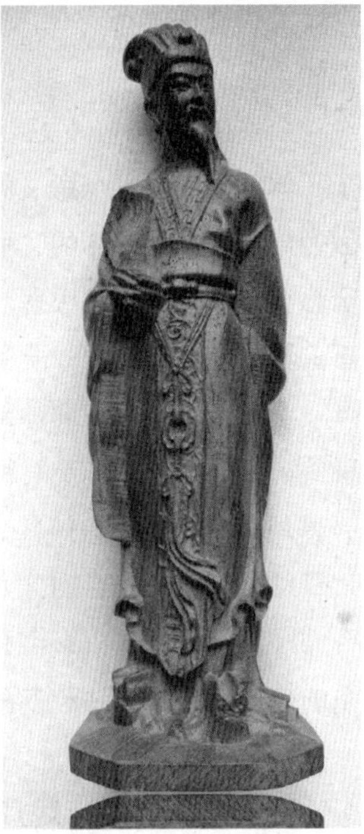

图4–2 诸葛亮立像

疗的过程。

卡尔夫认为，意象是埋藏于人们心底的能量，是人们心理成长的力量。对待意象这种心理能量，我们既要予以保护，又要注意去开发。所谓要对意象予以保护，就是不能随意对它进行干扰，不能影响它源于潜意识的自主性。沙盘游戏中的每一个沙具都具有丰富的含义，这些极具象征意义的沙具组合成的沙盘是制作者潜意识的象征。这些象征充满能量，当它们被显现时，会持续地影响个体的发展。这些代表神秘或宗教内容的象征，显露了一种渴望心灵秩序的内在驱动力，让人可以和神之间产生某种关联性。这种心灵秩序除了给人带来内在的屏障外，也确保人格可以得到发展。

（四）咨询师的接纳与包容

卡尔夫认为，开展沙盘游戏疗法时，治疗师就像孩童本身一样，都是现场所进行的事件的一部分。当孩子觉得自己并不是一个人独自经历绝望与快乐时，他会很安心自在地表达自己所有的想法。这种信任关系非常重要，因为在某些情况下，心灵发展的第一阶段（即母子连接阶段）可以得到恢复。这种心灵处境可以建立内在的和平，使人格具有完整发展的可能性，包括它的知性层面与灵性层面。

荣格认为，0~1岁的婴儿的潜意识是保存在妈妈的潜意识中的，所谓的“母子一体”也就是这个意义的表达，意指妈妈和孩子之间的心理是不分彼此的。正因为母子心理是一体的，那么妈妈对孩子的爱会带来孩子的自爱，妈妈对孩子的厌恶会造成孩子自我厌恶。同样，母亲的心理是有安全感的，孩子也会具有安全感。从这个角度来说，很多人的心理问题来源于母亲。

卡尔夫认为，咨询师与来访者之间也应建立“母子一体性”的咨询关系。这就要求咨询师要像母亲对待初生的孩子一样，无条件地接纳来访者，让来访者能够得到安全和信任的体验，最终实现治疗师与来访者之间潜意识的沟通。然后，治疗师健全的人格会对来访者产生影响，并促进来访者的人格更加健全。此外，咨询师让来访者重获安全和信任的体验，帮助来访者学会与人建立亲密、信任关系的技巧，这也是对来访者心理治疗的重要方面。

二、个体沙盘游戏疗法的优势

当前心理咨询技术流派众多，几乎每过一段时间就有一个新的技术诞生，国内如此，国外也是如此。那么，在众多的心理咨询技术中，我们为什么一定要学习沙盘游戏疗法呢？它有哪些独特的优势呢？

（一）在儿童心理治疗中具有突出的优势

在儿童心理和行为矫正方面，沙盘游戏疗法有着十分突出的优势。卡尔夫本人也曾明确指出，沙盘游戏疗法主要是以儿童和青少年为研究对象的。虽然，卡尔夫本人也对一些成人进行过沙盘游戏疗法的治疗，后人的研究也表明沙盘游戏疗法对成人的适用性和对儿童一样，但是，沙盘游戏疗法在儿童心理治疗中优势更加突出。沙盘中大大小小的玩具就是儿童共通的语言（图4–3），所以，在了解语言表述能力还不是很强的儿童的心理方面，沙盘游戏疗法具有独特的优势。

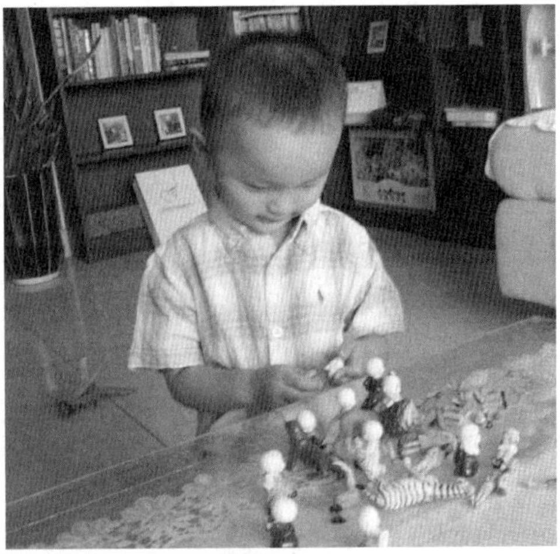

图4–3　一个两岁的男童正在摆弄沙具

儿童在进行沙盘游戏疗法时，他们会通过沙盘作品的象征表现自性，而显现自性正是儿童人格获得发展的重要方法。除心理治疗外，沙盘游戏在儿童教育、促进儿童个性发展及创造性发展方面也有着显著的作用。因为这样的原因，沙盘游戏在中小学校、幼儿园的应用最为广泛。

（二）更便于心理咨询师了解来访者的内心

来访者出现阻抗是心理咨询中常常遇到的现象，阻抗有的时候来源于潜意识，也有很多时候来源于意识层面。而沙盘游戏疗法正是绕过阻抗，进入来访者内心很好的工具，犹如一把打开心门的钥匙。比如，当被父母带来的来访者以沉默表示反抗的时候，咨询师可以请他进行一次沙盘游戏疗法。一旦来访者能够进行沙盘游戏疗法，无论是沙盘作品，还是来访者在进行沙盘游戏过程中不由自主的语言表达，或者是对沙盘进行的描述，都会表述出来访者的潜意识内容，从而帮助咨询师了解来访者的内心。不仅如此，来访者在进行了一次沙盘游戏疗法之后，他们会慢慢喜欢上这种方法，开始愿意配合咨询师进行下一步的心理咨询。

（三）使心理治疗更容易实现

制作沙盘本身就是一种治疗过程。沙盘中的意象即来访者静态的潜意识内容，是一种改变倾向，而且还是一种动态的改变行为。如前文所述，摆放一座小桥，桥的象征意义是连接和沟通，来访者把桥放在沙箱中的这个动作，还代表该来访者正在体验着沟通和交流的感觉，也就是说，他正在获得沟通和交流的心理满足。

沙盘游戏疗法在某种意义上还是一种积极想象技术的应用。在一个安全、安静的环境中，通过塑造和布置沙箱内的沙子，来访者就可以建立一个与自己内在状态相对应的世界。通过自由、创造性的游戏，潜意识过程就以三维的形式显现出来。这样，在来访者的沙盘画面里，意识与潜意识的对峙、交流就开始了。然后通过一系列的游戏过程，潜意识的能量逐渐释放，意识与潜意识的对立逐渐转化，最终达到和谐一致、人格整合，也就是荣格所说的治疗的终极目标——达到转化阶段。

（四）更容易帮助来访者获得心理感悟

在心理咨询中，引导来访者关注当下，聚焦于此时此地，是重要的任务之一。来访者进入沙盘游戏疗法工作室，会被琳琅满目的沙具吸引，这些物品为来访者提供了实实在在的感受和体验，使来访者更为真切地感受到此时此地的问题和性质。此外，沙箱里的细沙子具有流动、凉爽等特性，让那些患有焦虑或对心理咨询紧张的来访者用手去感触一下沙子，让他们抓起一把沙子并使沙子从手中流下，这样的一个过程，立刻就会减少来访者的焦虑和紧张，获得身体的感觉。这对于心理咨询来说，是非常需要的。

（五）让心理咨询不再枯燥

沙盘游戏疗法能让来访者在沙的世界中进行动态演绎，使来访者真实地、身临其境地体验内在的心理困惑，这有利于对来访者问题的解决。沙盘游戏疗法还像一次清醒状态的做梦，能够实现来访者的内心愿望。就像我们在沙盘游戏疗法中常见的情景一样，来访者在沙盘中摆上汽车、洋房，在庭院里挖掘水池、种植树木，营造一个舒适温馨的家。把自己的梦想、心境或者潜意识，用立体的沙具、沙子表达出来，这对很多人来说都是十分有趣的活动。

（六）使用范围更广

传统的观点认为，沙盘游戏疗法是一种心理治疗方法，它有着严格的设置，对咨询师也有着严格的要求。现在，沙盘游戏疗法依然行使着其心理治疗技术的职能，帮助心理咨询师为来访者解决心理问题。不过，随着沙盘游戏疗法影响范围的扩大，其逐渐被非心理治疗领域所使用。比如在学校、幼儿园，沙盘游戏可用于开发儿童的智力，促进儿童个性发展和人格的完善；在机关、企业，沙盘游戏被用来促进团队之间的沟通和融合；在社区，沙盘游戏被用作解决家庭、邻里矛盾的工具。可以说，沙盘游戏疗法越来越显现出其蓬勃的生命力和广泛的适用性。

沙盘游戏疗法不仅本身就是一种心理治疗工具，而且它还可以与其他心理咨询技术同时进行，成为其他心理咨询技术的辅助治疗手段。芭芭拉·博伊科（Barbara Boik）等就认为，沙盘游戏疗法弥补了许多疗法的不足，完型技法、认知重建技法、艺术治疗及催眠技术等都可以和沙盘游戏疗法相辅相成、相得益彰。

三、个体沙盘游戏疗法的应用范围

个体沙盘游戏疗法适用范围很广，它既可以针对存在心理问题的人进行心理治疗，又可以帮助没有心理问题的人获得心理成长和人格完善。具体而言，沙盘游戏疗法主要适用于以下情况。

（一）适用于心理相对健康人群的心理成长

沙盘游戏疗法最初创建时，主要是针对儿童进行心理治疗。经过半个多世纪的发展，沙盘游戏疗法不再只是对儿童进行心理治疗，它扩大到了成人心理治疗领域，而且，沙盘游戏还走出了心理治疗领域，开始在更多领域发挥其独特作用。正如前国际沙盘心理学会主席茹思·安曼（Ruth Ammann）在接受采访时所说："接受沙盘游戏疗法治疗的对象既有心理相对'不健康'的、有心理创伤的人，也有心理相对'健康'、但是需要进一步自我发展的人。"根据笔者的经验，在促进儿童人格健全发展，促进夫妻及家庭成员间的沟通和理解，促进企事业员工团队建设，以及心理健康的成人自悟等领域，沙盘游戏疗法都有其用武之地。

1.沙盘游戏疗法可以应用于儿童人格的发展

拥有一个完善的人格对于任何人来说都是至关重要的，而人格形成的重要时期在婴幼儿时期和儿童期。在帮助儿童人格完善方面，沙盘游戏疗法可以起到很大的帮助作用。荣格认为，自性从个体一出生就开始引导心理发展的过程。在刚出生的时候，自性暂时被保存在母亲的自性里面（即母子一体性阶段）。大概在一岁之后，孩子的自性开始与母亲的自性分开，在这个阶段，孩子会在母亲的照顾中学会建立信赖关系。等到两三岁之后，孩子的自性会逐步稳定下来，并开始通过代表整体的象征来加以显现。在这个阶段，孩子会通过游戏、绘画等表现这类象征。比如在儿童的沙盘中，会出现代表天、上帝、灵魂及崇高理想的意象。卡尔夫认为，这些意象充满力量，当它们被展现出来的时候，就会对个体的发展产生持续的影响。卡尔夫说："这些代表神秘或宗教内容的象征，显露出一种渴望心灵秩序的内在驱动力，这种心灵秩序除了给人带来内在的屏障外，也确保人格得以发展。"

在沙盘游戏疗法中，由于心理咨询师表现出对孩子的完全接纳，使得儿童感觉到自己并不是一个人孤独或快乐时，会让孩子有最初母子一体性阶段的感受，这种感受可以帮助儿童建立内在的平和，可以使其人格具有完整发展的可能性。

2.沙盘游戏疗法适用于成人自悟以获得心理成长

按照荣格的自性理论，一些表达自性完善的宗教仪式，可以帮助人们自性的完善。因此，自省、内观、冥想等，是可以促进人格发展和心理和谐的。而我们中国人又比较喜欢自省，曾子说："吾日三省吾身，为人谋而不忠乎？与朋友交而不信乎？传不习乎？"老子说："道可道，非常道；名可名，非常名。"庄子说："可以言论者，物之粗也；可以意致者，物之精也。"《周易》中讲"书不尽言，言不尽意"，我们在生活中也常会说"只可意会不可言传""心有灵犀一点通"，等等。这些名言和俗语，无不显露出我们中国人内省、非语言的特点。

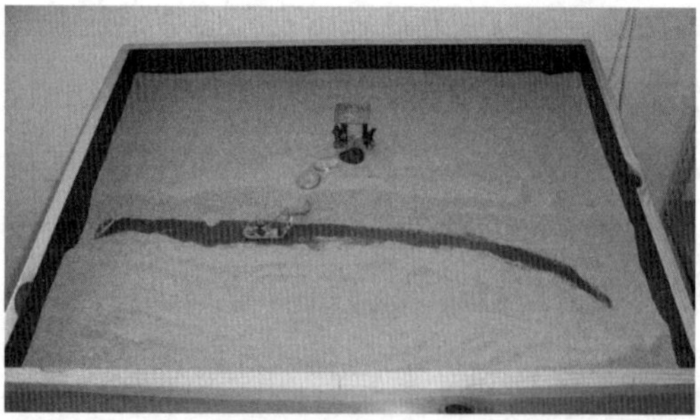

图4-4　一个成人自我感悟的沙盘

沙盘游戏疗法正是一个帮助人们自省、自我反思的很好的方式（图4-4）。一个心理健康的成年人，无须咨询师的陪伴，便能够独立制作完成一个沙盘作品，独自面对沙盘，深入反省自己的内心，这有利于制作者心理的提升，进而促进其人格的发展和心理的完善。

（二）适用于各种心理或行为问题的治疗

沙盘游戏疗法毕竟是一种心理治疗技术，所以它最主要的使用价值还在于心理疾病的治疗。沙盘游戏疗法可以对很多心理问题起到治疗作用，尤其是对于儿童或存在语言交流困难的人群具有突出的优势。

1. 沙盘游戏疗法可以治疗言语和交流有困难人群的心理问题

沙盘游戏疗法在治疗自闭症或者其他存在语言障碍人群的心理疾病、心理问题方面，有着无法比拟的优势。有些儿童或者青少年，因为各种原因，他们不能很好地用语言表达自己的观点和情绪体验，也不能很好地与人交流。还有患有自闭症的孩子，其最大的特点就是无法与人正常交流，更谈不上进行心理咨询了。对于这些人，言语面谈式咨询就会显得无能为力，而沙盘游戏疗法则不需要语言交流，正好适合这些人群心理疾病的治疗（图4–5）。

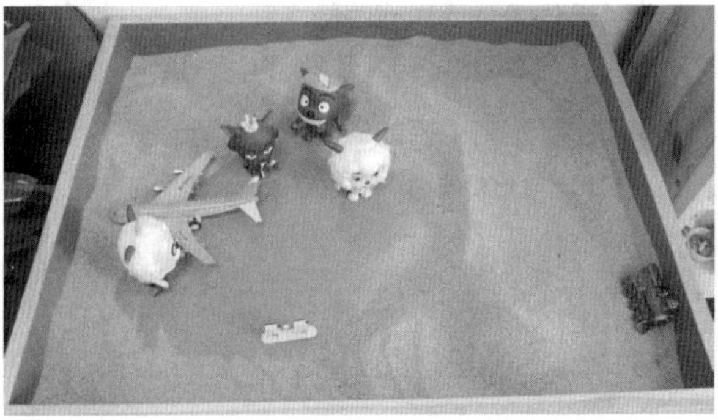

图4–5　一个存在语言交流困难的儿童制作的沙盘

用沙盘游戏疗法对言语和交流存在困难者进行干预，个体的挫败感和心灵创伤都能得到适当的表达。一旦将这些挫败感和心理创伤以沙盘游戏疗法的方式表达出来，学业失败、心理沮丧、社会技能缺乏等问题也会得到很好的解决。

2. 沙盘游戏疗法可以治疗焦虑、紧张、抑郁等情绪问题

学习和考试焦虑是当前学校心理咨询的主要课题之一。沙盘游戏疗法是一种集认知重构、情绪表达、感觉统合、心理动力等于一体的心理临床方法。通过玩沙子、沙具模型，可以宣泄消极情绪，让个体得到放松。当来访者面对沙盘这一内心意象时，也会重构自己的意识或潜意识认知。有研究表明，沙盘制作过程提

高了个体的创造力，这种感觉进一步提升了制作者的自信和自尊，有助于减轻焦虑和压力等。在国内的心理临床研究也证明沙盘游戏疗法对考试焦虑的学生具有长期的治疗效果（图4–6）。

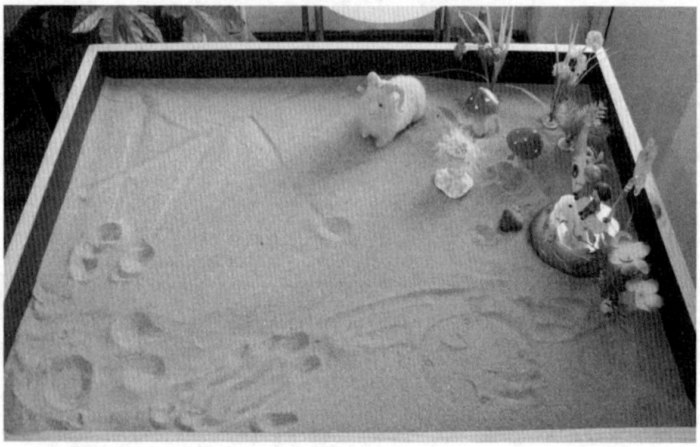

图4–6　一个存在焦虑问题的大学生制作的沙盘

3.沙盘游戏疗法可以治疗注意缺陷、多动等心理行为问题

注意缺陷、多动属于认知与行为问题的一种类型，主要表现为注意困难、刺激过多、多动、冲动性、容易激怒以及无法容忍、满足的延迟等。对注意缺陷的干预一直是心理临床工作者感到困惑的课题。运用沙盘游戏疗法能够帮助注意缺陷者将注意力集中于一种可具体感知到的、自我主导的活动，沙子和沙具的可触性、可移动性，可能会通过触觉与运动觉作用于个体的大脑神经，从而使他们的注意力集中于具体的物品和活动上。此外，沙盘的沙箱是一个有边界限制的空间，将个体的注意集中于这一有限的空间内，也有助于对制作者注意力的训练。

4.沙盘游戏适用于攻击性行为的矫治

情感宣泄是矫治攻击性行为的重要方法。对于自控力弱的人来说，烦恼、攻击、挫折、愤怒等侵犯性情感是点燃攻击性行为的导火线,侵犯性情感积聚越多，其表现攻击性行为的可能性愈大。宣泄可以减弱侵犯性情感的强度，而过分压抑侵犯性情感只能使个体获得暂时的安宁，而不会使侵犯性情感因此消失，反而还会促使其深入到潜意识中，危害个体身心健康。过分压抑的结果，往往会爆发出突然的、猛烈的攻击性行为。沙盘为此类人群提供了一个表达的机会，可以让他们在意象的空间里将其愤怒、攻击性的行为和情感物化地演示出来，以替代性活动耗散其攻击性的心理能量，并从沙盘所建构的故事情境中习得与人相处的适应性行为。

除了以上几种心理问题之外，沙盘游戏还可以用于治疗创伤后应激障碍（PTSD）、抑郁症、焦虑症等心理问题或者心理疾病。

（三）适用于解决注意力不集中、厌学、人际交往困难等适应问题

有些学生上课时难以集中注意力，或因为各种问题厌学，对于这些现象，靠语言的交流很难说服他们，也很难从他们那里获得有效信息，而如果用沙盘游戏疗法效果则会十分明显——只需要制作一个沙盘作品，就很容易找到他们逃学、厌学的心理原因（图4–7）。

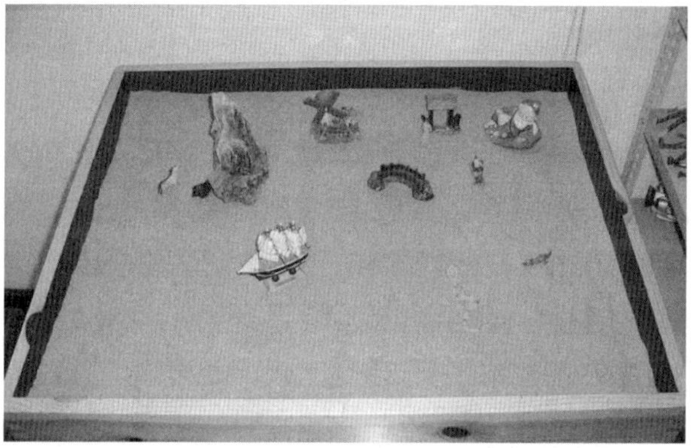

图4–7　一个缺乏学习动力的大学生制作的沙盘

在人际关系的改善方面，沙盘游戏疗法也很有效果。人际关系是影响个体主观幸福感的主要因素之一，并可能进一步影响个体的学习、工作、生活质量，所以如何正确处理与他人的关系是个体心理发展的重要问题。团体沙盘游戏疗法在增强团体成员协作能力、促进团体整合、提高人际交往技能、确立自我概念等方面具有非常显著的效果。在沙盘的世界里，成员或个体可以以虚拟而又注入真情实感的角色扮演方式开展人际关系，并在沙盘游戏疗法的帮助下调整社会认知系统，从成员人际交往的成功行为中习得社交适应行为。

（四）适合于配合其他心理咨询技术治疗各种心理问题

沙盘游戏疗法本身为多种理论结合的产物，在后来的临床实践中，又不断吸纳以人为中心、投射测验等心理咨询方法的技巧，并融入其中。

在其他心理咨询流派或技术中，沙盘游戏疗法也可以作为一种辅助技术。比如认知流派的心理咨询师，可以借助沙盘游戏疗法帮助来访者进行思维重建的工

作。此外，沙盘游戏疗法还可以和家庭治疗技术、释梦、完型技法、心理剧、音乐疗法等心理咨询方法结合在一起使用。沙盘游戏疗法传入中国之后，一些沙盘游戏疗法咨询师和研究者还将其与中国文化中的周易、禅学结合起来，也取得了一定的成果。

沙盘游戏疗法具有广泛的应用范围，但是沙盘游戏并不是万能的。总的来说，沙盘游戏疗法适用于具有常见心理行为问题的儿童、青少年，以及具有较强感悟能力的成年人。存在发展障碍的儿童，具有人格障碍和精神疾病及自我感悟能力不足的成年人则不适合用沙盘游戏。

第5章 个体沙盘游戏疗法的操作方法

沙盘游戏疗法是心理咨询和心理治疗方法的一种，因此，在使用其进行心理咨询与心理治疗时要按照一般的心理咨询和心理治疗步骤进行。

一、建立咨询关系

咨询师与来访者必须建立起信任、真诚、接纳的咨询关系，这是心理咨询的起点和基础。在初次会谈时，咨询师可以向来访者进行简明扼要的自我介绍，咨询师还可以就咨询的性质、限度、角色、目标及特殊关系等作出解释。解释的内容包括时间的限制、会谈的次数、保密性、正常的期望等。要建立并保持积极的咨询关系，还需要咨询师掌握一些有效的方法，如积极尊重、准确的共情和真诚等。

二、收集资料

沙盘游戏的理论基础是分析心理学，分析心理学认为，心理的形成与个体成长经历有关，因此，在实施沙盘游戏疗法前，咨询师应重点收集来访者的背景资料，内容大概包括：

（1）来访者的基本情况。如姓名、性别、民族、年龄、籍贯、家庭地址、工作单位或所在学校及班级等。

（2）前来求助的主要问题及要求。包括心理问题及行为问题的表现、产生的时间、对学习（工作）和生活的影响、希望得到何种帮助。

（3）来访者的家庭境况。如父母的姓名与职业、文化程度、教育方式、宗教信仰、个性特征、健康状况等，尤其要了解家庭气氛与亲子关系的状况。

（4）来访者的社会表现。如工作情况、人际关系及参加集体活动时的表现等。

（5）成长经历。要了解来访者从出生到当下的基本情况，尤其是对于特殊事件或经历能够详细了解则更好。

（6）身体发育及健康状况。如是否得过大的疾病、是否容易疲劳或生病、吃饭与睡眠情况等。

三、分析诊断

咨询师首先要确定来访者是否适宜作心理咨询。心理咨询的主要对象是心理正常和有轻微心理疾病的个体，当他们遇到发展、适应、学习、人际交往等方面的问题时，咨询师可以为他们提供帮助，那些有严重心理障碍和精神异常的个体是不适宜作心理咨询的，应当转介到其他相应的机构。然后，咨询师要确定来访者问题的类型、形成的原因及深层心理机制。

在此步骤中，咨询师可以借用心理测评问卷等方式对来访者的情况进行深入、细致的检查。此后，咨询师根据所了解的情况和对来访者作出的诊断来确定是否适合用沙盘游戏疗法对来访者进行治疗。前面章节中笔者介绍了沙盘游戏疗法的适用范围，具体而言，在以下几种情况下引入沙盘游戏疗法是最合适的时机：

（1）来访者具有焦虑、恐惧等情绪时，沙盘游戏疗法可以很好地缓解这些情绪。

（2）来访者年龄较小或者存在语言表达困难时，咨询师可以借助沙盘游戏帮助他们表达。

（3）如果来访者对于自己受到的困扰表达不清或者自己也不是很清楚的时候，咨询师可以借助沙盘游戏来帮助来访者澄清自己的问题。

（4）在用其他技术咨询过程中，如果出现以下情况也可以引入沙盘游戏疗法：咨询无法深入；来访者找不到合适的词汇表达自己的想法；来访者被阻塞在某种情感之中，等等。

四、利用沙盘游戏疗法进行咨询与治疗

（一）确立咨询目标

心理咨询的目标是心理咨询所追求的结果与所要达到的目的。咨询目标的确立，可以使咨询双方都清楚地意识到努力的方向，有助于咨询双方的积极合作，并使心理咨询的评估成为可能。为保证心理咨询的顺利进行，制定咨询目标应遵

循一些基本的原则：

（1）必须由咨询双方共同制定目标。

（2）保证心理咨询目标的针对性。

（3）中间目标与终极目标相统一。

（4）心理咨询目标必须具体、可行。

（二）制定咨询方案

咨询目标与咨询方式、方法确定后，就要与来访者一起研究制定咨询方案。方案中要有明确的咨询目标、步骤、咨询活动的形式、时间安排、会见次数等。咨询方案的确立应是由咨询双方共同完成的，或者至少要得到来访者的认可和同意。

咨询方法一般是以沙盘游戏疗法为主，也可以融入咨询师所掌握的其他技术，比如绘画疗法、认知疗法等。其他技术既可以单独在某一次会见中使用（比如第一次用沙盘游戏疗法，第二次用认知疗法，第三次再用沙盘游戏疗法），也可以在一次咨询中与沙盘游戏疗法一起使用，比如做完沙盘之后再用认知疗法的技术与来访者进行交流。

（三）个体沙盘游戏疗法的操作步骤

用沙盘游戏进行治疗是一个连续的过程，每一次的操作也不完全相同，但是来访者第一次制作沙盘时往往可以采取以下步骤。

1.介绍沙盘游戏

沙盘游戏疗法的引入也是需要一定过程的。对于那些已经比较了解沙盘游戏疗法，或者说不是第一次进行沙盘游戏疗法的来访者，咨询师只要告诉他（她）沙具放在什么地方，沙盘游戏疗法有一些什么样的设置就可以了。而对于那些不是很了解沙盘游戏疗法的来访者，在心理咨询中如果突然引入沙盘游戏疗法，可能让来访者不了解，且有可能因来访者的不了解，而引起其抗拒。因此，咨询师应向来访者介绍沙盘游戏疗法对解决心理问题的好处，这样就有可能促成来访者的期待和配合。比如，咨询师可以说：“我咨询过几个与你现在情况类似的案例，通过沙盘游戏疗法，他的问题得到了很好的解决，您也可以尝试一下。”

卡尔夫是这样向她的来访者介绍沙盘游戏疗法的：

他（一个受尿床问题困扰的十二岁男孩）摇了摇头，不知道沙盘游戏疗法可以怎么帮助他。我解释道，也许我可以从沙图中发现他的问题根源所在。我跟他说，这种知识是根据我长期以来的研究所得的，而且，我如果能够发现他的病因，那么我就可以帮助到他。接着，我又进一步解释道，我们每一个人对于自己都还有许多未知的地方；有时这些未知之处是可以帮助我们的“好念头”，有时它们是造成我们困扰的“坏念头”。我向他说明，当他玩沙的时候，这些想法很有可能就会浮现出来，我希望能够透过它们寻找和尿床有关的信息。

一旦来访者同意进行沙盘游戏疗法，咨询师就可以详细地向来访者介绍沙盘游戏疗法的理论、沙具的放置、沙子的作用以及制作过程。然后咨询师可以让来访者用手触摸一下沙子，也可以移动沙子向来访者进行示范，并且可以移动沙子露出沙箱的底部，然后向他解释沙箱底部的蓝色看起来像水，而箱子侧面的蓝色看起来像天空。

咨询师还要告诉来访者他可以坐着、站着，也可以根据来访者感到舒服的方式对沙箱进行调整，来访者可以沉默，可以说话，或者向咨询师要求协助等（但是咨询师只是作为一个陪护者见证沙盘游戏疗法的过程，一般不参与沙盘的制作）。

在第一次进行沙盘游戏疗法的时候，咨询师可以告诉来访者：“你可以在沙箱内做游戏，并且按照你的意思从沙具架上选择沙具，如果你找不到沙具，可以问我，我会告诉你在哪里找到，或者可以用哪些沙具代替，在制作过程中，我会保持沉默，除非你需要我的帮助。”

另外，沙盘游戏疗法工作室里还要备一桶水，以备来访者希望用湿沙制作各种沙型时使用。

2. 来访者制作沙盘

向来访者介绍完沙盘游戏疗法的有关设置之后，就可以进行沙盘的制作了。制作过程中，咨询师一般要坐在沙箱的侧面，要默默关注来访者潜意识世界的流露和表达。尽管是不说话的，但是咨询师可以通过目光、身体语言以及偶尔的应答，让自己的潜意识与来访者的潜意识进行交流对话，帮助来访者的自性显现并逐渐整合自己的心理。

在这个过程中，咨询师要给来访者创造一个自由且安全的环境，让来访者在沙盘制作过程中能体验到回到童年的感觉，就像在妈妈身边那样安全而受保护，这在沙盘游戏疗法中是至关重要的。心理咨询师还要有共情理解的态度，即设身处地地体验来访者的心理和情感感受。咨询师要随着来访者的思路走，以一种包容的态度来对待来访者制作的场景，如同在心理咨询过程中对来访者无条件的积极关注一样，而不能在来访者制作沙盘的时候表现得无所事事。咨询师在来访者需要的时候给予帮助，会让来访者感受到被关爱和支持，有利于沙盘游戏疗法的进行。总之，沙盘游戏疗法的过程是一个治疗和个人体会的过程，咨询师要做的是传递给来访者信任和支持，而这种传递，不是语言的或行为的，而是心灵的。

在沙盘制作过程中，咨询师还要记录下沙具摆放的顺序，以及来访者挑选沙具的顺序和处理方式，注意来访者对哪些沙具感到吸引、排斥，或者感兴趣（为了记录方便，可以使用一些预先制作的表格，如本章后附的表格）。在沙盘制作的过程中，咨询师还要注意以下细节：

（1）注意来访者接近沙箱、选择沙具以及制造沙盘作品的方式，记录来访者的特点。这些信息有助于了解来访者的做事风格，帮助心理咨询师理解来访者和来访者的作品。

（2）注意来访者挑选沙具的属性，如颜色、质地、尺寸、形状和大小比例。沙具大小比例是否协调有时可以表示来访者心理的协调性，有时也可以突出某个重要事物。

（3）注意几个人物沙具或者两个对立人物沙具的朝向，也要注意其他沙具的朝向，他们是否偏离或朝向其他沙具，偏离或朝向咨询师或来访者。这些人物的方向有可能表明来访者对待咨询师的态度或者自己与这些人物的互动关系。

（4）注意沙具在沙箱中的位置，各沙具是高于表面还是低于表面，是否被埋起来或隐藏起来。尤其是被埋藏起来的沙具，对于来访者都是具有重要意义的，通常要么是不敢面对的事物，要么是要珍藏起来的事物。

（5）要注意沙具的分离或分割，是否构成几个区域。分割成几个区域往往是来访者心理不整合的象征。

（6）记录沙盘制作开始的时间和结束的时间。

咨询师要特别注意的是，暂缓（不要试图进行）自己的任何诠释和假设，即便是产生了，也只能在治疗阶段和来访者进行探讨。如果来访者制作得过快，可以帮助来访者进行深入的体验，或者鼓励来访者讲述沙箱中的故事，并认真倾听；如果时间快到了，可以温和地向来访者提醒。

3. 让来访者感受和调整沙盘作品

1）用心感受自己所创造的世界

当来访者制作完成沙盘作品的时候，咨询师应该安排2~5分钟的时间，让来访者静静地感受一下自己的作品，从中获得心灵感悟。咨询师可以告诉来访者："这个世界是你的世界，花一些时间畅游其中，让它接触你的内在。不只用你的眼睛，同时也要用你所有的感官来感受它，探索它，并且了解它。你可以保持沉默，或者分享涌现在你身上的任何状况。"

让来访者感受沙盘作品，实际上是促使其意识与潜意识的交流。在这一阶段，咨询师不要对来访者的作品做任何评价，咨询师的任务就是无条件接纳来访者的创作。这时来访者说话，咨询师只需要进行一些反应性的回应。如果来访者表现出情绪反应，咨询师可以引导他感受自己的情绪，比如可以说："这幅作品似乎深深地触碰到了你的内心。"而不是进行诠释和建议，也不要提问题。咨询师还可以建议来访者围着沙箱走一下："从不同的角度看事情或事物，它们就会不同，你可以围绕着沙箱走，并且从侧面、上面看看你的世界"。如果来访者过快地结束本阶段，可以建议他再一次进入自己的内心。

2）对沙盘作品进行调整

当来访者体验过沙盘作品之后，他们可能希望改变自己的作品，这时咨询师可以说："既然你已经全部体验过了，你可能感觉它就是你希望要的样子，也可能感到有些地方不是自己最想要的样子，想对它进行改变。如果你需要改变的话，你可以移动任何沙具，添加或者移出任何你觉得合适的沙具。"来访者调整沙盘后，要让其进行重新体验，并对来访者的改变进行记录。

4. 就沙盘进行讨论与交流

沙盘游戏疗法是以荣格分析心理学为基础的，这是毋庸置疑的。因此，沙盘游戏疗法不可避免地会深受分析心理学技术和方法的影响。在荣格的心理治疗技术之中，就有对梦的分析。荣格认为，梦的语言都是象征的语言，传递着潜意识的信息，如果读懂这些象征，也就了解了潜意识，促进了心理的成长。沙盘作品本身就相当于是来访者的梦，咨询师读懂其中的象征，帮助来访者意识到这些象征，就是一种治疗。所以说，要想用沙盘游戏疗法进行治疗，必须了解分析心理学的治疗方式。

当然，沙盘游戏疗法也有其自身的特点，比如它的可知觉性、可反复观摩性，这是梦不具备的。所以在沙盘游戏疗法中，可以更多地启发来访者自己去观察，自己去体验，从而自己感悟到自己的潜意识，以实现治疗。具体来讲，心理咨询师可以这样做：

（1）倾听来访者的故事。

来访者制作和感受完自己的作品之后，咨询师可以邀请来访者介绍一下其沙盘世界里的故事，以便了解来访者的感受和想法。这时咨询师可以说："你是这个世界的创造者，我对这个世界了解不多，你是否可以带我游览一番，详细向我说明这个世界是如何形成的，并且让我认识这个世界中的人物和沙具呢？"如果来访者与咨询师之间建立了良好的咨询关系，他可能会滔滔不绝地向想咨询师介绍沙盘中的事物和故事，有时还会联想到现实中的一些事情。但是，在咨询关系尚未稳固，来访者还没有充分信任咨询师，或者对自己内心思考不多的时候，面对咨询师的询问，他可能只是进行一个简单的回顾。这个时候，咨询师要引导来访者详细介绍他所创造的这个作品。如果来访者保持沉默，不想对沙盘作品进行描述，咨询师也必须尊重他的需要，可以说："你想要告诉我这个世界的任何事情吗？或者只想陪它一段时间而不想谈论它？"如果对方表示不想说的话，咨询师就陪伴他一起静默一段时间，来感受沙盘作品。

由于来访者所创造的沙盘世界是其潜意识的流露，不管呈现的方式是什么样的，咨询师必须对来访者所描述的事情持开放的态度，并且表现得好像除了来访者赋予的意义外别无所知一样。在这个过程中，咨询师不要用任何方式——不管是身体的还是精神的——来评论来访者创造的沙盘世界，因为这是来访者自己的沙盘世界，别人是不可能完全理解的，更不能把自己的理解强加给来访者。

当来访者描述完所创造的沙盘世界时，咨询师要注意来访者的面部表情和身体反应。咨询师可以问一些话，但不要带有暗示性，而是以中性语言来问，比如"你的身体哪个地方有感觉"或者"你似乎感受到悲哀、生气或不舒服"，如果来访者表示没有则不再继续，如果来访者有情绪体验时，咨询师要鼓励来访者停留在情绪中。来访者此时可能不愿意停留在难过之中，但是应借助这个机会帮助来访者把情绪和现实联系起来。

有时来访者会在沙中埋藏沙具，或者不提到某些沙具，遇到这种情况，咨询师要用讨论的语气询问来访者为什么会这样做。咨询师可以说："我发现那里有个××，你能说一下它的事情吗？"这时候要观察和来访者探讨的可能性，一般情况下，这样的沙具对来访者都会具有重要意义。

该阶段通常需要5~10分钟。

（2）治疗性介入。

咨询师可以以讨论和询问的方式，引导来访者觉察到自己潜意识的心理冲突，从而促使来访者实现潜意识的意识化。最初，咨询师要将讨论集中在沙盘作品上，而不是来访者本身。比如，来访者可能会在沙盘中摆放一只正在靠近水源的老虎，来访者表示老虎就是自己，并且说自己很饥渴，这时咨询师只能说“这只饥渴的老虎正靠近水源”而不是“你正靠近水源”。因为只有这种中立的态度，才有利于来访者对问题的充分解释，也有利于减少来访者的阻抗。

咨询师还可以引导来访者从某一个局部进行探索，注意不要选择最情绪化的画面。然后慢慢深入，帮助来访者探索自己的潜意识。在治疗阶段，咨询师可以根据自己的专业特长选择不同的技术。比较常用的一种技术是空椅子技术，就是让角色之间进行对话，比如说“假如青蛙和小鱼谈话，它们会说些什么”，通过创造性的想象演出，来访者得以直面关系中的问题。

在治疗阶段，另外一个了解来访者内心的技术，就是让来访者寻找自我像，也就是在沙盘中选择代表来访者的沙具。在进行了一定的交流的基础上，咨询师可以询问来访者：“沙箱之中有你吗，哪个是你啊？”有些来访者的沙盘作品中没有自我像，这有可能是来访者自我比较弱小的表现；有的来访者用植物或动物来代表自己，则可以根据这些沙具的象征意义来了解来访者的性格特征和自我评价。寻找自我像是了解来访者内心的一把钥匙，也是引发来访者思考很好的方法。比如，一位来访者制作了一个名为“家园”的沙盘作品（图5–1），院子里放有饭桌，一个女人端着食物在伺候另外几个人。在寻找自我像时，来访者选择了那个端饭的女性作为自己的代表，由此说明，在家中她可能是一个总是照顾全家而很少被照顾的角色。

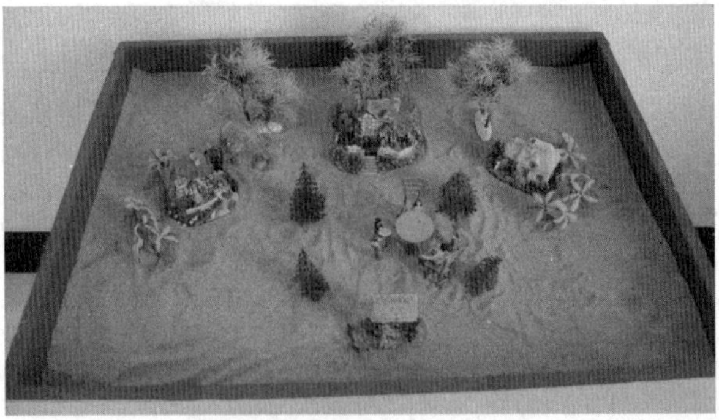

图5–1　沙盘作品：“家园”

另外，咨询师还应帮助来访者把沙盘作品与现实生活联系起来。有很多方法可以帮助来访者把沙盘世界与现实世界的生活议题或回忆关联起来，比如咨询师可以说："你刚刚创造和经历了一个世界，在沙盘中的情况与你现实的生活有什么样的类似之处呢？"

介入性治疗通常需要10~15分钟（有时需要更长时间），当时间快到的时候，咨询师可以告诉来访者："今天的时间快要到了，现在你可以按照自己的意思，保留这个世界，也可以调整这个世界，或者拆除这个世界。在拆除这个世界之前，请再体验一下你创造的世界，给它起个名字。"让来访者命名，也是一种了解来访者内心的方法。

对于与来访者讨论的内容，咨询师也应该进行记录，记录表格见本章"附三"。

5.为沙盘作品拍照

为来访者拍摄一张沙盘作品的照片，这对于来访者来讲是很有纪念价值的。来访者把沙盘游戏疗法作品的照片带回家之后，可以继续从自己的作品中获得感悟，继续受到沙盘游戏疗法的影响。因此，沙盘游戏疗法工作室应配备一部快速成像的照相机，为来访者进行拍照时使用。

为来访者的沙盘作品进行拍照，也有一定的要求。拍照的角度，一般取相机与作品平面之间成45°夹角，或者直接和作品平面平行。拍照的位置，一般应分别从来访者的位置拍摄一张（图5–2），从咨询师的位置拍摄一张（图5–3），然后对于来访者关注的部位、被隐藏的部位以及有特殊意义的部位分别拍一张。也可以让来访者从自己喜欢的角度进行拍摄。

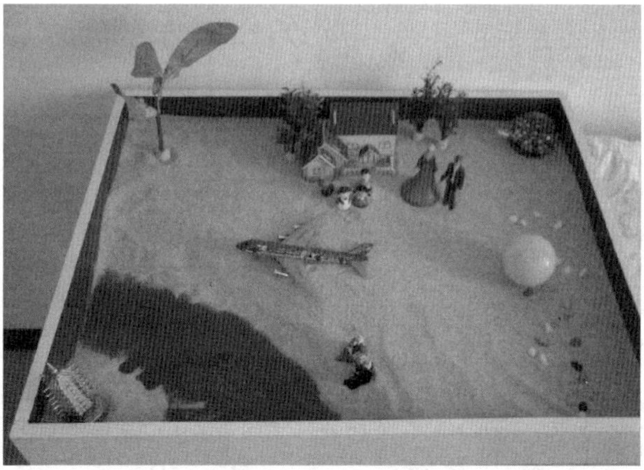

图5–2　从来访者的位置拍摄的沙盘照片

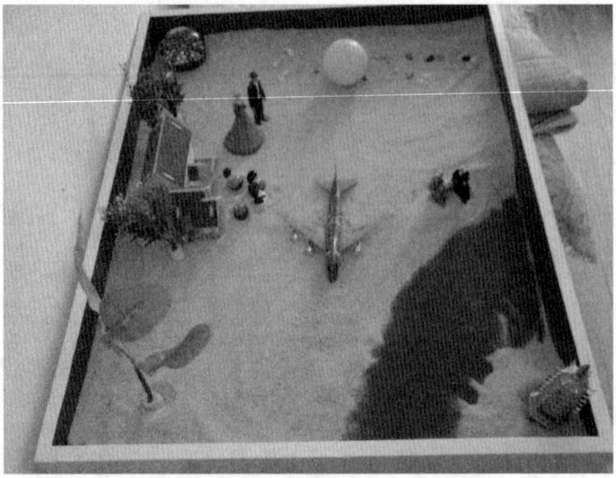

图5-3　从咨询师位置拍摄的沙盘照片

6.结束一次沙盘游戏疗法

沙盘游戏疗法是来访者进行潜意识外显的一个过程，就像睁着眼睛做了一次梦一样，等到“梦”结束的时候，咨询师应该帮助来访者从“梦境”中回到现实。

咨询师可以在来访者离开之前，建议来访者自己拆除沙盘作品，按原来的位置把沙具归置回沙具架。让来访者自己拆除沙盘作品，对来访者来说也是有意义的，这意味着他们有能力创建一个世界，也有能力取消做过的事情，可以补救自己的过错，这有利于增强其控制感和自信心。对于一些人来说，拆除沙盘还可以使行动得以全部完成，并且打开了新的创作通道。

如果来访者不愿意拆除作品，则可以待来访者离开之后，由咨询师自行拆除。

心理咨询师在使用沙盘游戏疗法的时候，要注意：以上六步操作方法是基本的操作方法，但是每一次治疗过程中，侧重点是不一样的，在最初，咨询师更多的是倾听来访者的介绍，并进行适当的鼓励式、讨论式的交流，等到治疗进行到一定程度，咨询关系比较稳定后，咨询师可以在第四步治疗阶段用更多的时间，进行更深入的治疗。

此外，对咨询师的要求也不是一概而论的，对于初用沙盘游戏疗法的咨询师，重点要做的是熟悉技术，陪伴来访者；而对于使用该疗法较多的咨询师，就需要学习分析心理学，以便进一步提高分析技能。

（四）结束咨询

在沙盘游戏中，来访者的沙盘一般可以分为两个阶段：第一个阶段为治疗阶段，也可以称之为呈现阶段，在这个阶段中，来访者的沙盘会表现出混乱、创伤、空虚、无力等主题，之所以称这个阶段为治疗阶段，原因在于其所呈现的就是治疗的原理；第二个阶段为疗愈阶段，这个阶段的沙盘会变得有秩序、有生机，还会突出表现一些具有转化象征的沙具，一般情况下，当来访者的沙盘出现以下情况时代表来访者的治愈。

1.沙盘由无序变得有序

当来访者的意识与潜意识之间是强烈矛盾冲突状态，或者潜意识冲动不被意识所控制而恣意宣泄时，来访者的沙盘往往都是混乱的。这表现了来访者心理的创伤和混乱。沙盘变得有秩序则表明来访者内在秩序的建立，是心理疗愈的表现（图5-4）。

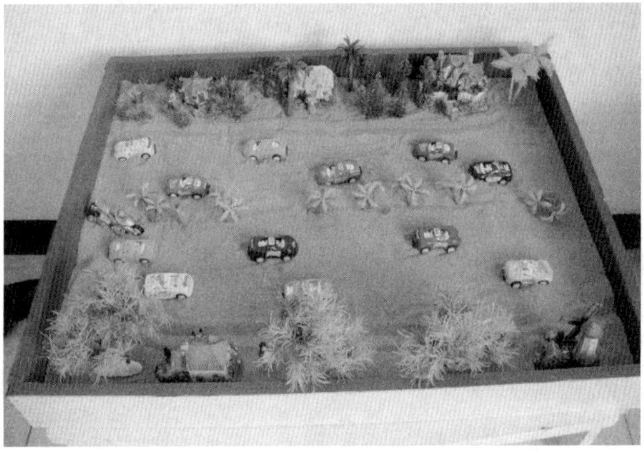

图5-4　一个儿童制作的具有规则的沙盘

2.沙盘由分裂走向整合

沙盘的分裂象征着制作者内心世界的不统一，正是这种不统一造成了其心理问题的产生。当沙盘表现得整合时，也代表来访者内心的统一（图5-5）。

3.沙盘具有生机和活力

存在心理问题的人制作的沙盘往往缺乏生命力，反映的是制作者心理能量的缺失。当沙盘中出现水、绿色植物，显现出生机和活力的时候，则体现了来访者心理能量的复苏（图5-6）。

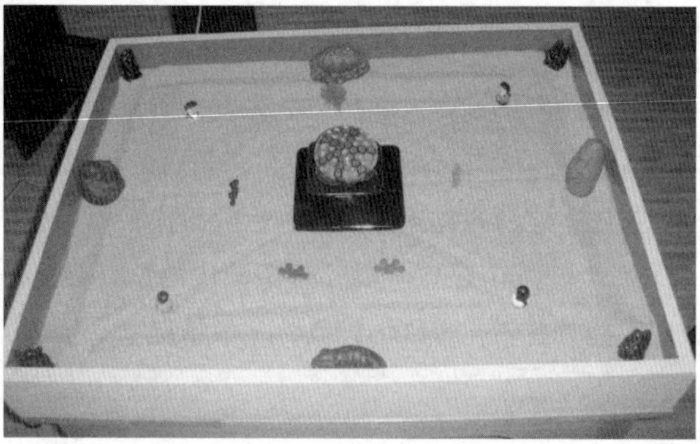

图5-5　一个相对整合的沙盘

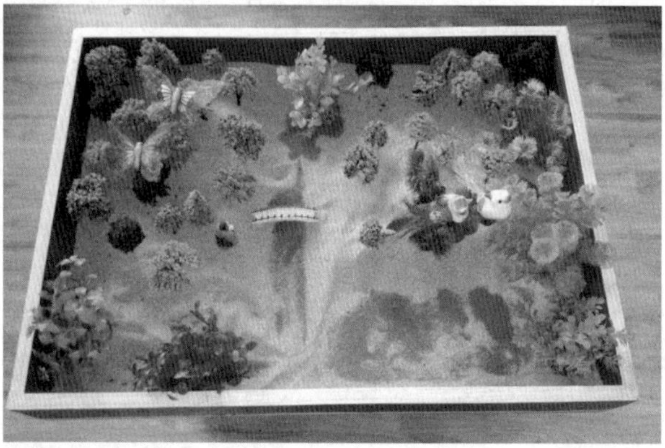

图5-6　一个具有生机的沙盘

4. 沙盘表现出流畅的和谐感

沙盘中各个沙具之间的和谐搭配体现了来访者心理能量的流畅性。沙盘不流畅，也就是沙具之间和谐度不高（比如在一张桌子上放了一个马桶），体现了来访者心理能量的堵塞与混乱。当来访者的沙盘由不和谐变得和谐时，表明来访者心理能量有了合理的宣泄渠道，心理能量流动起来了（图5-7）。

5. 沙盘中突出表现具有转化象征意义的沙具

有一些沙具是具有转化和治愈的象征的，比如高山、寺庙、塔等代表了精神追求和心灵的方向，当这些沙具出现在沙盘中时，代表着来访者的治愈。蛇、蝴蝶、蟾蜍、蝉等动物具有转化的象征，这些沙具在沙盘中象征着来访者进入了转化阶段。鱼跃龙门、鱼化龙等沙具是超越的象征，这些沙具出现在沙盘中象征着

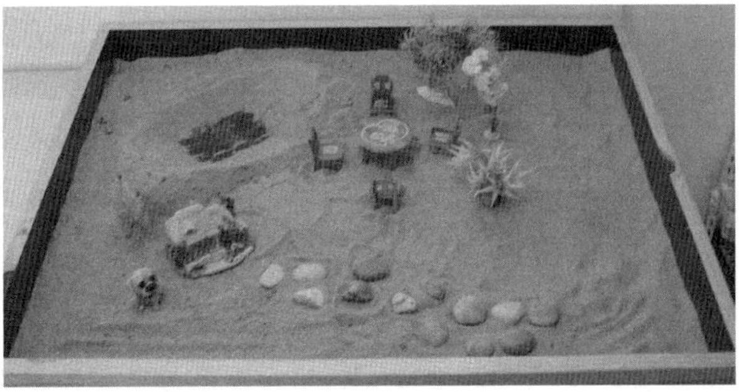

图5-7　一个具有流畅的和谐感的沙盘

来访者超越功能被激发。不过，并不意味着这些沙具只要出现就是转化和治愈的象征，只有这些沙具在整个沙盘中被突出表现出来的时候才有这样的意义。

附一：魏广东文章精选
——论沙盘游戏疗法中咨询师最重要的任务是陪伴

在运用沙盘游戏疗法进行心理治疗时，咨询师到底说不说话，什么时候说话，怎么说话，说什么，这是困扰很多心理咨询师的问题。讲授沙盘游戏疗法的老师们也反复强调了，沙盘游戏疗法中，咨询师最重要的任务是陪伴，对此，很多心理咨询师也有着极大的困惑："只陪伴什么也不做吗？这能治好，那还要咨询师干什么？"

按理说呢，这些问题都不应该成为问题，那么它之所以成为问题，除了心理咨询师的基本功不够外，还一个关键的原因，就是学习的过程中，多数人只是听课、看书，而没有踏踏实实地去实践——自己做沙盘以及给别人做沙盘。我常常感受到，那些从来没做过沙盘游戏甚至没有做过心理咨询的人的问题很难回答，因为这样的人在思维上似乎还没有与心理咨询的思维接轨，很多问题都是假想的，没有现实依据。好的心理咨询师是做出来的，好的沙盘游戏疗法咨询师也是做出来的。掌握好沙盘游戏疗法的基本原理和基本操作方法，自己去体验（被咨询），然后给别人去做咨询，一些问题在实践的过程中自然而然就解决了。

尽管如此，我还是说一说在沙盘游戏疗法中咨询师的陪伴问题。

首先，沙盘游戏疗法中强调的是咨询师主要任务是陪伴而不是指导或分析，重点指的是在来访者制作沙盘的过程中咨询师不要进行任何的干预。强调陪伴，当然不是要求咨询师自始至终一句话不说。当来访者开始做沙盘之前，总要通过沟通进行信息收集吧？当一次沙盘游戏治疗结束的时候，总得跟来访者做个简单的道别吧？在来访者制作沙盘中问问题的时候，需要回答吧？当来访者分享完他的故事时，至少应该给予回应吧？怎么可能一句话不说呢？

那么沙盘制作完成后，咨询师是不是要与来访者交流呢，是不是一定要让来访者把沙盘里的故事说一说呢？依我之见，这个没有标准答案，来访者做完之后有想表达的欲望，当然要鼓励他说，这时咨询师倾听就好；当他不想说的时候，难道还要勉强不成？如果勉强来访者说话，是满足了他的要求还是满足了咨询师自己的需求呢？

其次，沙盘游戏疗法中的陪伴并不只是看着来访者制作那么简单。很多人听老师说做沙盘游戏陪伴就好，不需要说话，不需要做太多，所谓无为而治嘛！他们就会想："这不是随便找一个人就能做得到吗？"或者会想："只是陪伴的话，那要不要心理咨询师有什么区别？"要回答这些问题，先说说什么是陪伴。陪伴不是身体在一起，而是心在一起。如果一个人与你不在一个"频道"上，你说东他意会为西，他陪你一天你只会觉得更烦；如果一个人内心刻薄，你在他面前只能更加包裹起自己来，那么他和你在一起只能让你更痛苦。相反，如果一个人内心温和，外表慈善，对你由衷支持与呵护，让你无所顾忌地想说什么就说什么，你在他面前可以肆意表达，那么这个人是不是只要坐在那里听你说，你就会感到有一种温暖？很多人生活中就有这样的朋友，他不太爱表达，也似乎不太聪明，没有太多好的建议，但是他很善良或憨厚，愿意听你诉说，对你真情实意。那么当你遇到烦心事的时候，是不是愿意给他打个电话，甚至想起他来都会心情好很多？

沙盘游戏疗法中所谓的陪伴就是这样的一种陪伴，是一种在博大宽厚的人格基础上的、心灵相通的、无言的呵护与支持。所以说，要做到陪伴并没有那么容易，是需要修行的——专业与人格共同的修行。修行到一定程度之后，来访者可能不在你面前做沙盘，也不跟你说太多，与你共坐一会儿，很多问题就解决了。呵呵，我的目标就是当我七十岁的时候能部分地做到这一点。

我讲课的时候也说过，来访者在制作沙盘的过程中，通过心理的表达，通过意象的浮现，通过真实的体验，就能够实现来访者的自我疗愈。也就是说，沙盘游戏疗法强调的是制作过程中的自我疗愈，而不是制作完成后咨询师的分析、解释或者其他应对方式。那么如何让来访者潜意识意象能浮现到意识层面，如何让他（她）能够真实地表达内心世界，如何让他（她）深入体验沙盘和内心世界呢？关键就是咨询师营造一个安全、自由、受保护的陪伴空间。潜意识意象犹如胆小的老鼠，外部环境不足够安全，它是不会出洞的。

很多心理咨询师把重点放在了沙盘完成之后的阶段，所以觉得要与来访者沟通，要用语言的方式启发来访者，或者探索来访者的潜意识冲突，于是，不断去探求所谓分析沙盘的技术。甚至有人自称是沙盘分析的“高手”，通过看沙盘就能知道来访者的过去将来、前世今生，在我看来，这样的行为不过是满足咨询师自我膨胀的欲望而已，于来访者而言，有害无益。为什么有害无益？第一，咨询师过度的主导，会致使来访者放弃自我努力；第二，这种分析的结果往往不是来访者真实的潜意识，不过是咨询师的暗示而已，因而会导致来访者真实的潜意识得不到表达。

最后，针对不同的群体，陪伴也要有所不同。陪伴是沙盘游戏疗法中的重要因素，却不是唯一因素，并不是说对所有人都只要陪伴就可以了。对于儿童，多数情况下仅陪伴就好，因为他们缺少的就是关爱与支持，倘若给他们太多的启发或者指导，反而意义不大。而对于一些成年人，尤其是经常自省的成年人，他们对内心世界已经有所感悟了，只是苦于自身限制，无法找到突破口，这个时候，作为心理咨询专业人士，通过来访者的沙盘制作，结合其个人经历，给予启迪，也未尝不可。

总的来说，陪伴是沙盘游戏疗法的最重要因素。

附二：个体沙盘游戏疗法过程记录表

姓名：　　　　性别：　　　　出生年月：

序号	项目	内容
1	作品制作时间	点　　分~　　点　　分
2	沙具摆放顺序	
3	沙具移动频次	
4	来访者与咨询师的交流	

咨询师：　　　　日期：

附三：个体沙盘游戏疗法过程对话记录表

姓名：　　　　性别：　　　　出生年月：　　　　对话时间：　点　分~　点　分

序号	问题	回答	备注
1	你可以简单介绍一下你的作品吗？		
2	如果让你给作品起个名字你认为是什么？		
3	整个作品中你最满意的是哪部分？		
4	你觉得哪个沙具对你意义最大？为什么？		
5	你记得第一个放的是什么吗？最后一个放的又是什么？		
6	在整个过程中，有没有在哪里觉得卡住了，或是停下来了，为什么？		
7	你觉得有什么需要补充的吗？		
8	你觉得还有什么没表现出来的吗？		
9	如果你就作品提出问题，你最先提的是什么？		
10	完成作品后，你有什么感觉？		
11	其他问题		

咨询师：　　　　日期：

注：其他问题可依据实际需求自行补充。

第6章
个体沙盘游戏作品的解读

不少沙盘游戏疗法的初学者都十分关心如何解读来访者的作品，他们希望通过对来访者作品的分析，了解来访者的内心世界，发现来访者的问题所在，然后提出解决办法。也有不少来访者在做完沙盘游戏疗法之后，一定要让咨询师对作品进行讲解，为自己提出建议。面对这些情况，读者会问，沙盘游戏疗法中要不要分析，如何进行分析？本章将主要回答这两个问题。

在回答这些问题之前，还必须澄清一个问题。我们这里所说的“分析”是指就来访者的作品，对来访者的性格、心理问题进行解释。比如，某个来访者接受完沙盘游戏疗法治疗后，咨询师告诉他，从作品中可以看出他是一个孤僻的人，人格还没有整合好，不会与人沟通，等等。这样做就是我们所说的“分析”，是我们要慎重对待的。而在每一次沙盘游戏疗法中，咨询师要和来访者进行对话，就沙盘作品中的故事进行交流。比如，来访者告诉咨询师自己就是沙盘中的老虎，要吃掉所有的动物，如果咨询师说，“这个老虎为什么要这样做啊？”“老虎吃掉所有动物之后不是很孤单吗？”等等。这样的“分析”是完全必要的。此外，有时，咨询师自己对来访者的沙盘进行分析而不一定告诉来访者，这样的分析是必要的，只有这样才更有助于咨询师与来访者之间建立良好的咨询关系。

一、正确对待沙盘游戏作品的解释和分析

沙盘游戏疗法中，心理咨询师可以对来访者的作品进行一定的解读，对来访者沙盘中显示的问题进行分析，不过，这些工作是需要在恰当的时机下，以恰当的方式进行的。

（一）切勿成为“野蛮”的分析者

20世纪最初的十年里，心理分析已经开始向全世界传播。弗洛伊德曾经遇到

过这样一位“野蛮”的分析者：

有一位40岁的妇女有焦虑症状，便找奥地利一位青年医生咨询。这位医生说她的病是和丈夫离婚所引起的，性欲得不到满足是焦虑的原因。青年医生建议她回到丈夫那里，或者再找一个情人，否则就设法自己解决（指手淫）。这位妇女因此确信自己不能好起来了，因为她不能回到丈夫那里，其他两个办法也是为道德和她的宗教信仰所不能接受。因此，焦虑加剧。由于青年医生所说那是弗洛伊德主张的新办法，于是病人由一个老朋友陪伴去找弗洛伊德。这件事情引起弗洛伊德的重视，1910年他发表《论野蛮分析》一文，指出心理分析方法在于和病人的长期接触，逐渐战胜病人的阻抗，从而取得进展，不注意方法，直接向病人指出其所隐蔽的东西是错误的，是一种“野蛮”分析，对病人有害。即便是现实神经症的焦虑状态，明显和性生活有关的病，也应首先考虑从生活和躯体方面加以改变。❶

广义上来讲，“野蛮分析”指的是业余或缺乏经验的分析师依赖经常被误解的精神分析概念来解释症状、梦、话语及行为的治疗措施。从技术层面上来讲，“野蛮分析”则是指，直接把来访者被抑制到潜意识中的内容透露给他（她），却没有考虑来访者是否做好了接收这些分析的准备。

沙盘游戏疗法中也是这样，咨询师要防止自己成为“野蛮”分析者。咨询师通过了解来访者的背景信息，观察来访者沙盘游戏疗法过程，最后从来访者的沙盘作品中获得一些来访者潜意识冲突的信息。如果咨询师不考虑来访者此时是否准备好面对自己的潜意识冲突，不采用启发式的方式让来访者自己领悟到自己内心的冲突，那么咨询师就可能成为“野蛮”分析者。

野蛮分析的结果，要么是把来访者吓跑，再也不来进行咨询了；要么是使来访者屈服于咨询师的分析，从而减少了来访者自我探索的动力。荣格曾说，一切居高临下、自以为是的分析都是暗示。也就是说，咨询师自以为是的分析即便获得了来访者的认可，也不会是来访者潜意识的表达，而只是咨询师的暗示而已。

（二）如何看待沙盘游戏疗法中的分析

1. 学者们关于沙盘游戏疗法分析的观点

1）卡尔夫的观点

卡尔夫认为，咨询师必须对出现在沙盘中的象征及其隐喻有所理解，这种理

❶ 钟友彬. 中国心理分析：认识领悟心理疗法[M]. 沈阳：辽宁人民出版社，1982.

解通常会促成分析师与来访者之间的信任气氛，此种信任正如最原始的母子连接一般，具有很好的疗愈作用。由于咨询师和来访者是在自由、安全的空间内处理象征的经验，因此咨询师未必要使用言语向来访者传达或分析他（她）的意见。不过，在某些情况下，咨询师应该用浅显易懂的方式来向孩子们诠释沙盘的意义，而且最好使用和孩子的生活处境有关的例子来呈现。借着外在象征隐喻的协助，内在的困境会慢慢变得清晰可见，并带来可能的改变。在此过程中，新的能量被释放出来，使来访者自我可以获得更为健康的发展。

2）其他学者观点

埃斯特拉·温瑞伯（Estelle Weinrib）强烈坚持“不要在做沙盘游戏疗法的过程中进行解释，再重复一下‘不要’”。但是，在沙盘作品制作结束后，治疗师可以让来访者讲述有关沙盘情境的故事，或者可以问一些相关的问题，或者引出来访者的解释和对沙盘情境的联想，或者谈一些他们所暗示的问题。温瑞伯认为，治疗师不应强迫来访者对沙盘作品进行联想，因为强迫联想会激起理性的行为，除非是一种自发的联想行为，否则就是不合适的。

安曼把沙盘游戏疗法分成治疗和转化两个阶段。在治疗阶段，安曼主张不要在每次沙盘完成后就对来访者进行解释。安曼发现，通常在做完沙盘以后，来访者会把沙盘当作是其内在的世界，此时将会产生一种情感后效（emotional after-effect），这种情感将会持续到下一次沙盘游戏中。在沙盘做完后马上就进行解释，这种情感后效会受到影响，致使来访者固执于理性的图像的解释上，打断了情绪和感情的参与，以及创造力的自然流露。然而，在沙盘游戏疗法的转化阶段，咨询师是可以与来访者对沙盘的情境进行讨论和解释的，因为他们已经具有了一个稳定的自我。安曼还强调说，来访者在转化阶段“将会尽力地去理解他（她）所做的每一个沙盘，尽量地从意识层面上去理解它们的意义”。

赖斯·梅纽因（Ryce Menuhin）认为，与来访者谈论并找出沙盘游戏疗法中的象征意义对于他们来讲是极为重要的。但他也认识到，沙盘游戏疗法咨询师无须知道其他的一些咨询师思考的象征意义。

综合国内外学者的观点，笔者认为，咨询师首先要对沙盘本身进行分析，通过这个分析来理解来访者。然而咨询师对沙盘的分析并不应直白地表达给来访者，因为直白的表达，比如告诉他某某沙具象征什么，会影响来访者潜意识的表达。咨询师可以用询问、谈话的方式让来访者自己明白。

2.关于沙盘游戏疗法解释与分析的几个问题

沙盘游戏疗法的优势之一就在于其非语言性，在沙盘游戏疗法过程中，由于咨询师不会以问话、讨论、解释的方式予以太多的干预，所以来访者受到暗示和诱导比较少。沙盘游戏疗法是真正建立在病人自我治愈的基础上的。给定一个自由的和受保护的空间，一个共情的见证者，自我治愈的过程就能够开始。沙盘游戏疗法是一个治愈的体验过程，而不是理论的解释过程。因此，沙盘游戏疗法中的解释与分析不是最重要的，也不是应该经常发生的。应该赞同这样的做法：在最初的沙盘游戏疗法中不对作品进行解释和分析，待沙盘游戏疗法治疗进行到一定阶段后或行将结束时，咨询师可以和来访者一起回顾和分享每一次作品的内涵。

当然，在沙盘游戏疗法的操作过程中，咨询师会遇到很多关于解释和分析的问题，下面我们进行逐一回答。

1）为什么不能在每次沙盘制作完成后就对来访者的作品进行解释和分析?

沙盘游戏疗法是一种无声的心理治疗方法，其作用机制之一就是让来访者的潜意识尽情地流露，从而帮助来访者进行自我心理探索。相比较其他心理咨询方法，沙盘游戏疗法之所以能够减少来访者的阻抗，重要原因就是沙盘游戏疗法是在一个自由、安全的环境中进行的。如果在来访者制作完成沙盘作品后给予评价，即便这种评价是正面的、积极的，都有可能让来访者感到被评价的焦虑。如果这样，在以后的沙盘游戏疗法中，来访者的阻抗便会增加，他们会有意或者无意地按照咨询师评价的标准去制作沙盘，最后使得沙盘游戏疗法变成来访者向咨询师的表演，就不再是潜意识真实的表达了，沙盘游戏疗法也就失去了其存在的意义。

卡尔夫说：“依我过去的观察，当沙游中的某个情境从潜意识清晰地浮现后，至少需要六至八周才能推向外在生活。”由此看出，潜意识与现实的连接，是需要一定时间的，而不是能够立即进行的。

2）来访者要求我对其作品进行解释和分析怎么办?

在沙盘游戏疗法的实际操作中，不少来访者在完成作品之后，希望咨询师就其作品进行分析，并为其提出建议。实际上，这种现象不仅在沙盘游戏疗法中经常出现，在其他技术的心理咨询中也经常会出现。在其他技术的心理咨询之中，来访者在叙述完自己的困惑之后，也往往会要求咨询师对其进行指导和提出建议。如前文所述，如果咨询师在短时间内就对来访者进行分析，有可能成为“野蛮分析”，不仅不能解决来访者的问题，反而会对来访者造成一定程度伤害。不仅如此，在来访者没有感悟到某个道理的时候，咨询师的分析和建议往往也不会被来访者接纳。这犹如在一般的教育中常出现的现象那样，家长不断地提醒早恋的危害，但是子女不但不遵从家长的建议，反而与之背道而驰。

沙盘游戏疗法中，来访者要求咨询师对其作品进行解读和分析，这种情况下来访者的心理往往既渴望又担心。他们渴望咨询师帮助他们了解自己的内心，满足自我认知的需要。与此同时，他们对咨询师的评价是存在一定期望的，也就是说，他们更希望咨询师给出他们喜欢的评价。咨询师贸然进行分析和评价后，如果这个评价符合来访者的期望，他们可能认为咨询师分析得对，但又觉得这是自己本来就知道的，没有什么新鲜之处；如果咨询师的分析与他们的期望不一致，他们往往会否定咨询师的技术水平。由此看出，即便是来访者要求咨询师评价和分析，咨询师也不应盲目遵从来访者的要求。否则，不仅仅会阻断来访者潜意识的展露，还会影响咨询关系。

那么，回到我们的主要问题，如果来访者完成沙盘作品后，要求咨询师进行分析怎么办？

首先，为了避免这种情况的发生，咨询师应该在沙盘游戏疗法开始之前就明确告诉来访者：“沙盘游戏疗法是一种自我心理探索的工具，是一种心理治疗的方法，而不是心理测评工具。通过沙盘游戏疗法，你可以把潜意识内容呈现给自己，增加对自己的了解，因此咨询师不需要立刻进行分析和解释。不过咨询师会在沙盘游戏疗法进行到一定阶段或者结束的时候与你一起回顾和分析每一个作品。”经过这样的说明，来访者一般都不会再要求咨询师进行解释或分析。

其次，在每次沙盘游戏疗法结束的时候，如果还有时间，咨询师可以通过对话的方式来帮助来访者解读自己的作品。在来访者完成沙盘制作之后，咨询师可以邀请来访者介绍沙盘中的故事，倾听来访者的叙述。然后，咨询师引导来访者体验自己的作品，让其产生感悟。对于来访者的叙述，咨询师只要给予反应性回答就可以了。咨询师犹如一面镜子，通过把来访者的感悟反馈回去，可以使来访者认清自己。

3）不对来访者的作品进行解释和分析，是不是显得我的专业水平太低？

有些沙盘游戏疗法咨询师会认为，如果不向来访者解释和分析作品，就会显得自己专业水平不高。首先，判断一个沙盘游戏疗法咨询师是否有较高的专业水平，并不在于他能否准确解读来访者的作品，而在于他是否能为来访者营造一个自由和安全的环境，是否能够与来访者建立信任与共情的关系。认为沙盘游戏疗法咨询师必须能为来访者进行分析，能够看透来访者的内心，这显然是错误的。另外，咨询师必须明确的一点是，没有谁比来访者自身更了解自己。

4）既然不主张对来访者作品进行解释和分析，为什么还要了解沙具的象征意义？

沙盘游戏疗法咨询师是需要学习一些关于沙具象征意义的知识的。卡尔夫就十分强调沙盘游戏疗法中，象征的重要性。卡尔夫认为，象征表明了人类与生俱来的内在潜能图像，这些图像充满能量，当它们显现时，会持续地影响到个体的发展。因此，卡尔夫认为，咨询师必须对出现在沙盘中的象征及其隐喻有所理解。这种理解通常会促进咨询师与来访者之间的信任关系。

从卡尔夫的观点不难看出，咨询师了解一些物品的象征意义，进而了解来访者潜意识的内容，其目的是为了理解来访者，与来访者建立共情。诚然，熟悉每一个沙具的象征意义，有利于帮助咨询师理解来访者，但是沙盘游戏疗法的初学者也没必要为自己掌握的象征意义太少而焦虑，只要能够用心去体验来访者制作过程和制作完成后的心情，一样可以很好地理解来访者。

咨询师能够敏锐地觉察来访者的情绪，准确地把握来访者的内心，清晰地看出来访者沙盘作品呈现的潜意识内容，这不是靠读书或者培训就能具备的能力，必须靠不断的实践才能实现。

5）沙盘游戏疗法的象征意义说明了什么，是表达来访者的心理问题吗？

卡尔夫认为，沙盘游戏疗法最重要的并不是用来了解来访者的心理和潜意识，沙盘作品所显示的也不仅仅是来访者静态的潜意识内容或者某种改变的潜能，而是，进行沙盘游戏疗法的过程本身就是一种动态的改变的行为。比如在沙盘中摆放一座小桥，不仅是通过桥来代表来访者有与人沟通的愿望或潜力，还通过放桥这个动作代表来访者处于尝试建立联系的真实体验状态之中，也就是说，来访者此时就在体验联系的建立。再举一个例子，有的来访者会在沙盘中摆放食品，食品所代表的不仅是来访者渴望获得心理能量，而且还代表来访者正在从沙盘游戏疗法中的食品获得能量。所以说，沙盘游戏疗法本身是一种治疗方法，而不仅是了解来访者潜意识的方法，而且，沙盘游戏疗法的治疗作用比了解来访者的作用更为重要。

二、解读沙盘游戏作品的小窍门

如上文所述，要想准确地理解和把握来访者沙盘作品所透露的信息，需要咨询师长期的实践积累，不断地锻炼感受。尽管如此，我们还是结合有关资料，为初学者介绍一些沙盘游戏疗法分析的着眼点和技巧，以帮助初学者更快“入门”。

（一）从整体去感受沙盘

理解来访者的作品，第一印象十分重要。咨询师在看到来访者的作品时，先不要试图进行逻辑分析，而是用心去感受一下。作品带给咨询师的直观情感体验，比如悲伤、喜悦、荒凉，或者丰富、贫乏，这些体验可能正是来访者自己的心理体验。笔者常常会遇到这样的情况：在沙盘游戏疗法培训课程上，一些初学者在观看示范者进行沙盘游戏疗法后，那些套用理论来解读沙盘作品的人往往与来访者的内心体验相差甚远，而那些凭直观感觉来解读沙盘作品的则比较接近来访者的内心。因此，咨询师要学会感受来访者的作品，获得作品的整体感觉。

至于如何从整体感受，笔者经常启发学员设想自己出去旅游，忽然闯入了沙盘之中，第一眼看到沙盘中的场面会是什么感受，这就是整体感受。比如图6–1中的沙盘，假如你忽然闯入这个沙盘中，第一感受是什么呢？多数人都会表示有恐惧、狰狞感，那么这就是制作者内心最真实的体验。如果咨询师去逐一分析沙盘中的沙具，比如河水象征生命，船代表远行，等等，这就与事实相去甚远了。

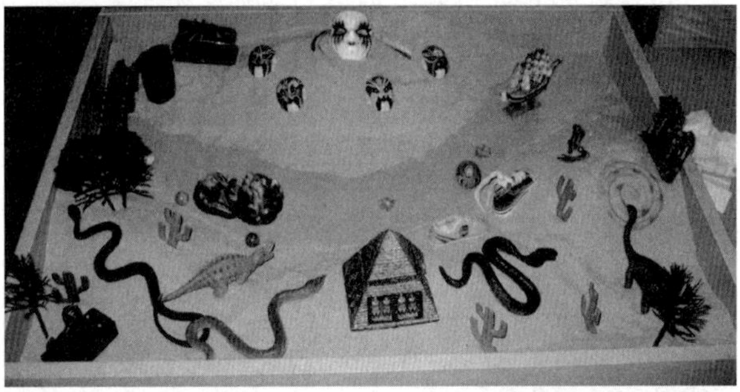

图6–1　一个表达不安与恐惧的沙盘

（二）注重沙盘中的人物及人物之间的关系

每一个沙盘都蕴含着丰富的信息，沙盘从每一个角度都是可以深入探讨的。每个咨询师都会有自己对沙盘的关注点，这没有是非之分，但是根据笔者的经验，沙盘中的人物（尤其是来访者自我的代表）往往具有与现实相联系的关键信息，所以咨询师可以先从人物入手。比如图6–2中的沙盘，这是一位三十多岁的女性制作的沙盘，其名为“童年”，沙盘左上角的小女孩代表自己。有些学习者看到这个沙盘有很大面积的彩色石子便由此推论制作者的童年是丰富多彩的。但是如果关注了人物你会发现，她的童年是孤独无助的。

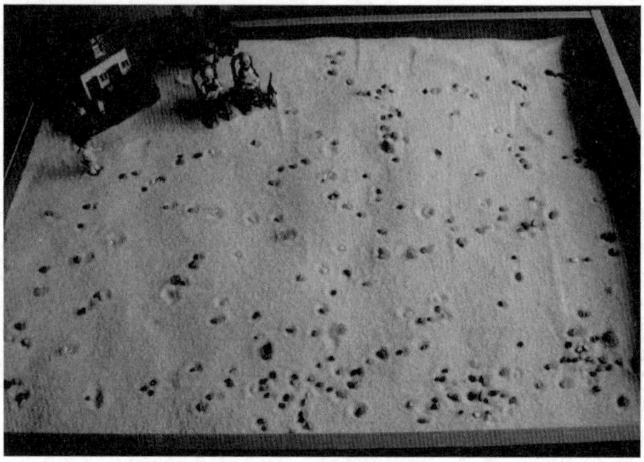

图6–2　一位女性制作的沙盘：“童年”

（三）结合制作者的背景信息和描述来理解沙盘

荣格曾经说过，即便是相似的梦境，如果做梦的人不一样的话，我们理解这个梦时也会有所不同。解读沙盘也是如此。咨询师要根据沙盘制作者的背景信息来理解沙盘。比如图6–3的沙盘是一位将近六十岁的老人制作的，他选择孙悟空

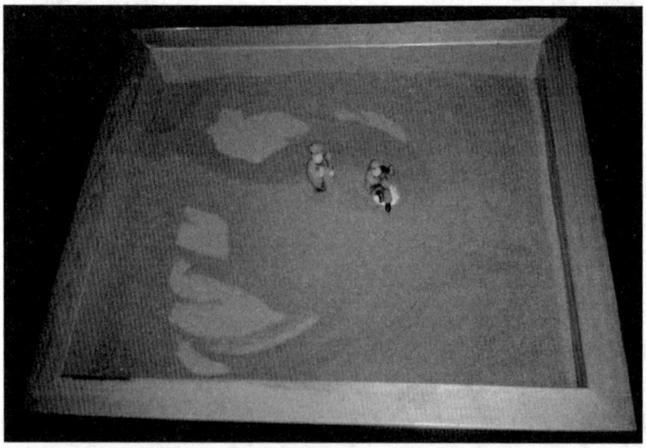

图6–3　一位老人制作的沙盘

代表自己。孙悟空具有年轻人的特点，心理能量往往指向外部，这与制作者的年龄不一致，很有可能是引发制作者内心冲突的重要原因。如果这个沙盘是一位年轻人做的，则不应该这样理解。

（四）注意沙盘游戏疗法的动态过程

在分析和解读沙盘作品的时候，咨询师还要动态地看待沙盘作品，也就是要结合来访者制作沙盘的过程来分析。咨询师要关注来访者在制作时首先摆什么沙具，拿什么沙具时犹豫了，选择什么沙具时最谨慎，哪些沙具是开始摆上而后又取走的，来访者说了什么，问了什么问题，以及制作过程中和制作完成后的情绪表现等。来访者制作过程中的行为，也是理解来访者的很好的信息。比如，有的来访者在沙盘游戏疗法过程中，会对沙具不断挑剔，一会儿觉得沙具架上的沙具太多，让他眼花缭乱，一会儿又不知道选择什么好。这可以表明来访者挑剔的性格。

在一次上课期间，一位学员端了一盆玻璃球类的沙具全部倒进了沙箱之中，然后说沙盘完成了。面对这样一片混乱的沙盘，如果不考虑制作过程的话是很难理解沙盘的意义的。

（五）沙盘本身的重要特点

1. 沙盘作品的整合性

所谓整合性，是指沙盘作品围绕一个主题展开，而不是分割成几个部分或几个主题。如果某些沙盘作品中有少量的几个分区，但是各个区域之间有内在联系，并且反映的是一个主题，也可以认为是整合性比较好的（图6–4）。相对而

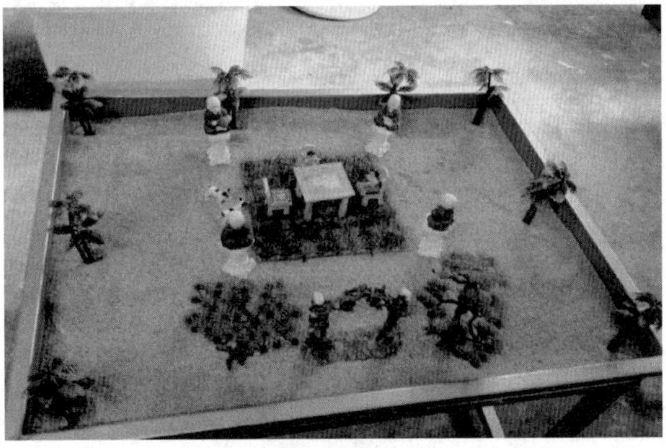

图6–4　整合性较好的沙盘

言，有的沙盘作品被河流、栅栏等阻隔物分成若干个部分，形成不同的小主题区域，那么该作品的整合性就不好（图6–5）。沙盘是一个人内在心理的反应，如果沙盘的整合性不好，说明制作者人格还不够完善，自我整合也不是很好。

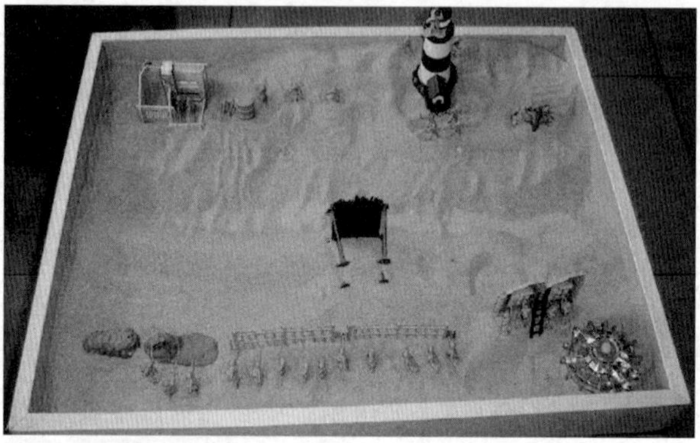

图6–5　整合性不好的沙盘作品

2. 沙盘作品的充实性

这一方面主要是看来访者的沙盘作品是丰富的，还是单调的，是充实的，还是空洞的。如果成年来访者使用的沙具数量和种类都比较多（图6–6），往往说明其内心情感丰富而细腻。但是如果沙具过多，以至于使沙箱显得拥挤不堪，则反映来访者强烈的占有欲及完美主义倾向，其内心也可能是杂乱、无序的状态。

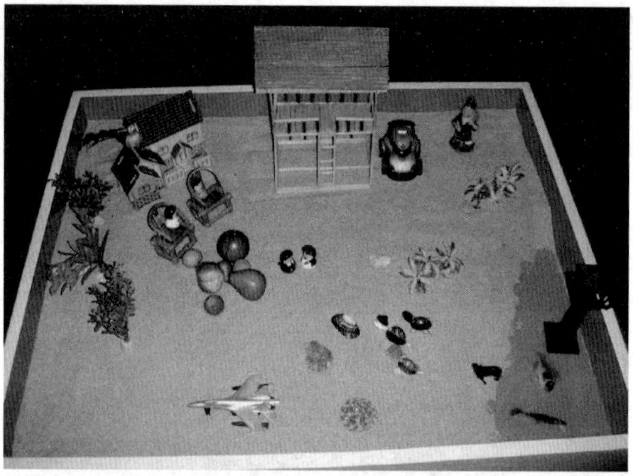

图6–6　一个内容相对丰富的沙盘作品

不过，有研究表明（张日昇，2005），3~6岁的幼儿在进行沙盘游戏疗法时，其特点就是给人的感觉很满，他们往往将整个沙箱看成作品的标准，而且从各个方向摆放，一般是从离自己最近的地方开始，由近及远，直到将整个沙箱摆满。这些特点说明了幼儿自我中心的特点，而被占满的这一沙盘格局似乎是幼儿未分化的内心状态的投射，他们还没有力量和能力控制自己的生活场面，只能被动地接受和应对。

还有的来访者的表现则恰恰相反，他们在沙盘游戏疗法中使用的沙具比较少，其沙盘作品也显得单调、贫乏。这一方面可能是因为来访者比较慎重、谨慎、挑剔，另外，也有可能是来访者内心单调、贫乏的表现（图6–7）。

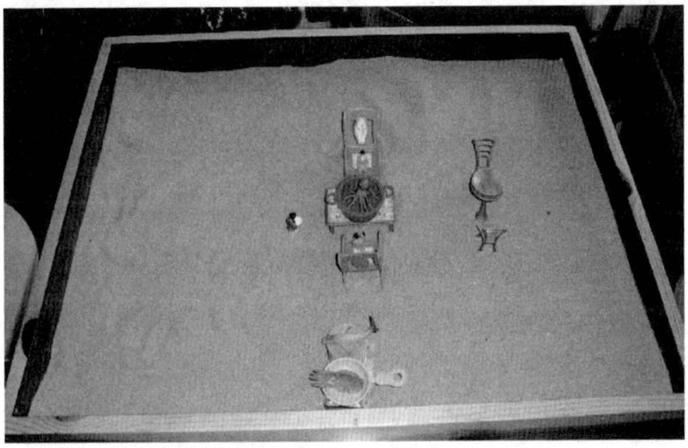

图6–7　一个十二岁男孩制作的内容比较匮乏的沙盘

3. 沙盘作品的动力性

所谓沙盘作品的动力性是指沙盘作品是否显示出生命力。有的沙盘作品给人以生机勃勃的感觉，到处都有水源、山岳、人物、植物、交通工具等具有能量的物品；有的沙盘作品则显得十分萧瑟，甚至毫无生机，整个沙盘都是一片沙漠。通常，充满动力的沙盘显示着来访者内在强大的心理能量和生命力，而荒凉的沙盘则显示着来访者内在力量的薄弱（图6–8）。

还要注意来访者沙盘作品内部力量的秩序性，冲突的、凌乱的力量，互相厮杀的士兵，处于冲突境界的动物，有可能是来访者内心矛盾、冲突的表现，这样的情况下，来访者内心的动力也会变弱（图6–9）。

4. 沙盘作品的流畅性

沙盘作品的流畅性是指沙箱内作品的协调性。对于沙盘作品的流畅性可以从沙具风格匹配、沙具方向、沙具间距、区域空间是否安排合理等方面进行考虑。沙具风格是指沙具种类之间的匹配关系，比如一张饭桌旁边放四把椅子，这就是比较好的匹配关系；但是饭桌旁边放大炮，则沙具风格就不是很匹配。沙具的方

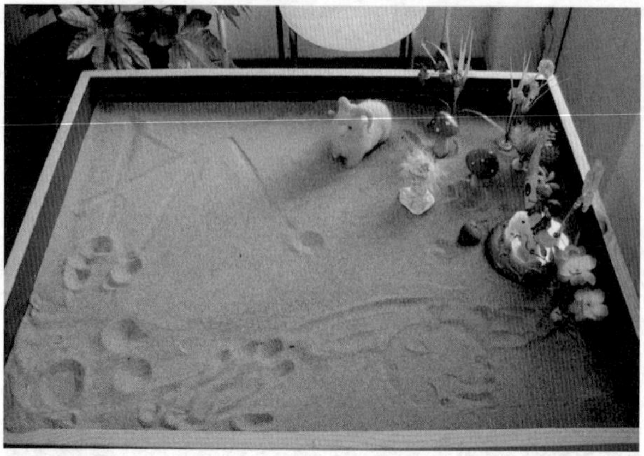

图6-8　一位女性制作的缺乏动力的沙盘

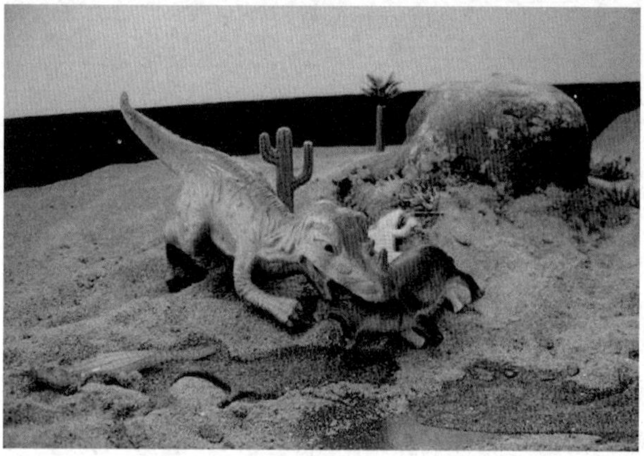

图6-9　沙盘中冲突、断杀的场景

向是指作品中的人物、动物、交通工具、建筑物等的朝向是否一致。如果大部分沙具的朝向是一致的，说明作品的流畅性比较好。沙具的间距和区域空间配置是否合理，则主要根据咨询师的主观感受进行判断。过于拥挤或者过于稀疏，都说明作品流畅性不是很好（图6-10、图6-11）。

沙盘作品的流畅性反映了制作者内心能量的流畅性。作品流畅性好，则说明其内心的顺畅和富有条理；作品流畅性不好，则通常说明制作者内心也是杂乱无章的。

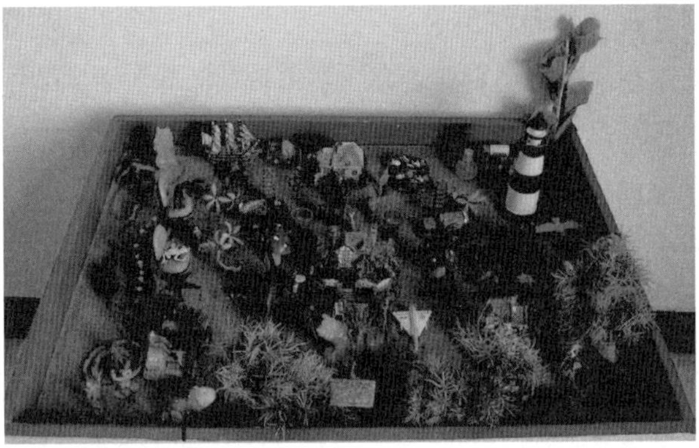

图6-10　一个十二岁儿童制作的流畅性不好的沙盘

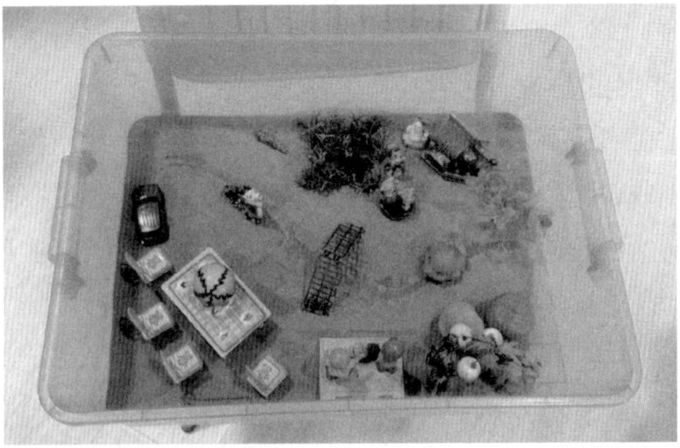

图6-11　一个流畅性较好的沙盘

（六）沙盘游戏疗法过程中，咨询师观察的要点

1. 沙子、沙具的利用情况

如前文所述，沙具数量的多少反映了来访者内心的丰富程度，而沙子是否被移动（如堆积成山或者挖掘成河），都体现了来访者心理能量的大小。一般意义上，沙子被移动有可能是来访者内心能量强大的表现，而没有移动沙子则有可能是由于其内心力量比较弱小。

2. 哪些沙具对来访者是有特殊意义的

一般情况下，以下情况的沙具是对来访者具有特殊意义的：来访者靠近或远离的沙具；被触及却又没被采用的沙具；吸引来访者或被来访者排斥的沙具。分析这些沙具的特点，有利于理解来访者的心理。

3.来访者的非语言线索

通常需要着重观察的来访者非语言线索包括其面部表情、肢体语言等。

4.被丢弃的和被隐藏的沙具

被来访者隐藏的沙具，有可能是来访者不愿意面对的人或物，也有可能是来访者所珍惜、重视的人或物。因此，解读这些沙具所代表的意义，对于理解来访者内心有很大的帮助。不过，当咨询师看到来访者掩埋某个沙具的时候，只需要自己记下来就可以了，不要立即向来访者指出，而是要在恰当的时机下（即来访者做好心理准备时），再和来访者一起感受这一沙具。

总的来看，解读来访者的作品，主要目的在于理解来访者的内心。因此，咨询师要学会用心去感受和体验作品，并且要学会用最少的语言来传递这种感受。

三、初始沙盘的意义

初始沙盘是指来访者制作的第一个沙盘。由于是第一次制作，作品透露的信息可能会更多一些，为咨询师提供更多的线索，因此，沙盘游戏疗法咨询师一般都比较重视对初始沙盘的解读和分析。本节结合申荷永所著《沙盘游戏疗法》为读者介绍初始沙盘的意义和不同主题沙盘的特征。

（一）卡尔夫非常重视来访者的初始沙盘

卡尔夫认为，沙盘游戏疗法治疗过程是一个潜意识逐渐展开的过程，随着沙盘游戏疗法次数的增加，潜意识会越来越多地被表达出来。相比较而言，初始沙盘比较接近意识层面，潜意识内容显露得还不是很多。但是，来访者的初始沙盘还是能够很好地表现来访者内心的冲突。卡尔夫相信，初始沙盘能给我们提供以下信息：来访者对治疗的感觉；来访者与潜意识的关系；来访者的个人问题以及解决的可能途径。当然，只有当咨询师具有了足够的心理学、潜意识和象征性语言等理论知识，并有足够的经验积累，才有可能比较敏锐地感触到初始沙盘的信息。

（二）哈里特·弗里德曼对初始沙盘的论述

国际沙盘游戏学会的奠基人哈里特·弗里德曼也十分强调初始沙盘的重要性。她认为，治疗师首先要感受来访者的初始沙盘，体会自己对这个沙盘的感觉如何。她建议咨询师可以从以下几个问题入手分析初始沙盘：

（1）沙盘的能量点在哪里？或者说，沙盘哪里显得比较有生气？一般来讲，绿色植物、水源都是比较明显的能量所在。此外，汽车、轮船、飞机等可以运动的物品也是能量的体现。水果、食物以及盛放食物的盘子、制作食物的场所和吃饭的地方，也都是能量的象征。寻找能量点，就是看这些代表能量的沙具摆放的位置，以及来访者对他们的认知。

（2）沙盘的问题表现在哪里？所谓沙盘的问题，主要是观察沙盘中哪些方位存在冲突，哪些方位显得局促不安，或者哪些方位与主题不协调，以及哪些方位显得比较混乱、无序、分裂、空旷、阻塞或者缺乏沟通、能量等。

（3）沙盘中表现了什么样的群体？

（4）沙盘中表现出哪一类问题？

（5）沙盘的主题或者基调是什么？

（三）初始沙盘对于治疗师的重要性

虽然我们比较强调沙盘游戏疗法的治疗作用，但是它确实也具备心理评估的功能，因为沙盘游戏疗法实际上是一种投射技术，就像罗夏的墨迹测验一样。当来访者自己也不清楚自己的问题所在时，或者由于年龄等原因无法叙述自己的心理问题时，咨询师可以借助沙盘游戏疗法来了解来访者的内心，帮助他们发现问题所在。

根据卡尔夫和哈里特·弗里德曼对初始沙盘分析提供的思路，咨询师可以从来访者的初始沙盘中得到很多信息，从而初步确定治疗的方向和目标。特别是对于一些心理问题比较严重的来访者，咨询师可能从语言中难以看到治愈的希望和方向，但是在沙盘作品中，咨询师可能会发现他潜意识的能量，从而为咨询师的治疗带来希望，增强信心。

（四）面具沙盘

咨询师在解读来访者初始沙盘的时候，还要注意区分面具沙盘。所谓面具沙盘，就是掩盖了来访者内在心理冲突，看起来十分“协调”“漂亮”的沙盘作品。如果出现面具沙盘，可能是因为来访者在此时还未能充分感受到安全、自由和受保护的气氛，所以，他的问题和潜意识还不敢暴露出来。这个时候咨询师要有敏锐的直觉和智慧去分析这个沙盘是否是面具沙盘，不能因为沙盘作品表面的“和谐”“漂亮”而认为来访者不存在什么问题。

不过，即便是面具沙盘，敏锐的咨询师还是可以从中找到分析的途径和内容。而且随着良好治疗关系的建立，来访者会逐渐放松下来，逐渐脱下“面具”，进入更深层的潜意识，并且让潜意识自然地呈现在沙盘中。

（五）年龄对初始沙盘的影响

不同年龄的来访者，其制作的沙盘有所不同。有研究发现，随着年龄的增大，儿童使用沙盘的范围越来越大。2~3岁的儿童可能只会使用沙盘的一个角落，而且对于沙盘的边框限制没有什么概念，它们会把沙具放在沙盘的外面；4~5岁的儿童开始发生变化，有一些儿童还是使用沙盘的一个角落，可是有的儿童会把沙盘的每个空隙都摆满沙具；5岁以后，正常的儿童开始使用沙盘的大部分范围，而需要治疗的儿童有时还是只使用沙盘的一个角落。

因此，当分析来访者的初始沙盘时，要注意来访者的年龄特征，同样都是使用沙盘的一个角落，对于一个3岁的儿童来说可能是正常的表现，可是对于一个8岁的儿童来说就可能意味着有问题了。又比如对沙子的使用方面，一个3岁的儿童重复倾倒沙子、用沙子把东西埋起来又挖出来的动作，可能属于正常的行为；可是对于一个9岁的儿童或者成年人来说，这个行为的背后可能代表着某些创伤或者其他潜意识。关于年龄因素对沙盘的影响，目前有不少的研究结果和资料，沙盘游戏疗法咨询师要充分了解相关理论，以免对沙盘产生错误的分析。

附一：魏广东文章精选
——个体沙盘游戏疗法案例简析

面对一个沙盘，每个人都会有所感受，这个感受的过程就是观看者与制作者之间心灵沟通的过程。只是有的时候，观看者自己不能觉察到自己被所学知识束缚而失去了感受性，因而在理解沙盘时就会有更多自己的投射在其中。此外，观察者对沙盘虽然有所感受，但能够把这种感受表达清楚，并利用心理学知识对其作出解释，这也是一件很难的事情。有句话说，“爱情犹如佛家之言，不可说，一说便是错”。沙盘也是如此，很多时候，咨询师说出的自己的感受与真实的感受并不是那么一致。

尽管如此，我还是要利用这样一个案例说一说如何分析沙盘。不同的人会有不同的感受，切入的角度也不同，所以说我的这个分析仅供参考。

制作者的情况：M，女性，34岁，有一定的强迫洗手的行为；自述幼年父亲在外地工作，母亲独自将姐妹几人抚养长大。

作品一："我是谁"（图6-12）

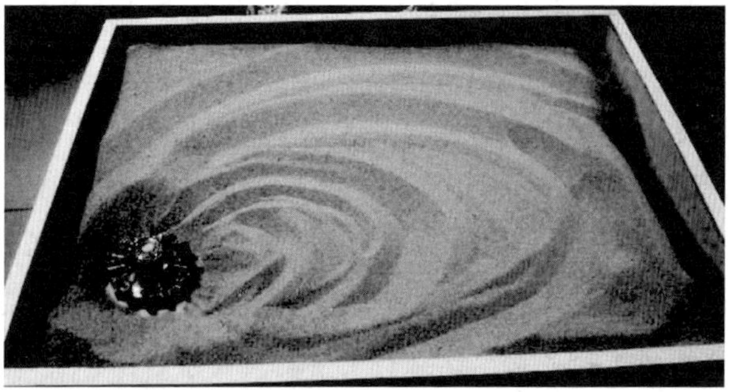

图6-12 M制作的沙盘作品一："我是谁"

M的叙述："我首先在沙子上挖出一小片水域，然后在水域周围画出了椭圆形的漩涡。我觉得这个漩涡似乎让我感到十分混乱，而且有一种压抑的感觉。在水域上的那个蓝色的东西，我认为是一个正在上升的力量，这个力量是在漩涡之下的，它似乎将要使混乱的局面发生改变。"

简析：整个沙盘很简洁，很抽象，具有极强的象征意义。笔者当时在倾听来访者的叙述，首先想到了荣格分析心理学中自性原型，它是具有集体潜意识中所有原型整合力量的原型。笔者似乎看到了自性的力量在升腾，且即将展现出来。

作品二："温柔的梦"（图6-13）

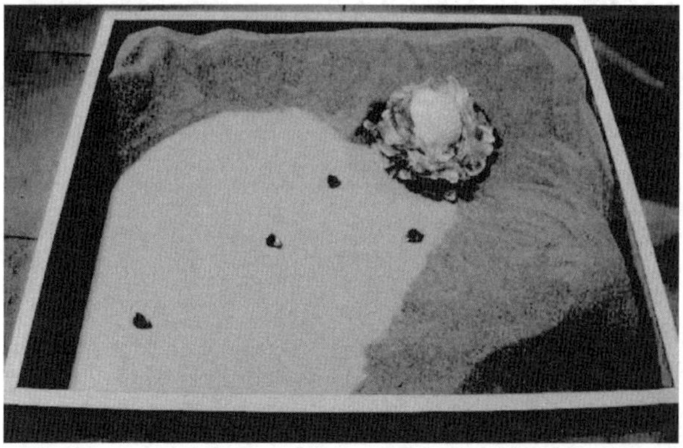

图6-13 M制作的沙盘作品二："温柔的梦"

M的叙述："我首先想要挖出一片相对安全但又很开阔的水面，于是我就挖了这样一个三面环山的水面，然后用贝壳做了一个花型的底座，把花放在上面，花蕊上放了一个小海螺，再用一个白色的扇形贝壳把小海螺遮挡了起来，最后在水面上撒了四个小水晶石。我当时感觉那个小海螺就是我，我躺在温柔的花蕊里，周围的一切都是那么安全和宁静，小海螺被很强大的力量保护着做着一个温柔的梦。"

简析：贝壳是女性的象征，饱满且美丽的花也是女性的象征，而M把花放在扇贝之下，把花心之中的小海螺当作是自己，似乎隐喻渴望获得母亲保护的含义。结合她的情况，笔者认为，在她的心理方面处理好与母亲的关系以及对母亲这个角色的理解，是非常重要的。当然，处理好与母亲的关系只是第一步，如何在心理上处理好与父亲的关系，建立与父亲之间的亲密感，或许才是最重要的。这个作品，笔者认为这是M渴望获得母亲保护的象征，同时，在这个过程中她也获得了母亲关爱与保护的体验。这是一个治疗的过程。

作品三："爱·怨"（图6-14）

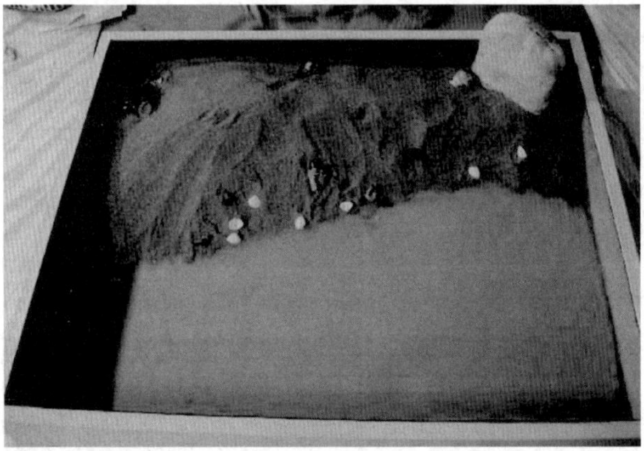

图6-14　M制作的沙盘作品三："爱·怨"

M的叙述："首先，我挖出一片相对开阔的海面，将沙子堆成一个相对平缓的小山坡，在上面摆放了一块大一些的石头和一些黑色的小石头，并在海边和小山坡上随意撒了一些贝壳和小海螺，在山坡离海较近的地方放了一个女人和一个小女孩。起初只有一个女人，但总感觉不对，把小女孩放上之后感觉就好多了。在整个沙盘中，我感觉里面所有的一切都是我，大石头、女人、小女孩等都是我，内心有些纠结，有爱也有怨！”

简析：这个作品延续着第二个作品的特征，显示出对母亲和母亲角色的心理整合过程。每个女人内心犹如俄罗斯套娃一样，既有小女孩的心理，又有当前的女性心理，还有不同年龄阶段的心理。男性也是如此。当这些不同阶段的心理整合得比较好的时候，心理的冲突就少，心理就会比较健康。反之，心理冲突剧烈，心理问题就会比较大。这一次的沙盘，也是来访者自愈过程的体现，表明意识与潜意识的交流，不同年龄段的心理在进行交流，这种交流会促进来访者心理的进一步健全。

作品四："静夜"（图6-15）

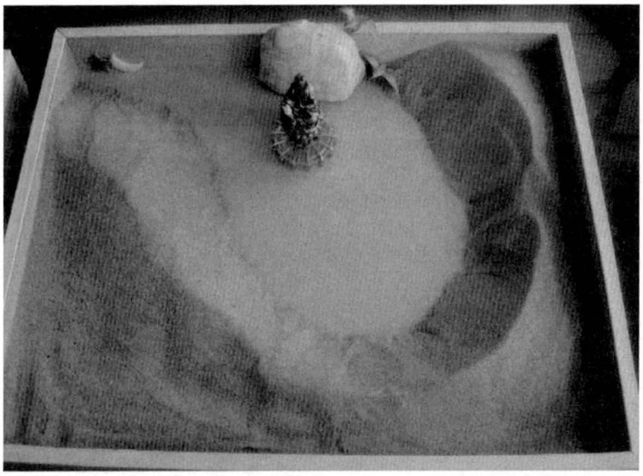

图6–15　M制作的沙盘作品四："静夜"

M的叙述："很随意地挖出这么一片水面，然后放了一块大石头，随后放了一个观音，又放了两只海鸥在石头附近，最后放了月亮和星星。当时就是感觉到内心的宁静和放松，我喜欢自己一个人在夜晚静静地待着。"

简析：海洋是人类最初的家园，也是人的潜意识的象征；观音是精神追求和超自然力量的象征。M的这个作品，海洋之中升腾起观音，应该是潜意识内在力量浮出的象征。结合前两幅作品，那两幅都是意识与潜意识在对话，这一次则表明的是潜意识的回应。

作品五："我主沉浮"（图6-16）

M的叙述："我发现我喜欢大面积的水，于是又将沙盘的将近一半的面积做

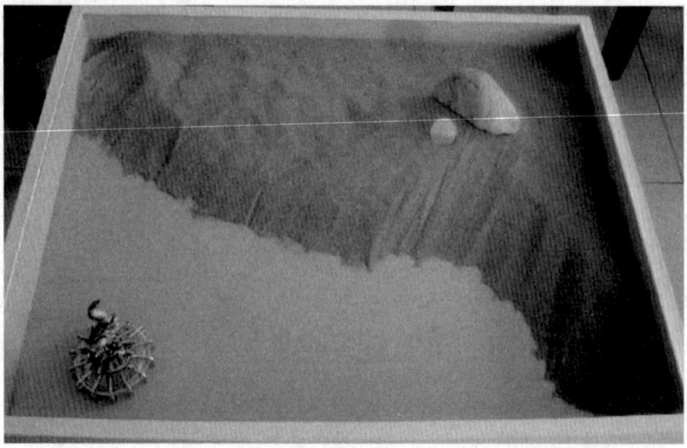

图6-16　M制作的沙盘作品五："我主沉浮"

成水面，在岸上放了一块石头，并在石头前面放了一个圆形的玻璃瓶，水面上是一个坐在宝座之上的龙。当时我感觉那条龙是我，我在宝座之上很悠闲地看着这一切，内心很平静。"

简析：还是结合前几次作品可知，M通过潜意识与意识的沟通在自我治愈。作品二至作品四是意识的或潜意识的单方面的体现，这幅作品则可能是意识与潜意识的互动的象征。水中的龙是潜意识的体现，岸上的玻璃珠是意识的体现，二者遥相呼应。此外，龙显然是男性的象征。根据荣格的原型理论，女性具有阿尼姆斯原型，也就是男性的一些特点，当接纳这个原型的时候，将会使女性具有更强的心理力量。而阿尼姆斯的表现是与父亲有关的。在这一次的沙盘游戏中，M似乎开始面对自己的阿尼姆斯了。

作品六："回家"（图6-17）

M的叙述："依然是大面积的水，在岸边相对平缓的地方我建造了一个庭院，并在门口做了一条延伸至远方的路，在路的远处我放了一个女人和一个小女孩，然后在房门口放了一个坐着的男人。当时的感觉很奇怪，我不知道自己为什么会摆放出一个'家'的形象，而且居然出现了一个男人，感觉怪怪的，当时我甚至好像听到那个男人在说：'她们怎么还没回来？'女人和小女孩则很开心地又说又笑，很悠闲地往家走。"

简析：正如M所说，她感觉院子里的男性怪怪的。这种感觉或许是因为她一直缺失与父亲之间的亲密感，当面对这种角色的时候（从整个画面看，显然是一家三口，院子里的父亲在等妻子和女儿回家），自己就感觉很奇怪。不过，面对这样一个男性的角色，建立与他的亲密关系，对他认同和接纳，将是她心理问题解决的重要因素。这个院子里的男性的出现是一个重要的标志。

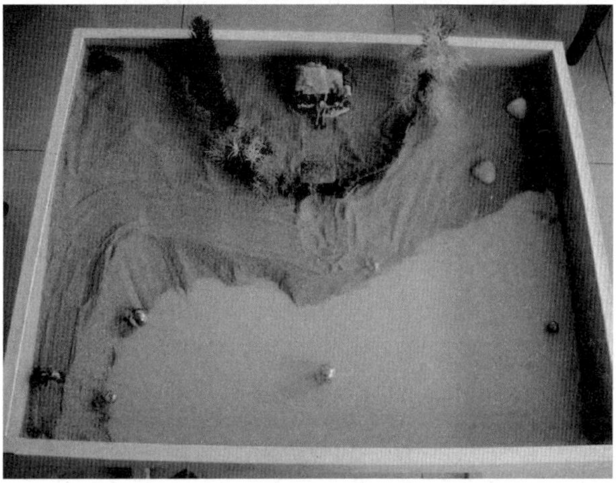

图6–17　M制作的沙盘作品六："回家"

附二：魏广东文章精选
——论理解沙盘最重要的是感觉

几乎所有学习沙盘游戏疗法的人在最初都渴望先学会解读沙盘，也就是所谓的分析。只是不同的人学习解读沙盘的目的不同，有的是老师，他们为不能理解学生的心理而苦恼，渴望通过沙盘游戏掌握学生的内心世界以应对之；有的是心理咨询师，他们渴望通过沙盘游戏迅速找到来访者的病因，就好比医生给病人拍X光一样，一下子就能看到问题在哪里；还有一部分人则习惯了居高临下的指导，似乎通过沙盘的分析能够变得更高——因为他（她）知道的比来访者本人还多；最后这一种情况是我常常看到的，多数是四五十岁的男性，别人制作完沙盘，他便对着沙盘指指点点，分析得一套一套的，听者未必舒适，他自己却非常兴奋和享受。而最后这种情况发展到极致，就是号称"一个沙盘做完　不用制作者说话他就可以知道前因后果，甚至可以看到来访者的前世今生"。这真是太极端了，我不知道他这样的能力是从哪里来的，是像周族始祖的妈妈姜嫄一样，踏着巨人足迹感应得来的吗？

当然，也有老师强调绝对不要分析沙盘，甚至有的老师说来访者制作完沙盘后都不需要让来访者说出来。这种所谓的“不分析”是指不要给来访者本人分析，咨询师作为旁观者，总是会不由自主地对沙盘有所理解。你的理解不就是分析吗？至于做完要不要来访者讲讲沙盘的故事，以我的观点，建议他讲一讲，但不要勉强。看卡尔夫本人的案例，其中写了很多孩子对沙盘的描述，如果不让孩子说，这些描述的内容也就不会有了。

如此看来，不分析沙盘是不可能的事情了。卡尔夫本人也认为，理解来访者的沙盘是和来访者建立良好共情关系的重要因素。尽管如此，我想强调一下的是，所谓的理解沙盘并不是指大脑里、口头上的思维认识，不是要求说得头头是道，而是“心”的层面的理解，或者可以说是意会而非言传。如果明白了这一点，那么就不难理解这一观点：分析沙盘最重要的不是知道里面沙具的象征意义，或者某个方位的象征意义，最重要的是咨询师对沙盘的感觉。

很多学习心理咨询或者沙盘游戏疗法的人估计会讨厌我说“感觉”这个词，他们想要的就是老师告诉自己“不能怎么做”“怎么说话”“怎么治好”，这些就可以了，要什么感觉啊，感觉多不好掌握啊。不仅如此，很多人是不大会用感觉的。我讲课的时候讲一些案例，让大家感觉一下沙盘带来的感受，很多人说着说着都成了对制作沙盘的人的评价，说这个人如何如何。这只能算是思维，是大脑加工过的。所谓感觉，应该是你的感受，沙盘本身带给你的情绪，喜、怒、哀、惧，你感受之后，再去理解这种情绪和制作者之间的关系也不迟。

在上课的时候，我经常会遇到一些学员满脸渴望地对我说希望我多讲讲沙具的象征意义，或者多讲一讲沙盘中方位的象征意义。在他们看来，仿佛掌握了这些就掌握了沙盘游戏疗法的全部了。试想一下，假如你努力了一阵子，把所有沙具的象征意义都背下来了，难道你就真的能理解所有的沙盘了吗？荣格说，每个人的梦都是这个人自己的。沙盘也是如此，对每个人制作的沙盘的理解都要结合这个人自本身经历、文化背景等才可以。

过度关注沙具的象征意义或者某些方位的象征意义，甚至于在沙盘游戏中过度关注沙盘的某些细节，结果会导致咨询师更多地把自己的心理投射到沙盘之中。比如，一个沙盘完成了，你看到一匹狼，你认为狼是野性、攻击性的象征，于是你欣喜地“发现”来访者有攻击性。真的是这样吗？这很有可能只是你的个人投射而已，是你把自己所谓的心理学知识投射到来访者的沙盘中去了而已。当然，这种情况下，很多来访者也会认可你的说法，不过你不要欣喜地认为这是自己的高明，这不过是你的暗示被来访者接受了而已。

所以，我在沙盘解读中强调感觉。你先不要去关注沙盘的细节，先不要想着沙具的象征意义，你先用心去感受一下沙盘，整个沙盘给人的感受是愉悦的，是悲伤的、恐惧的、愤怒的，还是无力的、孤独的？为什么要先去感觉呢？因为“感”往往更接近潜意识，一个良好的咨询师应该是具有敏锐地用自己的潜意识感受来访者潜意识的能力的，然后再去“觉”这种“感”，就比较接近来访者的潜意识了。可以说，用沙具的象征意义、沙盘的方位意义去理解来访者，等于咨询师在用意识去理解来访者的潜意识，不在一个“频道”上。而用感觉去感受沙盘，则是用咨询师的潜意识去理解来访者的潜意识，这才能够“心有灵犀”。

可能会有人说，感觉这个事情太难了，我们怎么感觉不到呢？依我看，不是你没有感觉，只是你习惯了用大脑去认识世界、认识人，所以忘了用感觉了。人非草木，孰能无情。你看到漫天雾霾，有没有感觉？你看到晴空万里，有没有感觉？你看到一幅画，听到一首歌，看一部电影，有没有感觉？“感”肯定是有的，只是你没有去“觉”。总的来说，是练得少。感觉也是要练的，尤其是对于咨询师而言，敏锐的觉察力是基本素质。使用沙盘游戏疗法当然需要敏锐的觉察力，来访者见你时是紧张局促的，还是痛苦悲哀的，还是轻松愉快的，这都需要你来感觉；在制作沙盘时，来访者是犹豫再三的，还是大大方方的，还是具有冲击力的，这也需要你来感觉；沙盘制作完成后，你看沙盘（设想你生活在沙盘中）是愉快轻松的，还是死气沉沉的，还是诡异神秘的，这同样需要你来感觉。不仅在沙盘游戏疗法中，其他心理咨询技术中也是要感觉的，因为你能感觉到来访者的内心世界，所以你才能与他（她）建立共情关系，才能让他（她）在你这里有一种被理解和被支持的感受。

不仅心理咨询过程中感觉很重要，甚至学习、上课时感觉也很重要。记得之前看南怀瑾讲授禅学的录像，有人在下面递小纸条，大意是希望南老师不要讲那么多闲话，多讲点修行的方法。我的认识就是递这样纸条的人心是“被猪油蒙死了”的。修行是没有所谓的方法的，当年六祖慧能打柴回家听到金刚经顿时了悟，马祖道一看到怀让磨砖制镜豁然开悟，而那些墨守成规、吃斋念佛的人则多数混沌一生。如果学习方法就能成佛，按照佛祖的做法也在菩提树下打坐七七十四九天，醒来就是佛了吗？依我看，可能不是成佛而是成“鬼”了。所以说，关键是掌握精神，掌握精神之后怎么做都可以，吃喝拉撒睡都是修行；不掌握精神，打坐参禅都是迷途。

怎么样才能掌握精神？最重要的就是去感觉。在听课的时候，跟着老师的思绪走，体会故事背后的内涵，感受闲话中的意蕴。甚至说，感受老师的风格，以己之心随老师之心，以老师之心印自己之心，心灵相通了，如果这个老师确实是有道的，你也随之有道了，至于学没学到具体的知识倒在其次了。那些所谓的"知识"多数都是看看书就可以学会的，而老师精神的、人格的影响则是看书不如见面的。

还是前文说到的给南怀瑾递纸条的人，这样的人都比较有质疑精神。有质疑精神当然不是坏事，没有质疑哪有学术进步。不过，质疑应该是建立在理解之后。而且，很多情况下，某些小的不合理的、错误的知识并不会影响你对整体精神的理解。如果执着于某些细节，往往会完全忽略了正确的部分。于是几天学习之后，你得到的只是对于不同老师的评价，精神层面的内容则很难领悟到。

再好比看戏吧，越剧《梁山伯与祝英台》，其音其韵，其服其貌，无不美不胜收。作为一个听众，你只要沉浸其中，便是美的享受，感受剧中悲喜爱恨之情。看完之后，唏嘘不已，每每回味仍觉赏心悦目。可如果你不去感受，而只去看其中的细节，则可能会想，祝英台下山的时候应该明确告诉梁山伯，或者他俩应该私奔，等等。只有这样的想法，回家之后也觉无趣。

沙盘游戏疗法中亦是如此。咨询师随着来访者的心走，感觉来访者，感觉沙盘，就能很好地理解来访者，理解沙盘。如果过度地关注某个沙县为什么放在那里，来访者一次拿几个沙具，等等细节，咨询师便很难领会到来访者的心理了。

最后再说几句吧，感觉最重要，但并非是说咨询师不需要关注细节，我所强调的是先感觉整体沙盘，然后再关注一些突出的细节——并不是每一个细节。另外，也并非咨询师不需要学习和了解沙具的象征意义，至少在最初学习和使用沙盘游戏疗法时，是要学习象征意义的，而且这些象征意义会给我们理解沙盘带来一些重要线索。只是说，要先感觉。

怎么样才能有敏锐的感觉力呢？当然是要多实践。

第7章

个体沙盘游戏疗法中的象征

一、象征概述

（一）象征的作用

在荣格的18卷文集中，有整整5卷是专门研究宗教和炼金术的象征的，因此，象征与原型理论是荣格理论中最重要的基本概念。在荣格分析心理学理论中，象征与原型是密不可分的。原型是抽象的，是纯形式的，而象征则是原型的外在显现，是用来表现原型的。荣格认为，象征就是一种“有意义的意象”，是促使心理变化的工具。当理性源泉不充足的时候，精神就会产生一种象征，“它自发地产生于潜意识，并建立在潜意识的基础上”。在荣格看来，一种象征，无论出现在梦中，还是出现在白昼生活里（如沙盘游戏疗法之中），都具有双重的意义：它是一种符号，同时也是一种推动和促进心理发展的力量。

在前面的章节中已经提到，卡尔夫认为象征在沙盘游戏疗法中扮演着重要的角色。卡尔夫曾说，象征表明了人类与生俱来的内在潜能图像，这些图像充满力量，当它们被显现时，会持续地影响个体的发展。在沙盘游戏疗法中，在沙盘中显示的象征意象，可以帮助来访者把心理内在的困境展现出来，使之清晰化，并有可能因此而带来内在的改变。

（二）象征的相对性

虽然象征对于沙盘游戏疗法具有重要意义，然而能够准确把握物品的象征意义却并不容易。这一方面是因为同一件物品的象征意义非常多，比如老虎，它既具有凶猛的象征意义，也具有自信、威风的象征意义，在解读其象征意义时就需要根据实际情况进行判断；另一方面，沙具除了具有一般的象征意义外，还可能具有来访者所赋予的特殊意义。所以说，沙盘游戏疗法中沙具的象征意义是相对的，而不是绝对的和一成不变的，咨询师要具体情况具体分析。

《沙盘游戏疗法：心灵无声的工作室》的作者凯·布拉德韦（Kay Bradway）和芭芭拉·麦科德（Barbara McCoard）在他们的书中举了一个来访者的例子，可以很好地说明象征的相对性：

有个我喜欢的例子，我完全不知道一个沙具具有独特的个人意义，直等到我们在回顾的时候，我才明白。那是一个女士，在沙盘中用了一个有塞子的玻璃瓶，这是我的一个娇兰香水的空瓶子。以前其他女士在沙盘情境中用它来代表直觉或者是作为一棵富有奇特幻想的玻璃树。但是当这位女士用它时，好像前面的几种解释都不适合。直到我们一起回顾前，我也不知道这对她意味着什么。经过我的询问，她回答说："这是我的母亲。"这让我感到非常的困惑。紧接着她解释说："因为她也用娇兰的香水。"

（三）如何熟知沙具的象征意义

在沙盘游戏疗法里，沙具都是象征的媒介，每一个小物件都与很多象征意义相联系。要能准确地把握这些物件的象征意义，读懂它们，咨询师必须了解来访者的历史和当前的情况，了解其成长和居住的文化背景，还要知道原型和集体潜意识的知识。此外，咨询师还要学习多种文化，熟悉一些动物和其他物品的历史。多看一些神话或故事，有助于我们理解原型。

对于中国的沙盘游戏疗法咨询师来讲，自然应该熟悉中国文化中的象征意义以及中国的神话故事。另外，还可以阅读关于象征意义的书，比如《中国文化象征词典》（湖南文艺出版社，1990）、《象征世界的语言》（中国青年出版社，2001）、《中国象征辞典》（天津教育出版社，1991）等书。

为了便于沙盘游戏疗法爱好者更好地熟悉沙具的象征意义，笔者即将编撰一本关于沙盘游戏疗法中沙具象征意义的书，把每一种沙具的象征意义都整理出来。在本书中，只简要介绍一些常见物品的象征意义。

二、常见物品的象征意义

（一）人物类

人物类沙具可能是来访者自己不同人格面具的表现，也可能是来访者对生活中已经出现或者渴望出现的人格品质的形容与表达，还可能投射出来访者对待人际关系的态度。

1. 宗教人物类

宗教人物包括耶稣、如来、观音、八仙等，使用这些人物类沙具代表来访者可能正处于一个关键时期，渴望获得超自然力量及精神寄托。卡尔夫认为，宗教和神性对青少年有着十分重要的意义（图7–1）。对此，她这样描述道："当我们对青春期的年轻人认真地进行治疗时，我们会发现，随着生理的发育，他们的灵性也会更为深沉。在早期的原始人类文化中，通常借由繁复的仪式彰显跨入生命的另一阶段，特别是由儿童期进入成年期的成年礼。现今这样的仪式不是早已遗失了其意义，就是已经不复存在了。基于这个原因，在心理治疗中，和年轻人讨论神的问题便更显得重要无比。当青少年得以和自己内在的自然本能相通后，神的原型就会出现，也唯有在和神的原型建立关系的前提下，青少年才能完全达成进入成年期的转换。"

宗教人物类沙具是神秘力量的象征，当来访者将其摆放进沙盘的时候，表明其渴望获得神奇力量的支持。图7–1中的妈祖造型就是超自然力量的象征，表明制作者渴望获得外在力量的支持。

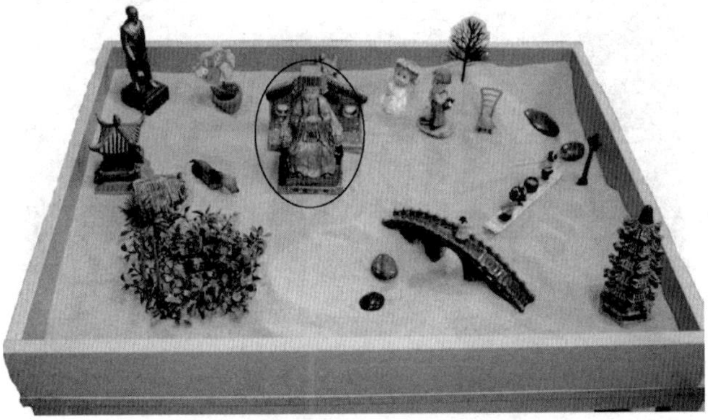

图7–1　一个有宗教人物类沙具的沙盘

2. 父亲和母亲

来访者所使用的父亲或母亲的沙具，有可能是现实中父亲或者母亲的象征，也可能是理想中的象征。父亲一般象征着权威、风度、坚毅、严格、男性气概和默默的关爱，也象征着见识宽广、责任和保护者；母亲则象征着慈爱、宽容和温和。父亲和母亲的形象经常会成对出现在沙箱之中。

3. 医护人员

医护人员类沙具是生命救护的象征。当来访者使用医务人员象征的时候，通常说明他（她）希望获得外来的精神救护，是一种求助信号。同样，当医护人员类沙具出现在沙箱中的时候，他（她）就正在获得心理的救护。咨询师需要做的就是默默地帮助来访者记下这些信息。

4. 老人

老人沙具一般是智慧的象征。在很多传统的故事中，智者往往是鹤发童颜的老人。在影视作品中也是如此，比如诸葛亮总是被塑造成一个长着胡须的形象，而实际年龄比诸葛亮大的周瑜却总是以一个年轻男子的形象出现。在沙盘游戏疗法中，老人沙具可以是渔翁，也可以是对弈的老人。老人沙具的出现，对于不同年龄的来访者有着不同的意义。对于儿童来讲，老人沙具可能代表爷爷奶奶，是呵护、关爱的象征（图7–2）；对于青年人而言，老人沙具的出现可能代表其希望获得智者的指导；对于中年人或老年人，老人沙具可能代表的是对未来的忧虑，以及对流逝岁月的怀念，象征自己苍凉的心境。

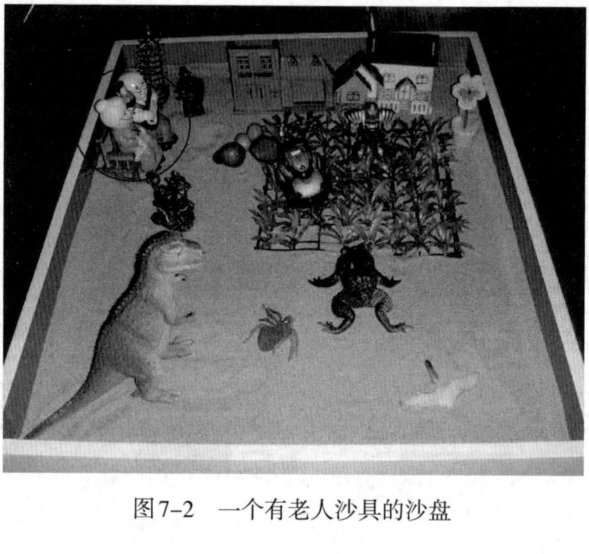

图7–2　一个有老人沙具的沙盘

在沙盘中，老人沙具有的时候是智慧的象征，有的时候则是父母或爷爷奶奶等亲人的象征。图7–2中（左上角圈内）这两个慈祥的、成对出现的老人沙具就代表制作者的爷爷奶奶。

5. 儿童

儿童沙具是孩子气的象征。每个人心理可能都有着不同时期的自我存在，比如一个40岁的成年人，其心理可能有婴儿的心理特征、幼儿的心理特征、少年的心理特征、青年的心理特征和成年的心理特征。在沙箱中出现儿童沙具时，如果来访者认可和接纳这些形象，说明其有较好的自我同一性；如果不认可，则表明其对自我存在一定程度的否认和不接纳（图7–3）。

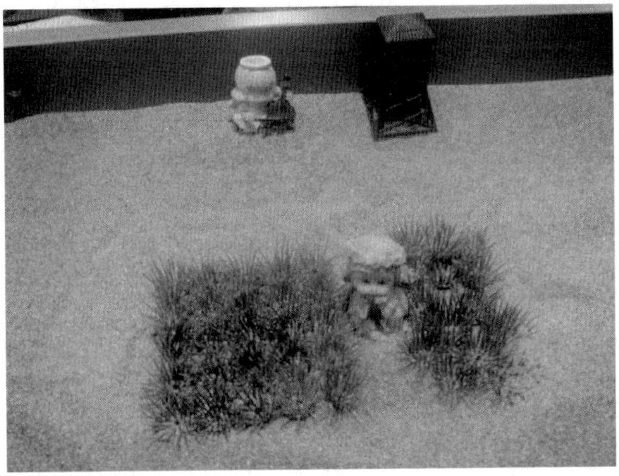

图7–3　一个二十多岁的女孩制作的有儿童沙具的沙盘（局部）

在图7–3中，草丛中的小女孩沙具代表的就是制作者本人，此处的小女孩是制作者内心不成熟的象征。

6.运动员

运动员象征着力量、运动、健康。运动员有时被看作英雄的象征。另外，由于有些运动项目是需要协作进行的，因此，运动员的多少，可以表明来访者团结协作的精神的强弱。

7.战士

战士是战争的代表，因此其具有攻击性、愤怒、袭击、伤害和破坏的象征意义。如果来访者认为自己正是战士中的一员，在和敌人进行斗争，则有可能表明来访者具有正义感和勇敢的特点。如果只是两个部队在对战，则通常表现了来访者内心的冲突。

8.演员

如果来访者认为演员沙具是自身的代表，则通常象征着来访者对自己在与他人交往中人格面具的运用；如果认为演员是别人，则通常说明来访者对某种对象的陌生感。

9. 机器人、卡通人物

如果这些沙具是超人类，通常象征着来访者对超自然力量的渴望和向往，是对自身潜能的估计；如果这些沙具全副武装，通常象征着来访者的自我保护。

10. 陌生人

陌生人是来访者所不知道的自己人格的某一方面。荣格认为，每个人都有一个内在的异性人格（阿尼玛或阿尼姆斯），当来访者在沙箱中使用了陌生的异性时，有可能是其异性人格的象征。

（二）植物类

1. 树木

树木是人类最常用的富有表现力的象征符号，是生命的体现。树木将宇宙中的天空、大地与水三个基本成分有机地结合在一起。同时，树被普遍认为是“世界之轴”，宇宙以它为中心组成的一个有序的整体。古人认为，树木是超自然的物种，倾注了许多神灵赋予它的创造力，如果能有意识地利用它，就会受益无穷。因此，成片的森林成了神秘莫测的力量转换的象征，也是神灵鬼怪与男巫、女巫栖息的地方。通过沙盘作品中树木的生长状态还可以探知来访者生命力的指数（图7–4）。

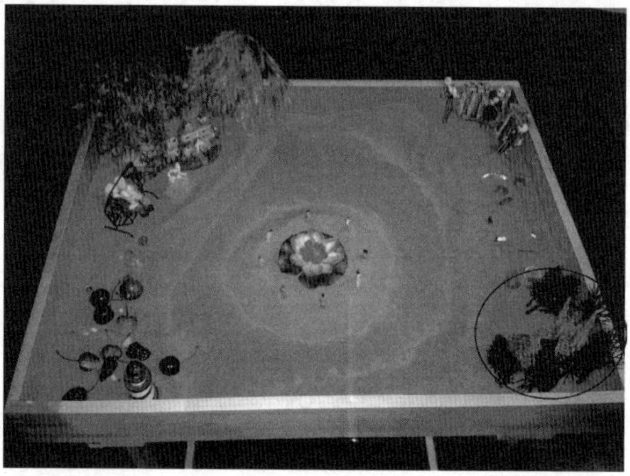

图7–4　有树林沙具的沙盘

图7–4中的树林就代表了未知的领域，其中隐藏着神灵鬼怪。

卡尔夫认为，树木自古以来便盘踞在人的脑海里，它的根苗深植于肥沃的土壤中，树干朝天笔直而立，树枝四处伸展如皇冠；春天时，繁花似锦，秋日则果实累累。树木的成长周期宛若人生四季，它在许多文化里都被认为是生命的象征；人在树荫下寻求庇护，摘取果实缓解饥渴。因此，树木具体体现了保护和滋养这两种元素。

（1）松树。松树象征着力量和不朽，同时因其傲雪凌霜的生长特性而成为承受力和忍耐力的象征。

（2）柳树。在我国古代，柳树被认为是聚集了天地间的精灵之气，而产生的一种神奇的树。柳树刚柔相济，不随便做无意义的牺牲，有保持生命丰盛与价值的象征含义。柳树还具有顽强的生命力，所谓“无心插柳柳成荫”，正是其生命力象征的表现。

（3）果树。果树是丰收的象征，一般代表成就、成果及收获。另外也有“桃李满天下”等说法，因此，果树沙具往往也有不朽、长寿、春天、青春、婚姻、老师等象征意义。

（4）圣诞树。斯堪的纳维亚人和北欧其他地区的人们，用装饰好的圣诞树迎接冬至时节的到来。长青的圣诞树象征着生命力，代表着光明的重生。来访者在沙盘中使用圣诞树沙具，也有可能是为了纪念难忘的日子。

（5）竹子。竹子具有虚心、正直和气节的象征意义。在我国，还有“竹报平安”“猴子爬竹竿节节高”等说法，因此，竹子也是向上、平安、幸福的象征。

2. 花卉

古希腊人想象中的伊甸园，到处都开满日光兰、水仙花和长春花，故而，鲜花代表着天堂。而在中国，鲜花又是美的象征，常用来比喻女性。沙盘作品中花类沙具的出现可以认为是来访者对女性的褒扬。花也使得世界变得绚丽多彩，因此花是装点生活的象征。

（1）牡丹。牡丹是雍容华贵的象征。牡丹的花朵大、形美、色艳、香浓，代表着富贵、荣耀、繁荣和尊严。

（2）菊花。在我国，菊花既是平静隐逸的象征，又是斗争的象征。陶渊明的“采菊东篱下，悠然见南山”正表现了平静的感觉。黄巢的《咏菊》所描述的“待到秋来九月八，我花开后百花杀。冲天香阵透长安，满城尽带黄金甲”，表现的就是菊花坚韧不屈进行斗争的特点。

（3）莲花。莲花的根扎在淤泥之中，美丽的花朵漂浮在水面之上，由于其“出淤泥而不染”，所以莲花象征着灵魂由无序的状态进入彻悟的明净状态。在沙盘游戏疗法中，莲花沙具象征着诞生、再生等含义。

（4）玫瑰。在基督教象征体系中，红玫瑰既象征着圣母，又象征着基督洒在十字架上的鲜血。同时，玫瑰还代表秘密，所以教堂忏悔室里经常装饰玫瑰花的图形。玫瑰还是浪漫、情爱的象征符号。白玫瑰代表清白、纯洁和童真。红玫瑰象征着冲动、欲望和性感之美，并且与白玫瑰一样具有完美无瑕的象征。

3.草

沙盘作品中很少出现单株小草，而更多表现为草地、草原，从而表现出来访者的勃勃生机，而沙漠中的一片草地沙具则是希望、新生的象征（图7–5）。

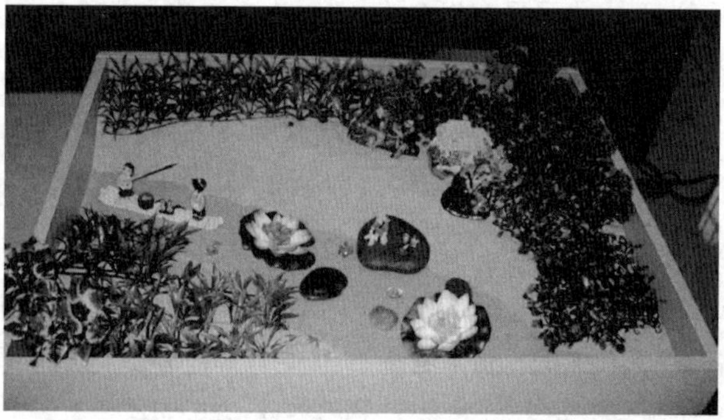

图7–5　沙盘中草类沙具给人以生机勃勃的感觉

（三）动物类

古埃及人相信，某些动物是神灵的化身，具有可以化腐朽为神奇的力量，而这种力量是人类精神生活之中不可或缺的。曾流行于世界各地的萨满教传统文化，也有类似于古埃及人的观念，而且这种观念在今天北美洲的土著人中，以及西伯利亚、北极的居民中依然存在。他们认为，动物是智慧与力量的源泉，之所以这样说，不是因为动物比人类更强有力，而是因为动物比人类更接近神秘的大自然，动物是人类解析大自然奥秘的引领者。萨满教认为，那些能懂得动物的语言并能与动物沟通的人，以及那些身穿动物皮毛的人，是回归极乐世界的象征。在我国也有类似的传说，据说孔子的学生公冶长就能够听懂鸟的语言，并因此具备非凡的能力。猎人海力布的故事，也是讲述了一个能听懂动物语言的人的故事。

在沙盘游戏疗法中，分析作品中动物的象征意义，可以触及来访者潜意识中的人格内涵。作品中出现的动物，既可能是来访者本身所崇尚的欣赏品质的具体化，也可能是自己恐惧担忧的象征。

1. 十二生肖

（1）鼠。老鼠是一种啮齿类动物，体形有大有小，数量繁多且繁殖速度很快，生命力很强，几乎什么都吃，在各种环境下都能生存。会打洞、上树，会跋山、涉水。

老鼠的第一个象征意义是灵性，包括它的机灵和能通灵两个方面。民间还认为鼠能预知吉凶灾祸。在我国有些地区的人们认为，老鼠直立起来的时候是能掐会算的神仙，但是一旦放下前爪，它就忘了，并由此有“撂爪就忘”的说法。第二方面，鼠的繁殖力强，成活率高，因而也是生命力强的象征。

（2）牛。世界上有许多以牛为图腾的国家和民族。如古埃及人、波斯人视公牛为人类的祖先；中华民族，从古至今，崇奉炎帝与黄帝为先祖，而据《山海经》记载，炎帝牛首人身，这其实是说明炎帝所在部落是以牛为图腾的。

牛在十二生肖中是体积比较大的，所以人们在生活中以“牛”寓多或大。在现代社会里，公牛无疑是男性、力量与生殖力的象征。在古波斯和古罗马，人们认为公牛的血象征男性最基本的生殖元素，可以使象征女性的大地恢复勃勃生机。在道教和佛教文化之中，牛用来代表“自我”。道教圣人老子的形象多为骑在青牛背上四处传道，其象征意义是教导人们如何抑制自我，顺应自然。此外，在中国，认为牛的脾气倔强，具有献身精神。

如果在沙盘游戏疗法中，出现牧童骑在牛上的沙具，或者老子骑在牛上，则有可能说明来访者意识已经能与潜意识和谐共处。

（3）虎。虎是山中之君、百兽之王，人们爱虎而畏虎。因此，人们也将虎视为凶猛、残暴的动物，民间有不少打虎的传说，如著名的武松打虎的故事。在这些故事中，虎是邪恶势力的象征。但是老虎本身又有着巨大的能量，充满活力，是勇敢、威严和权势的象征。虎和狮还都有阳性的象征，是人们用来避免灾难的守护神。虎又是兽中的孤独者，“一山不容二虎”，虎是不合群的动物，且不喜欢保护弱者。

卡尔夫认为，老虎和狮子一起出现的时候，老虎代表狮子的女性阴影。老虎的拉丁文“tigris”中，其实就具有女性特质的寓意，它代表女性的阴影部分。

（4）兔。兔子是一种非常温顺的动物，人们只要看到它，都会情不自禁地过去抚摸它，可谓人见人爱。兔子的听觉非常灵敏，它那一双长长的耳朵能够侦察四面八方，任何风吹草动都逃不过它的耳朵。它飞奔的速度更是令许多动物望尘莫及。

在中国，兔子还是很美好的象征。据中国传说，月亮之上就有一只玉兔与嫦娥相伴。兔子是机智、谨慎、德行的象征。另外，兔子繁殖能力强，所以也和生命力有关。不过，兔子有时还会显得过于拘谨、忧郁等。野兔是比较讨人喜欢的小动物，一般象征爱情、生育繁衍与女人的月经周期。在某些传统中，野兔被认为具有一定法力，可以破解女巫和妖魔的法术。

（5）龙。在中国，龙是一个复合的动物，据说，龙的样子是角似鹿、头似驼、眼似兔、项似蛇、腹似蜃、鳞似鱼、爪似鹰、掌似虎、耳似牛，说明龙具有鹿的祥和温柔，驼的坚忍，兔的机灵，蛇的阴毒和城府，蜃的神秘，鱼的财富，鹰的生存危机意识与对机会的准确把握，虎的威严、独立、朝气，以及牛的忠诚。

总的来看，在东方文化中，龙基本上代表的是正面的、积极的力量。龙可以将水与空气融合在一起降雨，以滋润大地、造福人类，象征精神与物质力量的完美结合。龙经过哪里，哪里就生机勃勃，似乎地球生命的能量是随着龙的足迹释放出来的。

在西方，基督教盛行的时代，由于蛇是引诱夏娃的邪恶力量，因此龙也被认为是混沌与破坏自然的邪恶象征。有时龙的出现代表人类潜藏的精神财富，有时又象征它掠夺了女性的贞操。

从心理分析的角度来说，龙的形象是人类内心世界的情感与潜意识精神需求的体现。按照西方人的观点，龙是潜藏在人类意识中的一种动物，如果任这种原始的力量信马由缰而不加约束，人就会逐渐趋于动物的本性。

（6）蛇。蛇是重要的象征，但不同文化背景对蛇的诠释可能千差万别，有引起人们毛骨悚然的恐惧，也有智慧和祥和的象征。

中国文化中，人们常常把蛇雅称为“小龙”，以示尊崇。蛇脱下的皮叫蛇蜕，也被称为“龙衣”，这些都是把蛇比为龙的意思。尽管如此，关于蛇的象征意义，人们首先想起的还是它的狠毒，成语“心如蛇蝎”就是这个意象的表征。由于蛇是冷血动物，而且它没有声带，不能发出声音，因此它的第二个象征意义就是阴险、冷漠。蛇没有脚却可以爬行，又往往来无影去无踪，所以蛇还是神秘的象征。在基督教象征体系中，蛇是狡猾的象征。《圣经》中说，蛇是上帝耶和华所创造的万物之中最狡猾的一种，由于它的引诱才使在伊甸园中的夏娃和亚当偷食了禁果，被赶出了伊甸园，从此人类有了“原罪”。

无论是中国文化，还是西方文化，蛇的主要象征意义都是贬义的，但同样有褒义的一面。蛇正面的象征意义中，第一个是幸运、吉祥和神圣。人们把蛇分为家蛇和野蛇，有些地方认为家里有了家蛇是吉兆。在国外，古埃及人认为蛇是君主的保护神。法老用黄金和宝石塑造了眼镜蛇的形象，并饰以皇冠，作为皇权的徽记。公元前，欧洲国家的使节把两条蛇的形象雕刻在拐杖上，代表使节权，这是国际交往中使节专用的权杖，因而，蛇又成为国家和权威的象征。蛇的第二个正面的象征意义是追求爱情和幸福。这一意义主要体现在民间传统故事《白蛇传》中。蛇的第三个正面的象征意义是长寿、生殖和财富。在中国文化中，蛇和龟是长寿的象征。许多练习瑜伽的人认为蛇可以活500年，人体内有一种像蛇一样盘绕着的力，称为“蛇力”，只要修炼得法，就可以把这种力释放出来。蛇还是财富的象征，蛇有自己的地下王国，里面有无数宝藏，所以想发财致富的人必须到蛇庙中去虔诚祈祷。蛇的第四个正面象征意义是医药和医学。中国民间有蛇能识别药草的说法。

在心理学中，由于蛇身与男性性器官相似，因而精神分析学中认为蛇是男性的象征，对蛇的恐惧可以解释为对男性性欲的恐惧（图7–6）。在沙盘游戏疗法中，蛇还是转化的象征。

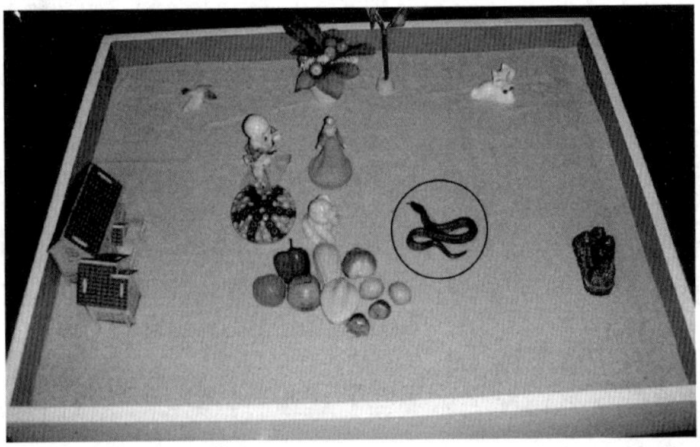

图7–6　有蛇类沙具的沙盘

图7–6中的蛇是一种威胁（对那个小女孩）的象征，这种威胁有可能是来自男性的。

（7）马。马是个性很强的动物，外表显得很温顺，很安静，但在其内心深处那种强烈的竞争意识是其他动物所不及的。许多马在与同类的竞争时有着宁可累死也不认输的性格。也许很多人不知道，在战争中，许多马并不是在枪林弹雨中倒下的，而是由于剧烈地奔跑而累死在战场上的。马英俊、奔放、有活力、具有超强的感知力，有自我牺牲的精神，是勇敢、胜利、征服的象征。此外，马是野性动物本能的象征。马力大无比，精力旺盛而且鲁莽冲动，因此常常是男性性欲的象征。

（8）羊。山羊的形象在西方传统文化中，最初代表魔鬼撒旦和巫术，但是在非基督教文化的地域，山羊还有一些积极的象征意象。在古希腊神话中，母山羊阿玛尔特亚用自己的奶水哺育了年幼的宙斯，因而山羊象征着生育繁衍。在印度教中，山羊象征着优越、高傲与高度。绵羊与山羊、公羊的象征意义大多相反，常常代表着愚昧与盲目；此外，还常以学生的身份出现，需要经常聆听上帝与其精神领袖的教诲，放弃自己独立的自然生存方式，以换取精神上的彻悟。

基督教把羊形容为人性，容易迷失，必须依靠信仰的力量感化，使迷途的羔羊回头是岸，所以耶稣自称为牧羊人。

在中华文明的发展进程中，羊与人相伴，已经走过了漫长的岁月。远古时期，羊曾是人们狩猎的对象。后来，人们发现羊性情温顺善良，不犯众物，繁殖能力较强，就将其驯养，人与羊的关系由此更加密切。羊的肉、乳、皮、毛是先民们重要的衣食之源，而在与羊的长期相处中，人们出于对羊的重视和喜爱，赋予羊许多美好的象征意义，如“美”“善”“祥”“羲”等字都以“羊”字为其组成部分，表明古人心目中的羊是美好、善良、吉祥的象征，并且是知礼义的动物。

（9）猴。印度史诗《罗摩衍那》的神猴哈奴曼，是风神和母猴所生之子。他聪明非凡，力能排山倒海，善于腾云驾雾，变幻形象。曾经多次救助罗摩王子，是智慧和力量的化身。中国家喻户晓的神猴孙悟空，也是这一形象的代表。所以，猴子是聪明、进化的象征。

除了机灵、聪明之外，猴子还十分不易驯服，多动、爱玩和调皮是其另一方面的象征。而基督教传统中，猴子却极为人们所厌恶，引起人们的猜疑，它是邪恶、贪婪、盲目崇拜和邪教异端的同义词。

有时，猴子又象征了人类的一些恶习，如传播流言蜚语、搬弄是非、对别人幸灾乐祸等。所以中国文化中的“非礼勿言，非礼勿听，非礼勿视”意象便是使用的猴子的形象。

（10）鸡。鸡的最显著的象征意义就是守信、准时。公鸡报晓，意味着天将明，再进一步引申一下，象征着由黑暗到光明的解放，比如说毛泽东诗词“一唱雄鸡天下白”，就是这样一种递进的象征意义。鸡的第二个象征意义是平凡和柔弱。鸡很平凡，整天奔忙，到处找食，东啄西吃。鸡的这种平凡的特性也被用来比喻人类似的命运，称之为“鸡扒命”，意思是此人奔波忙碌，如同鸡东扒西啄一样，到头来聊得温饱而已，不可能享受富贵荣华。与柔弱、平凡相比，鸡也有勇敢、善斗的象征意义。此外，鸡还有辟邪、去灾、神明的象征意义，中国民间传说，鸡一叫，鬼就被吓跑了。

沙盘作品中的鸡类沙具，往往是为了塑造家园的氛围而放置的，因此具有家的含义。但也会有来访者将鸡作为鸟来放置。

（11）狗。狗是人类患难与共的朋友，被认为是最通人性的动物，它对人类特别忠诚，因而具有忠贞不渝的象征意义。我国古人认为，狗还有预兆吉凶灾异的作用，以及除灾的作用。不过狗爱仗人势，“走狗”便含有贬义，鲁迅先生描写的“资本家的走狗”象征那类没有民族骨气的无耻文人。而且，狗有的时候也表现得比较凶恶，比如天狗就是人们畏惧的凶神恶煞。

总之，忠诚、警觉和保护是狗的普遍性象征意义。在心理学中，狗有衡量敌友的道德、自我约束、自我要求和纪律的含义，是超自我的象征。沙盘作品中出现狗类沙具往往充分表现了来访者对狗所象征的忠诚、警觉、勇气、善猎的品质的欣赏、重视和期盼。

（12）猪。在现代社会中，虽然人们生活中离不开猪肉，但是对猪的印象却不佳。猪基本上是愚笨、懒惰、贪吃、好色、肮脏的代表。《西游记》中的猪八戒，就是这些不好的含义的象征者。

然而，在上古时期，猪的文化意义并不含任何贬义，相反，猪代表勇敢。那个时候，“家”的含意是在房屋内养猪，而人的素质，也以猪来衡定，如“勇敢”的“敢”字，有徒手捉猪以示勇敢之意，因而不能捉猪便为怯懦。家猪显得温顺老实，是因为长期被人类驯养，与大自然隔离而丧失了其本性，而野猪性情凶暴，善于搏击，于是基于这一特点，猪便含有“勇往直前”的意思。此外，猪还常常具有厚道、忠诚、谨慎、诚实、宽容的象征意义。

2.部分其他动物

（1）狮子。荣格学派认为狮子集巨大能量与恬静的自控于一身。狮子是权威的代名词，它可以攻击、摧毁对手。狮子作为王者，在具有权威性的同时，其性格中又有保护弱者、朋友的领导者风范，因此狮子又有保护神的象征意义。狮子讲排场、摆风度，聪明且胸怀宽广，是天生的领导者，也是一个威严与慈爱兼有的父亲形象。卡尔夫认为，狮子因为拥有金黄色的毛皮，因此被喻为太阳，狮子的活力还是觉醒的能力的象征。

以前我国并没有野生狮子，东汉时，西域安息国国王向中国献上了第一头狮子。从此，狮子便出现在中国的土地上。由于其形象给人们以威猛、勇武、强大等印象，人们赋予狮子许多象征意义，并视其为避邪趋吉的“瑞兽”。在我国的传统建筑中，经常会有狮子形象的出现。狮子形象最早出现在陵墓神道上，取避邪、守护的含义。明代以后，许多宫殿、府第、衙门前，甚至富贵人家的住宅，都设置石狮子守门，具有威震四方、群兽慑服之意，以象征封建贵族的尊荣与权势。在这些建筑装饰中，狮子的造型不同，象征意义也有所不同。如雄狮脚下踏球象征着寰宇的统一，是统治者权力的象征；雌狮抚小狮象征着子嗣的昌盛繁衍。在民间，狮子成为一种勇武、强大和吉祥的化身，人们常用石狮子装饰桥梁，如著名的卢沟桥的石狮子就是其代表之一。

在佛教文化中，狮子更具有特殊的意义，是辟邪护法和智慧的象征。佛教中，把佛陀讲法称为“狮子吼”，佛陀的宝座称为“狮子座”，文殊菩萨的坐骑也是狮子。

（2）豹子。豹子是兽中的强者，以机敏、速度见长，是勇气和战斗力的象征。豹子在猎食时，常利用自身的花纹进行隐蔽，而在捕食之前，其行走的体态也显得十分妩媚，所以，豹子也有虚伪、狡诈、淫欲的象征意义。

在沙盘游戏疗法中，豹子形象的出现，代表的可能是无意于争夺王者之位，却因为自身的素质和内在攻击力，而始终维持着其独特的地位（图7–7）。

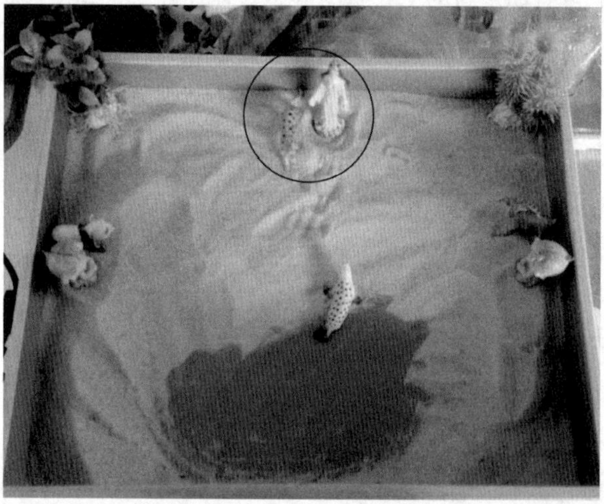

图7–7　一个有豹子沙具的沙盘

（3）熊。在东方，熊具有阳刚之气的象征意义，也是力量的象征。熊通常是男人的象征。在我国的传说中，大禹治水的时候，就是变成一头巨大的黑熊，开山挖石，这其实是以熊来表现勇猛和力量的意象。北美洲的土著人也认为，公熊代表勇气和力量。在古希腊，母熊代表女猎神阿尔忒弥斯。

不过，在我国，熊还有愚蠢、笨手笨脚的象征意义，人们熟知的“狗熊掰棒子”的俗语，就是用熊作为笨拙的象征。

沙盘中熊如果是来访者自我形象的代表，则象征着来访者笨拙或强大、有力量，同时也可能说明来访者在人际交往中孤独的心境。

（4）象。在古代，象曾经在我国大部分地区生存，甚至在北方，也常常有大象的出现。由于“象”字与“祥”字近音，所以，在我国，象的形象和如意在一起，就是吉祥如意的象征。在佛教中，白象是非常神圣的。据说佛陀转世进入其母亲子宫时，就是以白象为化身的。因此，白象在佛教中是耐性、聪慧与超人的记忆力的象征，普贤菩萨的坐骑就是长着六个牙齿的白象。

沙盘游戏疗法中，象表现出的是一种哲人的智慧、深思熟虑和宽厚，是动物中的智慧老人。

卡尔夫是这样描述大象的象征意义的：大象拥有相当高的智力，它会协助人们在树林里工作；大象在印度文化中是很神圣的，因为根据传说，它是佛陀的创造者。所以大象除了代表智慧外，也体现了如佛陀般“救赎者”的潜意识动物形象。

（5）狼。在我国文化中，狼象征着残忍、贪婪、掠夺，人们称残忍的人为“狼心”。狼捕食时常常是群体作战，并且会使用作战技术，蒲松龄小说《狼》就刻画了狼狡猾、凶狠的特点。

沙盘作品中出现狼，可能象征来访者心中恐惧多种东西，尤其是那些攻击性、破坏性的兽性能量。女性来访者的作品中出现的狼，则可能还象征着对男性的恐惧。母狼则是母性强烈爱子情结的代表。

（6）鹿。在古代，鹿被看作“仁兽”，是国家祥瑞的象征。因为鹿有很强的奔跑能力，而且鹿抵御猛兽的武器是鹿角，所以人类以鹿为神。在封建神学政治中，白鹿是帝王或圣人出现的征兆，陈忠实所著《白鹿原》一书中白鹿的形象，有可能就是这一意象的表达。鹿除了有祥瑞之意，还因为与“禄”谐音，因而还象征着富裕，“禄鹤同春”“福禄长寿”“加官受禄”等传统吉祥图案都是以鹿为代表的。“鹿寿千岁”的吉祥观念深深地熔铸在传统民间信仰之中，所以鹿也是长寿的象征。此外，鹿还是纯洁、温柔、灵性、善良的象征，并常与再生、光明、创造力等相联系。

但是，在自然界中，鹿除了逃逸外，通常缺少其他保护自己的能力，因而软弱性是它的另外一个特点。在沙盘作品中来访者常常将其视作女性的象征。

（7）猫。猫多在夜晚独自活动，因而猫一般代表神秘、野性又温柔的女性。公元前2000年，埃及人就已经把猫驯养成了家畜，而且还把猫视为月神贝斯特（猫头女神）。在西方传统文化中，猫代表魔鬼撒旦、淫欲与黑暗，它最为人们熟知的象征就是女巫。在我国，有人认为陌生的猫闯入家门是要贫穷的征兆。我国有些地方的人们认为，如果猫跳进棺材，就会出现"诈尸"的情况；还有些地区有"猫死挂树头，狗死河中流"的民俗。这都与猫的神秘性相关。

一般意义上，猫最主要的象征意义，便是女性的漂亮、可爱、乖巧、柔顺，妩媚之中隐藏着一分野性，给人一种感官之美。

（8）鱼。荣格认为，鱼出现在梦境之中，有时象征着未诞生的婴儿，因为婴儿在出世之前，就像条鱼生活在水中。鱼产子多，因而在很多文化中具有多产、丰饶的象征意义。在基督教中，"鱼"是常常被提到的字眼，甚至耶稣本人也与鱼息息相关，比如耶稣的十二使徒就被称为"捕鱼人"。在佛教文化中，鱼象征从压抑欲望中释放出来的自由。我国文化中，"鱼"与"裕""余"音相似，所以，鱼还是富足的象征，如"年年有余"等吉祥图案都是与鱼相关的。

鱼生活在深水之中，代表潜意识、灵感和创造力。鱼还代表男性的阴茎，也有性的象征意义。不过，沙盘作品中出现鱼时我们一般不从性的角度，而是从智慧、财富、自由的角度去理解，除非来访者解释沙盘作品时非常强调鱼水关系。另外，由于鱼类种系的发达，不同外形、品种的鱼其象征意义可能存在差异，如沙盘作品中鲨鱼的出现可能象征着恐惧，而不是自由；比目鱼则可能是情感深切的象征。

（9）贝。贝是财富和珍贵的象征。在远古时代，人们用贝壳作为货币进行交易。中国人称自己心爱的东西或者亲人为"宝贝"，就是表达珍爱的意思。由于贝的外形像女性的外阴，所以又是女性、生育、好运与复苏的象征。

在沙盘游戏疗法中，如果男性来访者的沙盘中出现贝壳，可以理解为这是对女性性的渴望，也可以看成是其对女性性的赞美和欣赏。同理，女性来访者沙盘中出现贝壳，可以理解为其对女性的欣赏和认同。当然，有时贝壳在沙滩上的出现只是一种点缀，来访者不过分强调时可能也并没有过多的象征意义（图7-8）。

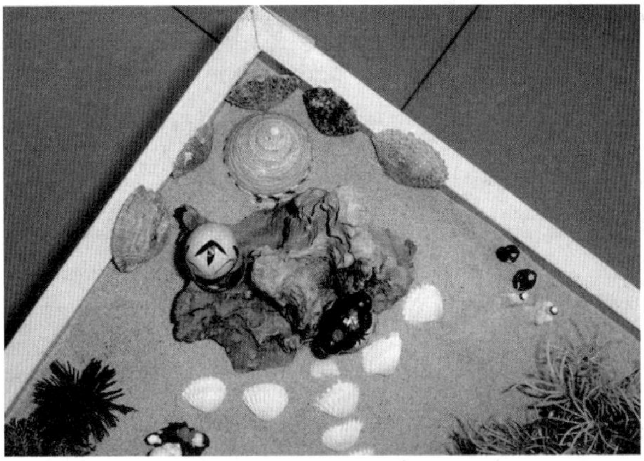

图7-8　沙盘中的贝壳

贝壳是女性或母亲的象征，图7-8中山后的海螺贝壳就是母性的象征，而山前的贝壳则是用来装饰路径的一般材料的代表。

（10）龟。龟在中国文化中是具有高度象征意义的动物。龟首先是长寿的象征，因为它寿命长，具有能忍耐饥渴的特点，生命力很顽强。龟经常与同样代表健康长寿的鹤一起出现于书画作品中。在古代，人们认为龟有预测吉凶的灵性，还被看作人与神之间的媒介。因此，龟甲成为卜筮的主要用品。我国文化中，还是认为龟是平稳的象征，女娲断鳖之足以立四极，使之成为宇宙的负载者。

在生活中，"龟"却有时被视作禁忌的字眼。龟的头颈与男人的阴茎相似，故而男人的阴茎冠部被称为"龟头"。此外，乌龟也叫"王八"，过去是指妓院里拉皮条的人，这些人也被称为"龟公"。

沙盘作品中出现龟类沙具，往往是来访者对健康长寿、自我保护的祈盼，也可能是对母性的颂扬。

（11）青蛙和蟾蜍。在中国民俗文化中，青蛙的头、尾、四肢和肚代表着世界，因为世界的东、西、南、北、中像青蛙般是一个有机整体。因此，青蛙在我国民俗中是吉祥动物，寓意"四通八达，财源广进"。带有青蛙造型的物品尤其受到商人的青睐。蛙在母系氏族社会中是一种神圣的动物，具有特殊的地位，含有不容否认的象征意义。青蛙（蟾蜍）多子，远古先民将青蛙（蟾蜍）作为女性子宫（肚子）的象征，蛙纹体现的则是对女性生殖的崇拜。青蛙（蟾蜍）是古代某些少数民族的图腾，像纳西族古时崇拜青蛙，东巴经典称它为"黄金大蛙"，民间传说中称其为"智慧蛙"；壮族的先民曾以青蛙作为图腾，并有"蟆拐节”和祭祀青蛙的活动，在民间传说中，青蛙是雷神之子，是行云布雨的使者，人们认为祭祀蛙神可求得风调雨顺。此外，在我国，口衔金钱的三足金蟾也是财运亨通的象征。不过，蟾蜍还被称为“癞蛤蟆”，中国人有“癞蛤蟆想吃天鹅肉”之说，用蟾蜍象征丑陋、低贱。在欧洲，蟾蜍是死亡的使者，还是女巫的密友，所以让人生厌。在古埃及，青蛙和女神凯特有关，涉及婴儿的诞生和作物的生长。

沙盘游戏疗法中出现青蛙，也可能有来访者正在转化的象征意义。

（12）鳄鱼。鳄鱼具有威胁性和攻击性，可以吞噬自己的猎物，所以是凶猛的象征。因为鳄鱼生活在水里，也生活在陆地上，而水是潜意识的象征，所以鳄鱼又是潜意识与意识连接的象征。荣格在其所著的《转化的象征》一书中，认为鳄鱼之类的动物形象一定和潜意识的原欲显现有关。荣格说，凡是以野兽形象出现的象征，若不是和潜意识有关，就是和本能的压抑有关。

3. 鸟类

飞行一直是人类的梦想，而鸟具备这样的能力，因此，鸟象征人类希望挣脱束缚飞向自由的愿望，也象征人类的灵魂经过修炼或通过死亡通往神灵所在之处。鸟飞行于天地之间，自然成为神灵的信使，能够传达好的或者坏的消息。所谓“喜鹊报喜，乌鸦报丧”就表明了鸟的预示象征。鸟的外形与男性性器官相像，故而，鸟还有性的象征。不过，不同种类的鸟其象征意义也存在着显著差异。

（1）凤凰。凤凰是中国神话传说中的神异动物和百鸟之王，和龙一样为汉族的民族图腾，亦称朱雀、朱鸟等。据《尔雅・释鸟》郭璞注，凤凰的特征是“鸡头、燕颔、蛇颈、龟背、鱼尾、五彩色、高六尺许”。凤凰是人们心目中的瑞鸟，是天下太平的象征。古人认为时逢太平盛世，便有凤凰飞来。

凤凰本是指凤和凰，代表着雌雄两种，但是经常与龙一起使用，此时凤凰是皇后的象征，代表着聪慧、高贵和美丽。“百鸟朝凤”就表现了凤凰的高贵和受尊崇，“龙凤呈祥”则象征着阴阳和谐、家道兴旺、家庭圆满和谐等。

在西方文化中，凤凰主要象征着不朽。例如，在古埃及传说与希腊神话中，凤凰是所谓的“不朽的鸟”，它可以活500年。在大火中燃烧后，一个崭新的凤凰将会诞生，最后，这个新生的凤凰将带上死去凤凰的骨灰到达赫利奥波利斯并把它放置在太阳神的宫殿里。此外，根据犹太人的传说，上帝任命凤凰为不朽的鸟。因为夏娃偷吃了智慧树的果实，受到了惩罚，所以她忌妒其他生物，随后，她说服除了凤凰以外的所有其他人吃禁果。因此，上帝赐予与凤凰1000年的寿命，1000年后，它会烧毁自己，然后得到重生并继续其新的生命。因此，凤凰象征着不朽。郭沫若的《凤凰涅槃》一诗，就利用这样的传说，表达了渴望旧中国重生的愿望。

凤凰是鸟类中雌雄完美结合的代表，是人心理整合的象征。沙盘作品中出现凤凰沙具可以认为是来访者自我整合的表现，也象征着刚柔相济的性格特征，或代表着浴火重生的意义。

（2）鹰。鹰给人的第一印象就是展翅高飞的形象，因此，鹰是光明、胜利、抱负、精神的象征，也是自由、高度的象征。“大展宏图”的画面，一般都画有展翅的雄鹰。在人类文明中，鹰具有众多神性的、褒义的象征。沙盘作品中摆放鹰类沙具，是来访者性格中具有或者是渴望获得伟大智慧和深邃的见解，或是庄重、强大、威严的人格特征的表现。

（3）猫头鹰。猫头鹰昼伏夜出，它虽属于益鸟，但不同地区的人对它的说法和看法却相去天渊。在中国，猫头鹰往往被认为是不祥之鸟，因为其常在深夜发出凄厉的叫声。中国俗话“夜猫子进宅——无事不来”，就表明猫头鹰的不吉利象征。在古希腊神话里，当智慧女神雅典娜出现时，总有一只纵纹腹小鸮（俗称猫头鹰）作为“圣鸟”站在她肩头；加之猫头鹰目光敏锐，沉着冷静，能在黑夜里洞察一切，所以是智慧博学的代表与体现。

沙盘作品中出现猫头鹰沙具时，咨询师为了能更合理地作出判断，要确认一下沙盘作品所表达的时间。如果猫头鹰出现在白昼之中，则其象征意义可能是明确、清晰、智慧；如果猫头鹰出现在黑夜之中，则表明来访者可能正处于孤独寂寞或思考的状态。当然，其象征意义也可能是两者的综合，或者仅仅是因为它的可爱而被选用。

（4）鸽子。在《圣经》“诺亚方舟”的故事中，正是鸽子衔来橄榄叶，预示着洪水消退，世界恢复和平。所以鸽子最突出的象征意义就是和平。此外，鸽子还具有传信的作用，因此它还代表着沟通和交流。

（5）孔雀。在基督教的艺术作品中，孔雀的象征意义是复活与不朽的名声。古代波斯人认为，在生命之树周围的两只孔雀是人类精神二元性的象征。在佛教的传统文化中，认为孔雀的尾巴上有“100只眼睛”，因而孔雀成为富有同情心的观察者的象征。在我国，孔雀展现其美丽的样子，让人联想到骄傲与自大，所以孔雀又被赋予骄傲的象征意义。

在沙盘游戏疗法中出现孔雀的形象，有可能代表着来访者自信、积极进取的特点，也有可能是来访者自我克制，控制不健康心理的象征。

（6）鹤。自古以来，鹤一直是中国人心目中的最爱，人们视它为长生不老的仙禽。而且，在中国传统的意识中，鹤为“一品”，仅次于凤凰，是高官权贵的象征。中国民俗中，鹤始终与长寿、羽化升仙、平安祥和等寓意相伴随。人们常以鹤、松组成“松鹤延年”的图案出现，用作祝寿的装饰；而“鹿鹤同春”常用来象征天下皆春，万物欣欣向荣的景象。

在道教中，道教的仙人大都以仙鹤或者神鹿为坐骑。鹤雌雄相随，步行规矩，情笃而不淫，具有很高的德行。古人多用翩翩然有君子之风的白鹤，比喻具有高尚品德的贤能之士，把修身洁行而有时誉的人称为“鹤鸣之士”。

鹤、凤、鸳鸯、苍鹭和黄鸽，表示人与人之间的五种社会关系。其中，鹤象征着父子关系，因为当鹤长鸣时，小鹤也会鸣叫。所以鹤也成了道德伦理体系中的“父鸣子和”的象征。

（7）天鹅。荣格认为，天鹅（swan）的词根是“sven”，和太阳（sun）及声音（sound）相似，因此，他认为，天鹅象征着重生和新生命。当天鹅以太阳的姿态出现时，它的明亮清朗意味着意识层面的扩张，从这个角度看，天鹅和实现内在的可能性具有关联。同样地，天鹅还具有预见光明的能力，所以也是预示的象征。

（四）生活物品类

沙盘作品中出现的物品也因来访者的心理状态及其偏好而千变万化，理解这些物品的象征意义除了上溯其原型根源，探究宗教神话的因素外，更主要的是从其功能、外形上予以考虑。

1.照明物

照明物主要是指各种各样的灯具，如油灯、宫灯、路灯、灯塔等。照明物最突出的象征意义就是光明、希望和方向。在黑夜之中，灯火为人们指引前进的方向，减少了人们的恐惧，增加了前进的动力。对于心理来讲，潜意识犹如漫无边际的黑夜，让人们难以找清方向，而照明物为人们自我心理探索带来了光明。

灯不仅为活人指路，也为死者的灵魂升入天堂指路。在我国，在死者灵前放置长明灯，以及元宵佳节挂灯笼、放荷花灯等风俗，都与此象征意义有关。

灯笼点燃后具有很强的装饰性，中国人在重大节庆活动时都要悬挂大红灯笼，因此，灯笼又是吉祥好运的象征。

在沙盘游戏疗法中，出现照明物类沙具，通常代表制作者找到了未来的方向和希望，具有了精神的追求。当灯塔等出现在沙盘右上角的时候，则又有可能是治愈的象征。

2. 乐器

音乐与圣歌能唤起人类内心的某种知觉和情感，也能激发出潜藏于集体潜意识中的神性倾向。所以，人们常把音乐比作宇宙初创时的声音，而且在许多神秘文化中，都认为音阶的七个基本音符与光谱中的七种颜色协调对应，因而音乐象征创造力的秩序与和谐。人们往往用音乐祈求神灵的庇佑。

乐器是人类情感的表达，是内心情感倾诉的工具。著名的“羌笛何须怨杨柳，春风不度玉门关”一句诗，很好地说明了乐器倾诉情感的功能。沙盘作品中的音乐往往是通过一些乐器沙具表现出来的，有时来访者摆放乐器并非本身会弹奏乐器或想弹奏乐器，而是随便摆放的，这就反映了其对于倾诉情感的渴望，期盼有人能倾听其诉说自己的烦恼或者喜悦。当乐器与自我像放在一起时，这种愿望正在实现，而如果乐器孤立地放置，则可能说明倾诉只是一种愿望而已，尚无合适的倾诉对象或者合适的时机。

3. 食物

食物或者果实通常具有积极的寓意，如生育繁衍、丰富充裕、庆典等，而且也象征着和平的结果（各种问题的解决）。在沙盘中，如蔬菜、水果等食物沙具，可能象征着对创造的肯定和回报，是成就感的表现，也可能投射出来访者物质上的需求和精神需求的匮乏状态。不过，食物还代表着心理能量，当它出现在沙盘之中的时候，就意味着来访者正在获得心理能量。果实在沙盘作品中最常表达的是成就感，是对自身努力结果的期待（图7-9）。

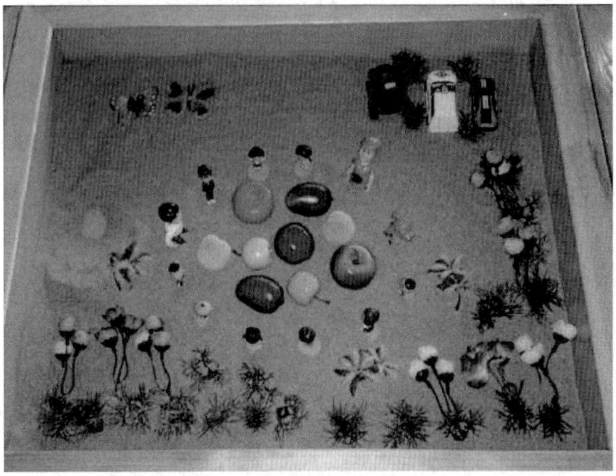

图7-9 有食物类沙具的沙盘

4. 家具

家具是布置家庭场景的主要用具，因此家具有着家庭的象征。而不同设备及摆放位置，尤其是加上不同的人物形象，能很好地说明制作者家庭关系的情况。

床是休息及睡觉的主要地方，故在沙盘的象征意义中，床、椅子往往表现的是来访者的疲惫感，也可能是潜意识的连接点。床又是性生活的主要场所，也就被看成是性关系的象征。

桌、椅、杯、盘构成的是交流活动的场景。

电视、电话、电脑等信息交流设备所传递的是来访者对信息获得的渴望。

家中家具数量的多少、摆放的结构表现了来访者心理的丰富程度和秩序状态。被屏风隔开的物品可能是来访者不愿意直接面对的，或是不愿意被他人轻易发现的心理内容，可以理解为障碍，也可以理解是一种保护、隐藏。

5. 镜子

镜子是借鉴、参考、真实、纯洁、启蒙和自我反省的象征。沙盘作品中如果出现镜子，或者代表来访者的沙具正在照镜子，可以理解为自我审视、反省，也可以理解为对自己的迷恋和欣赏。

6. 伞

伞是保护的象征。张开的伞可以理解为现实中对保护力量的依赖，而闭合的伞则可能只是一种备用物品。伞所保护的往往就是来访者认为最为重要的，或是自己，或是老人，或是子女，抑或是财产，有时伞所保护的可能只是一种精神。当然，伞也可以是男性性的象征。

7. 武器

武器是冲突、矛盾的用具，是攻击性的象征，也是自我保护、防御的象征。武器既可以创造也可以毁灭，因此其象征意义也并非绝对的正面或负面。有些武器还与真理、意志及其他优秀品质相连。沙盘作品中武器的出现一般理解为攻击或防御，但如果武器与其他一些性象征有关的物品一起出现时（如剑与蛇一起出现时），可以从性的角度予以理解。沙盘作品中出现武器还说明来访者生活得紧张和焦虑。

（五）建筑类

旧石器时代起，人类就开始在注重建筑物实用功能的同时，也注重其满足人类情感与精神享受的需求。因而，不同时期的建筑物，是人类自身对世界认识不断发展的见证。特别是宗教建筑，其象征意义表现得更为明显。许多宗教教义认为，每一个人都是“圣灵的殿堂”，人类精神的创造力可以从“殿堂”中生发出来，而人类身体的形状则代表了宏观世界的结构比例，所以世间的建筑就是按照人体的结构设计建造的。如基督教许多教堂的图形结构就是按照伸展开的人体形状设计的。同样，不少神殿和寺庙都分为外庭、内庭和中心区域（“神圣之地”），就像是对应人体的腹部（再生的器官）、胸部（生命力的器官）与头部（精神感觉的器官）而建造的。

1. 房屋

房屋是母性的象征，与母亲有关。事实上，每个人都曾经居住过的子宫就像是我们的第一套房子，反过来，房子也就成了子宫的象征。所以说房子是母性的象征。

沙盘作品中的房子沙具也有家的或归宿的象征意义。

房子还象征着来访者本人的心理，正所谓“心房”，房子的外形、颜色以及房子里发生的事件都是来访者本人内心的表现。选择那种高大且富丽堂皇的房屋，往往象征着来访者内心丰富、有远大的目标或是坦诚的心态；选择那种陈旧、破落的房屋，则投射出来访者疲惫、饱含沧桑的心理；房子里财物丰富、井然有序则是来访者内心的丰富性和有序性的表现；房屋门窗开放情况表现的是来访者心态的开放度及与他人交往的态度，关闭的门窗是来访者自我封闭、孤独的体现。

来访者在沙盘作品中如果摆放了房子沙具，却说没有自己的房子，通常反映的是来访者不愿意或不敢正面了解自己内心世界，是对自我认识行为的阻抗。作品中有多座房子沙具，可以理解为来访者与他人的关系，也可以理解为来访者人格中的不同方面（图7–10）。

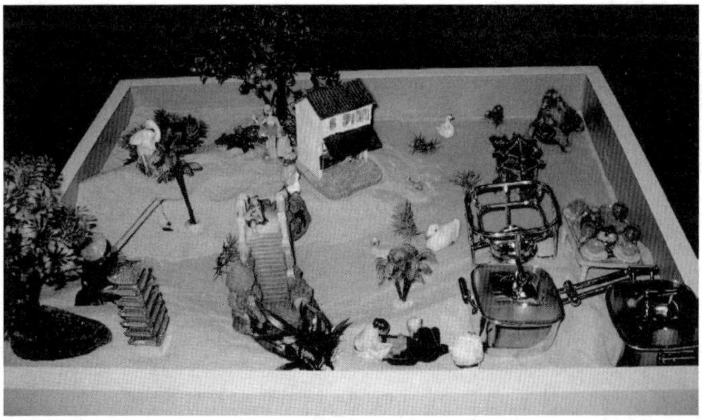

图7–10　有房屋沙具的沙盘

图7-10中的房屋就是母亲的象征，由于房屋前的路径不畅（制作过程中咨询师发现的），表明制作者与母亲之间的交流存在问题。在后期讨论中制作者证实了这一点。

2. 商业场所

商业场所象征着人际关系中的表面化、利益性的关系。沙盘作品中商业场所虽然也是房子类建筑物沙具，却不能理解为归宿。通常，将商业场所理解为补给或援助是比较合适的。

3. 塔、庙宇及神殿

神殿和寺庙是人类精神奋斗与最高追求最显著的象征，是人类与神灵沟通的场所。沙盘作品中出现宗教活动场所类沙具（诸如庙宇、教堂、塔等）往往象征着来访者精神上的宁静祥和。在沙盘的右上角出现寺庙或塔沙具也是来访者治愈的重要标志之一。

4. 图书馆、加油站、取款机

图书馆、加油站、取款机是自我能量补给的象征。当来访者在沙盘作品中使用汽车和加油站沙具时，表明其意识到自身力量的有限性，及补充能量的必要性。取款机既可能代表补给也可能代表渴望的含义，从取款机中获得的补给来自自己的积蓄，因而代表自身控制的潜力。而图书馆、加油站的补给却得益于外界的力量，是用自己的劳动和自己的财富作为交换条件的。

5. 城堡

在沙盘中，来访者如果解释说自己待在城堡里，往往象征其感到不安、压迫，寻求逃避、保护，但同时也可看出其强大的自我防御意识，甚至是由于自己封闭的心理使自己与外界处于隔离状态。

6. 连接物与障碍物

（1）桥。桥是过渡和转换的象征，特别表示从生到死或从世俗到神圣的过渡。在沙盘游戏疗法中，桥首先象征着起沟通作用或连接作用的人或物。桥还象征着生活阶段的过渡，以及生活方式的改变。桥不仅象征独立个体之间的联系，还是自我多种人格特征之间的联系，或是个体过去、现在及未来的联系，或是意识、物质与潜意识精神的联系。沙盘作品中，如果人立于桥上，可能还象征着其处于心理和精神状态发展过程的危机之中，或处于转变的关键时期。此外，尽管桥是连接的象征，一般代表着沟通和联系，但是当桥上放置人物、动物等沙具的时候，则还有可能表明沟通的不顺畅（图7-11）。

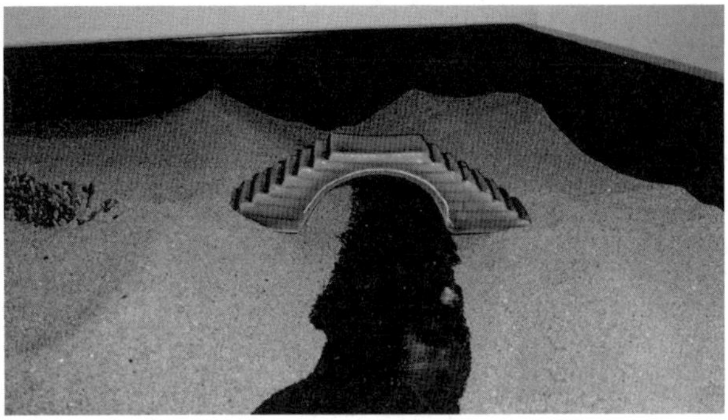

图7–11　有桥沙具的沙盘

（2）门。门通常代表某种障碍，只有那些持有钥匙的人才能进入。同时，门也象征机遇，或者向另一种状态的转换。在基督教的象征意象体系中，门分别代表信任、希望与慈善。大门是入口，是通往房子的检验处，因而也就有了标准的含义，而门的大小、门槛的高低自然就象征着标准的高低了。大门是房子最有意义的部分，可开可关，是入口也是内外的界限，人们从中走进或走出，就会处于有着不同情形、不同意识形态的空间，将被引向不同的人、不同的氛围，故而门就是一种角色、意识、形态转换的象征。在沙盘游戏疗法中，来访者解释门是开着或关着，也就反映了其心理状态及与人交往的情况。

（3）篱笆、栅栏、墙。篱笆、栅栏、墙均是交通的障碍，是界限的标志。沙盘中出现这些障碍物，有可能是制作者自我保护的象征，同时也是与外界隔绝的象征。

7. 坟墓

古代人认为，坟墓是通往另一个世界的大门，因而要给死者在坟墓中放入各种陪葬物，以保证死者在通往另一个世界的旅途中有足够的必需品。在欧洲一些富人的坟墓上，多雕刻有代表死者勇敢、公正品格的象征图形。

（六）交通工具类

在沙盘作品中使用交通工具类沙具，来访者可以体验到一种运动和前行感。此外，交通工具往往是自我像的表现，可以解释为来访者个性化过程中自我位置和前进性的表达。

1. 汽车

汽车是非常便捷、快速的交通工具。沙盘作品中出现汽车沙具，可以理解为来访者善于利用外界力量的支持去达到自己的目的。

汽车由自己驾驶还是由别人驾驶，这反映了来访者对控制自己能量发挥、把握奋斗目标水平的判断。汽车的数量反映了来访者心理能量的强弱、存在问题的多寡。汽车行驶方向是对立的、分散的还是一致的，反映了来访者动力方向的一致性程度，同时，还可以反映来访者内心体验是有序的还是混乱的。

汽车沙具是使沙盘作品呈现动态的重要标志，是来访者积极的心理发展变迁的象征，沙盘作品中汽车沙具的运动可能象征来访者的运动和成长。

车库中的汽车或停在一边的车辆是静止的，可能是财富的象征，当然也可以是来访者心理处于恒定状态的表现。私家车和公共汽车的区别又反映了来访者的人际交往态度及状况。

不同类型的车辆也具有不同的象征意义，比如消防车去灭火，垃圾车收集垃圾，这都意味着潜意识的自我调节。而一些建筑用车，则可能是自我成长、自我重建的象征。

2.自行车

沙盘作品中出现自行车沙具可以看成来访者自我心理状态的表现。自行车是静止的还是运动中的，离目的地是远还是近，都可以看出来访者对自己现实力量与理想之间距离的感受、估计。

3.火车

沙盘作品中出现的火车沙具是停靠在站台上还是在行驶中，反映了来访者对外力的利用状态。来访者解释作品时，认为自己是否在火车上，是否赶上火车，可以表明来访者对机遇的把握。如果出现火车处于轨道转弯处，可能说明来访者正处于人生的转折点；而火车驶入隧道，可能象征着来访者对回归母性的愿望。

4.船

在水上的行船，可能象征着借助生命本源的力量（尤其是潜意识本能力量）达到目的的愿望及努力。动力船往往表达一种力量感、财富感、竞争感或旅游感。船在海上航行也是一种浪漫的象征。如果渔船，则往往与渔翁等结合在一起象征着在潜意识中进行深入探究的愿望的动力，而渡船则可能因摆渡者通常是智慧老人的象征而附加上智慧的含义。

5.飞机

飞机往来于天地之间，因而象征着与天地、父母之间联系的平衡情况，象征着包容性和分离性之间的平衡。沙盘作品中出现飞机沙具，如果来访者解释时说明自己仅仅是一名乘客，则象征着快速实现目的的愿望；如果说自己本身是飞机的驾驶员，则表现了来访者正在进行一项有风险的事，并试图控制局面，可以体现出对自己能力的估计。飞机失事沙具可能象征着来访者对自己的否定或愿望的破灭。

卡尔夫的个案中，也有出现飞机的情况。卡尔夫认为，轰炸机代表着强烈的攻击性，但是当飞机前出现跑道时，就意味着这种攻击性具有了宣泄的通道（图7–12）。

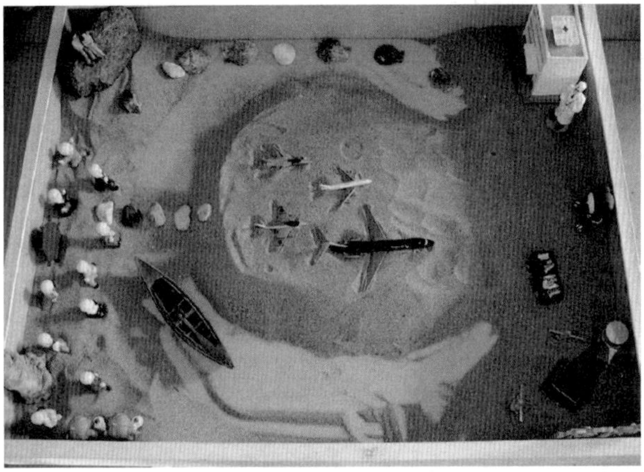

图7–12　有飞机沙具的沙盘

6. 军用车辆

军用车辆在表现战争主题的沙盘作品中经常出现，包括坦克、军车等。这类沙具的使用因与战争主题息息相关，故除了力量的象征外，更主要表现的是来访者内心的矛盾，象征着攻击和毁灭。有时，军用车辆被来访者当作普通交通工具使用，这可能投射出来访者自我意识的模糊，此外，还体现出自我保护、自我壮大的意愿。

（七）其他类

1. 太阳

太阳的光与热，加上与之伴随的雨露滋润着大地，才使得大地充满生机。太阳的能量很强，所以通常代表男性。由于太阳至高无上的位置与强烈的光芒，许多文明中出现太阳神（多为男性神）崇拜，并且把太阳神想象成能够洞察一切的神明。如印加人认为太阳是他们神圣的祖先，他们建造的太阳神庙，也是用具有太阳颜色的黄金来装饰的。在基督教传统中，太阳代表着上帝，表示上帝的公正与造福人类的慈悲。在印度教中，太阳象征人类自身高层次的自知。

但是不同时间的太阳给人的感觉又不是一样的，比如早晨的太阳是朝气蓬勃的，而夕阳则有些凄凉的感觉。在沙盘游戏疗法中出现太阳沙具时，可以进一步确认是什么时候的太阳，从而了解来访者的心理状态。此外，太阳也具有指引和目标的象征意义。

2. 月亮

月亮与太阳相反，因其阴柔，故通常代表女性。由于月亮的相位及其在空中的位置总是不断发生变化，所以月亮的象征之一就是反复无常，但同时又是复苏、不朽与事物自然循环的象征。另外，月亮还代表自然界中的黑暗势力与神秘的一面，据说月亮女神可以控制人的命运定数。

3. 星星

星星具有特殊的守护神的象征意义。人们认为星星是神灵的眼睛，代表着命运和宇宙能量，也代表着来访者心志，并具有指引方向的意义。经常会有来访者将有星星的玻璃球体放在沙盘内，可能会使河道五颜六色，象征着希望和智慧、光明和喜悦。

4. 森林

森林象征着集体潜意识，是黑暗、未知的领域，是可怕的野兽出没的场所，正如潜意识世界一样，充满了野蛮的、不受欢迎的本能冲动。原始森林代表阴暗、深沉、根深蒂固的生殖力。

森林本身是荒野中的自然，缺乏人类秩序，被认为是不安宁和危险的，但同时又是一个远离喧嚣尘世的世外桃源，因而对人有吸引力。森林因其不可捉摸，故又令人产生一种迷茫之感，当然也是等待开拓的、有些令人不安的地带。

5. 山岳

在沙盘作品中堆起一座山，可以使来访者感觉到确定目标时的激动心情，将人物置于通向山巅的路途中，则象征着来访者正在为实现这种抱负而艰难地努力着，以及迈向精神自治的更高领域。将沙具人物立于山巅之上则暗示着来访者正在取得相当大的成就。连绵不断的山脉可理解为目标、抱负的递增和连续性，也是自我保护的一种天然屏障。

假山是人工所制造，故而少去了抱负、神秘之感，更多一些玲珑、秀气，有些来访者沙盘作品表现的是庭园景观，内设假山，可以认为其奋斗目标非自己所愿，而是父母或他人代为设置，或许可以欣赏但已少了登山时的崇高、神圣、快乐之感。

山又常为男性性的象征，而山谷则是肥沃、和平、安全的象征，山谷有时也被解释为女性性的象征。沙盘作品中如有加重对山谷的刻意制作，则其象征可以理解为一种庇护、母性。

卡尔夫认为山是隆起的，具有孕妇隆起的腹部的意象，因此是母亲的象征；当山上出现某些情境时，可能代表来访者与母亲之间的关系。

6. 水

水是生命的源泉，是繁殖、成长、创造、潜能的象征。水是女性的象征，代表一个人的女性特征或是母性特征。不论哪一种水，都是能量的象征，具有新生、活力、精力旺盛的意义。当然水也是危险的、潜在的威胁。纯净的水给人以宁静、澄澈之感，是心灵净化的象征，而浑浊的水则可能暗示来访者的心理健康存在问题，是邪恶和压抑的象征（图7–13）。

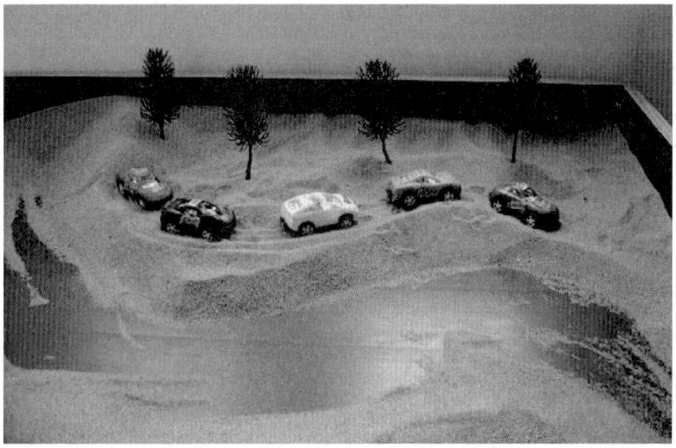

图7–13 有水沙型的沙盘

7. 沙漠

沙盘以沙漠为背景时，可能是来访者心理贫瘠、无望的象征，是来访者心理状态的写照。来访者对沙漠形成原因的解释投射出其心理问题产生的根源。

沙漠中出现骆驼，可能说明来访者正在寻求外力的帮助，以求逃离当前的困难局面，而沙漠上的建筑却可能是危险的象征。

绿洲的出现可以认为是来访者希望的所在，象征着新生、力量。穿越沙漠是挑战困难的象征。

8. 十字路口

十字路口是方向选择的象征，通常代表来访者正面临一种困难的选择，以及方向的迷失或不确定。沙盘作品中出现十字路口沙具，也是多种选择的反映。各路口通往的区域、景观可以理解为造成来访者举棋不定的诱惑、干扰或者难以取舍的因素。

沙盘作品中来访者自我像身处何处及其最期望的选择，都可以投射出其当前的心理状态及努力方向。

9. 石头

沙盘作品中摆放的石头有时只是起到的点缀作用，但当石头作为基石时，则是坚实基础的象征，同时也可能代表着来访者的不安心理。如果石头成为作品中的主题部分，或用石头来压倒人物，则可能是强调来访者所背负之重，也可以理解为来访者是对压力的屈从、迁就等。

10. 圆圈

关于圆圈象征意义，卡尔夫是这样描述的："中心感对个体来说是一种神圣的体验，因为那是一种和人类与生俱来的宗教力量进行接触的体会。天主教的弥撒意识中，提着香炉的祭司围绕祭品转三圈，其中逆时针两次，顺时针一次，借此净化祭品，使其转化为神圣的东西献给上帝。……（圆圈）毫无疑问代表着一种转化的过程。……圆圈本身，特别是绕着中心点的圆圈，在其他文化中也具有神性的特征。"荣格曾经在其《心理与宗教》一书中写过："自古以来，有中心点的圆一直是上帝的象征，因为它表明了上帝化身的完整性：一个圆点在中央，并且由一连串的点构成圆周。……从心理学的角度来看，这种配置方式等同于曼陀罗，因此是一种自性的象征，它不只是个别自我的参照点。"

11. 数字

数字也具有一定的象征意义。"一"一般具有开始、完整的含义，老子说："道生一，一生二，二生三，三生万物。"这里"一"就有代表有形之物之始的含义。"三"往往代表多的意思，中国人说"事不过三"，就是用"三"来表示多。"三"还是一个充满动力的数字，它往往和许多有始有终的故事相联系。比如在童话故事中，往往会要求主人公完成三个任务，才能实现愿望。

第8章

个体沙盘游戏疗法中咨询师的任务与成长

荣格曾经说过，心理咨询师应该像接生护士的双手一样要保持自身的清洁，这样才不至于“传染”来访者心理问题。咨询师必须先学会认识自己，了解自己，保证自己的心理是健康的。如果咨询师自己心理都不健康的话，他会将来访者引入歧途。荣格为此曾引用一位先哲的话：“如果一个错误的人使用了正确的手段，那么，正确的手段也会产生错误的作用。”荣格还指出，心理分析师不仅在培训期间有必要接受分析，而且他必须在整个职业生涯中不断探究自己。

早期的沙盘游戏疗法咨询师多数都是心理分析师，沙盘游戏技术也是分析心理学技术的一种，因此，沙盘游戏咨询师也应按照分析心理学的要求制作沙盘，进行自我分析。事实上，咨询师自己制作沙盘不仅仅可以自我分析，促进自我成长，更重要的是，只有做过沙盘的人才能够更直接地感受到沙盘游戏的魅力；而且因为有了沙盘游戏的经历，才能更理解来访者所处的阶段和他们内心的感受。

一、咨询师应具备的基本素质

我国著名心理咨询专家钟友彬教授在他的著作《现代心理咨询》一书中提出，心理咨询师必须具备人格素养基础、知识条件和技巧条件。沙盘游戏疗法咨询师与心理咨询师的要求是一致的，具体应该做到以下几点：

（1）咨询师要具有健全的人格。许多学者都提到，心理咨询师的人格条件是做好心理咨询工作的最重要因素，也是心理咨询师应当具备的首要条件。心理咨询师的人格是心理咨询工作的支柱，是咨询关系中最关键的因素。如果一个心理咨询师不具备助人的人格条件，他的知识和技术就不会有效地发挥作用，而且可能有害；心理咨询师如果仅仅具有广博的理论知识和咨询技巧，但缺乏同情人、关心人的品格，不能坦诚待人，不能赢得信任，缺乏对人际关系的敏感性，他就只能是一个技术工匠。在人格素养方面，概括地讲，咨询师要心理相对健康，乐于助人，具有较强的责任心。

（2）咨询师应该具有扎实的心理学理论基础。心理咨询不仅是靠良好的愿望、热情和一般常识来安慰、劝说那些处于困境的来访者，或鼓励来访者同疾病做斗争。心理咨询和心理治疗是科学工作，要用科学的助人知识来帮助来访者，使他们认识困扰自己的真正原因，改正或放弃适应不良的行为，使心理成熟起来。心理咨询师必须有普通心理学、儿童心理学、人格心理学、社会心理学、生理卫生学、变态心理学、心理测量学、临床心理学等方面的基本理论知识，并掌握心理助人、家庭治疗、行为矫正、音乐治疗、认知疗法等咨询治疗的方法与技巧。

（3）咨询师应具有丰富的实践经验。实践丰富了，解决的心理问题多了，对于心理问题的理解，对于心理咨询的进程就能更好地把握，从而更好地决定什么时候做什么，什么时候说什么。

除了以上基本要求外，沙盘游戏咨询师还应该：①具有敏锐的洞察力，因为沙盘游戏疗法中咨询师和来访者是一种潜意识层面的交流，咨询师必须能够敏锐地觉察到来访者的内心世界；②足够的自我体验，沙盘游戏咨询师要自己制作沙盘，要自我感悟，也要请人督导，只有这样才更容易与来访者建立共情关系，也才更容易理解来访者沙盘中发生的一切；③相信象征，要做到这一点需要咨询师在实践中不断地觉知。

二、咨询师的职业发展和个人成长

如何才能掌握沙盘游戏咨询技术？如何才能成为一个好的沙盘游戏咨询师？如果用一句话来回答这两个问题，那就是——好的咨询师是做出来的而不是学出来的。只有不断去实践，在实践中感悟沙盘游戏，感悟来访者，在实践中解决这样那样的困惑，才能够对沙盘游戏疗法的理解越来越深入，才能够真正掌握这项技术。如果对两个问题进行全面回答，参照国际沙盘游戏学会的标准，笔者认为成为一个好的沙盘游戏疗法咨询师应该经历以下环节：

（1）接受专业、系统的培训（图8-1）。沙盘游戏咨询师应该接受的最基本的培训内容为沙盘游戏疗法本身和荣格的分析心理学相关理论。在此基础上，咨询师再去学习精神分析、人本主义等相关的心理学理论，为成为合格的沙盘游戏疗法咨询师奠定扎实的理论基础。在学习理论时，很多人觉得不够实用，很希望直接学习操作方法，殊不知，如果没有理论基础，咨询师是不能真正理解沙盘游戏的原理的。

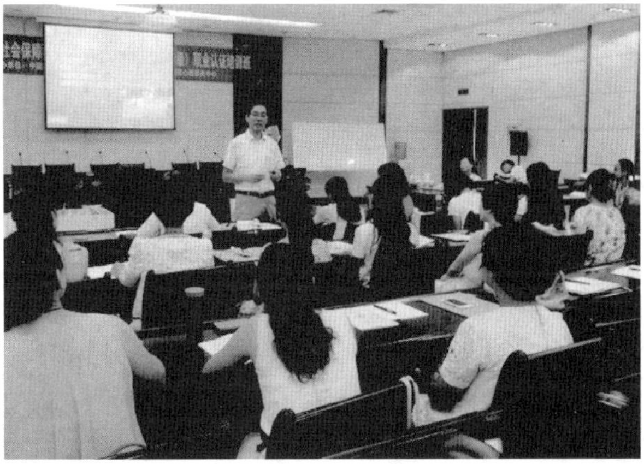

图8-1 2014年8月，笔者在甘肃省兰州市讲授沙盘游戏课程

（2）进行沙盘游戏分析。咨询师要自己制作沙盘，体验沙盘，并邀请具有沙盘游戏操作能力的咨询师来分析。这一过程就像做饭一样，只有自己品尝后才能知道饭菜的味道。图8-2、图8-3是笔者不同时期制作的部分沙盘，现在回过头来去看，结合制作沙盘时自己所处的环境和心理感受，对于心理成长的路径有了更清晰的认识。不仅如此，当后来来访者制作沙盘时，如果沙盘中出现和咨询师所制作沙盘相似的情景，咨询师就会更容易理解来访者的心理状态。

图8-2是笔者的初始沙盘，描述的是故乡的情况。成人制作表现故乡主题的沙盘，一般象征着心灵的回归和重新成长的开始。

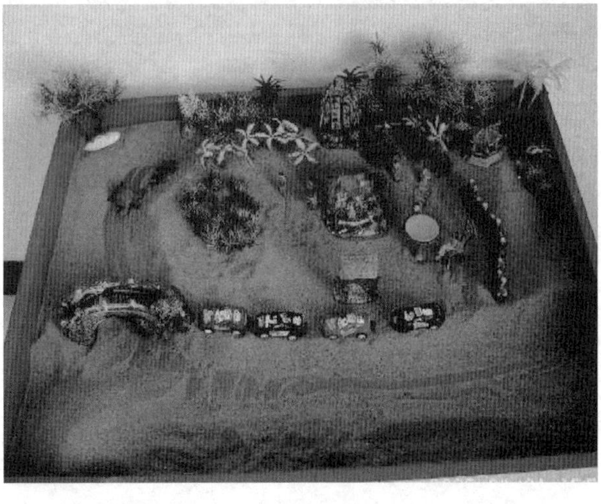

图8-2 笔者的初始沙盘

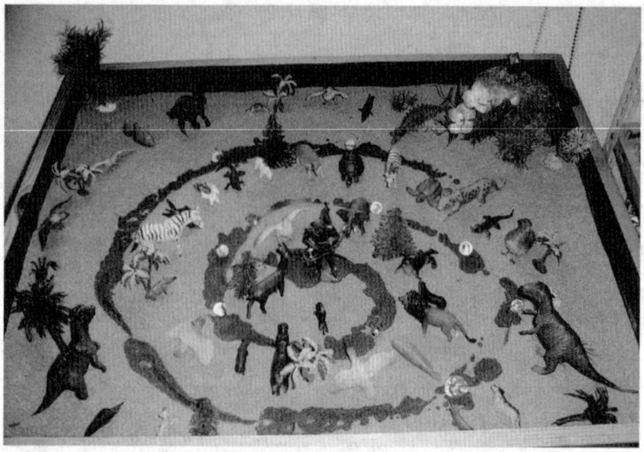

图8-3　笔者以“进化”为主题制作的沙盘

图8-3是笔者正面临一次重要任务时制作的沙盘，主题为“进化”，沙盘中由最外圈的恐龙进化到最中心的原始人，应该反映的是笔者内心在获得提升的过程。

图8-4是笔者心情比较郁闷的时候制作的沙盘，主题是柳宗元《江雪》一诗的情景，反映了笔者当时烦闷孤独的情感。

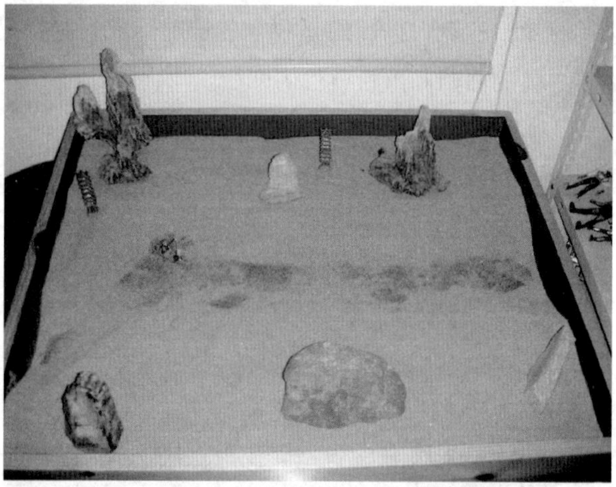

图8-4　笔者以柳宗元《江雪》一诗为主题制作的沙盘

图8-5所示沙盘制作完成后，笔者感到十分愉悦。这个沙盘有点近似曼荼罗，象征着心理整合的开始。不过沙盘中还有不和谐的因素，比如最下方躺在树叶上的孩童沙具是背对着中心水晶的，反映了笔者内心的心理冲突。

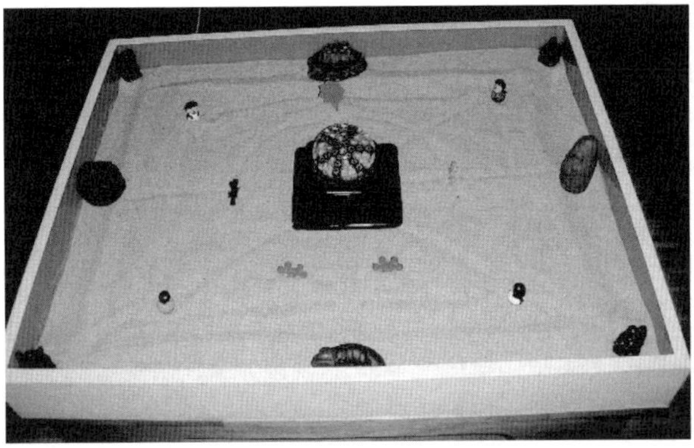

图8-5　笔者制作的象征心理整合的沙盘

图8-6~图8-8三个沙盘是笔者同一个时期（2010年4~6月）制作的，其共同的特点是都具有一定的神秘色彩，表达的内容很抽象。抽象的沙盘往往是潜意识的表达，是潜意识心理呈现的过程。笔者也是从这种仪式感很强的沙盘中获得了心理提升。

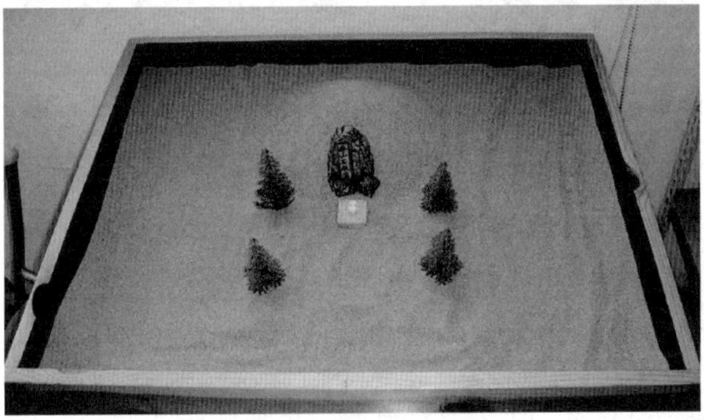

图8-6　笔者制作的抽象沙盘（一）

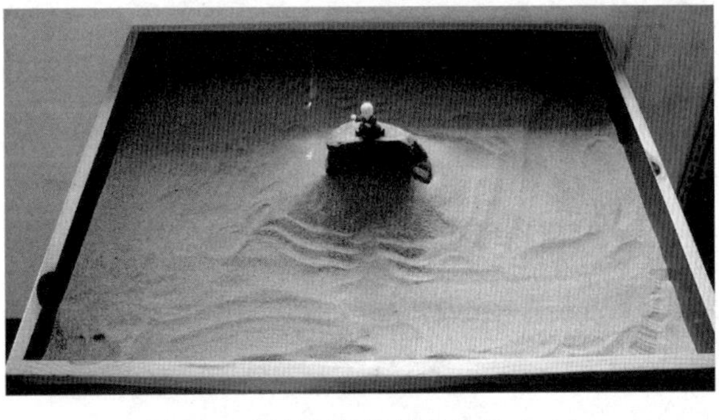

图8-7　笔者制作的抽象沙盘（二）

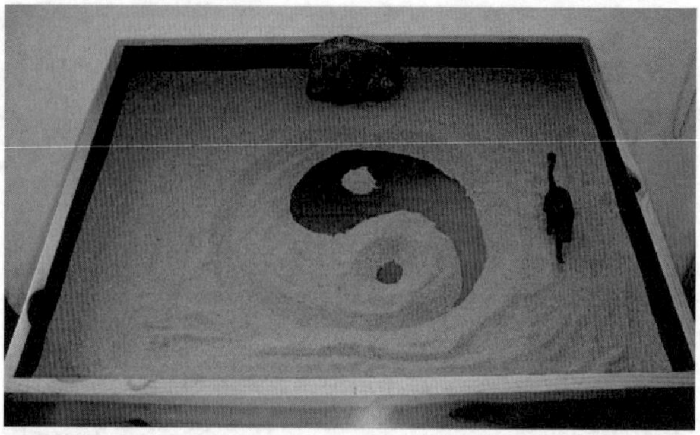

图8-8 笔者制作的抽象沙盘（三）

图8-9所示是笔者2010年7月制作的一个沙盘，整个沙盘流露出宁静、悠闲的氛围。

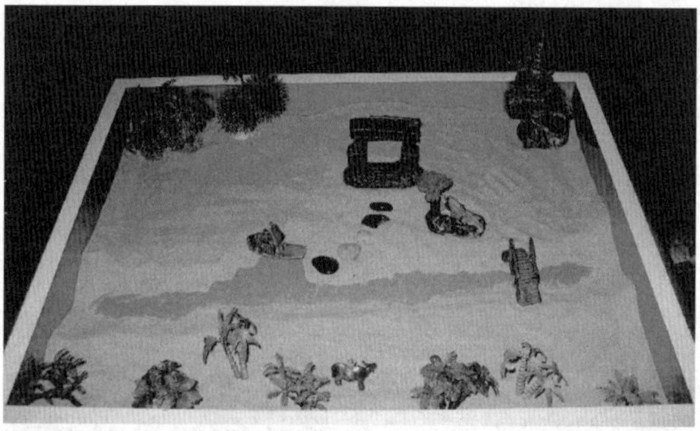

图8-9 笔者制作的流露出宁静、悠闲氛围的沙盘

图8-10是笔者2011年4月制作的沙盘，也是具有很强的仪式感的一个沙盘。

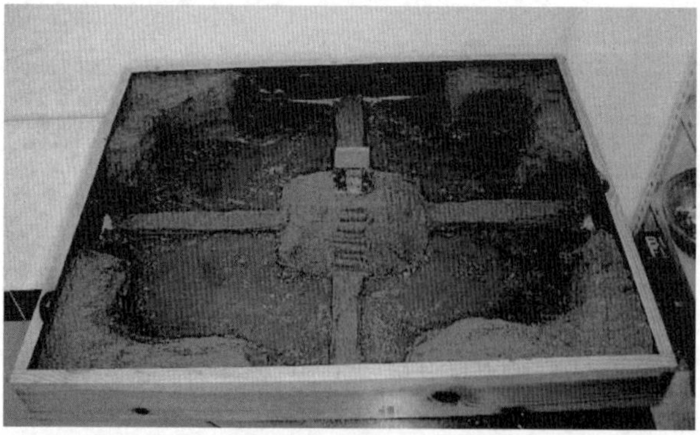

图8-10 笔者制作的具有仪式感的沙盘

图8-11是笔者2011年7月制作的沙盘，表达的是八仙过海即将到达天宫的场景，沙盘中洋溢着喜悦的气氛，体现了作者心灵达到一个新境界的愉悦感。

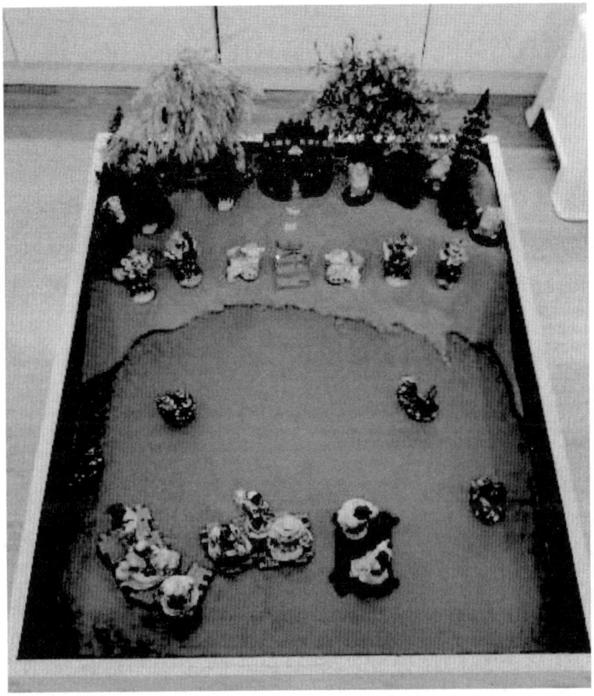

图8-11　笔者制作的以“八仙过海”为主题的沙盘

图8-12是笔者2013年5月制作的沙盘，表达的是“古木阴中系短篷，杖藜扶我过桥东。沾衣欲湿杏花雨，吹面不寒杨柳风”的意境。

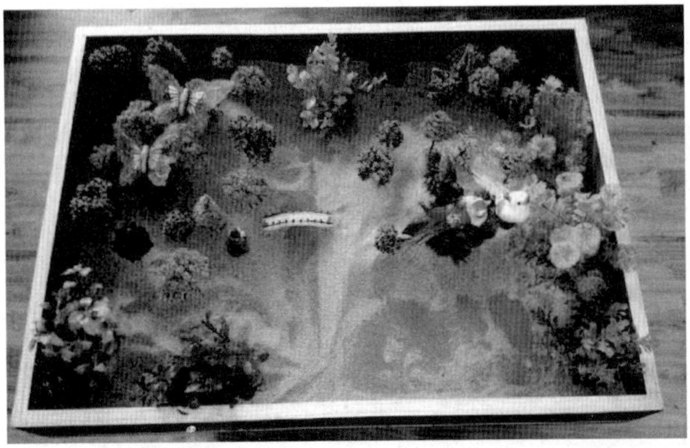

图8-12　笔者制作的以“春”为主题的沙盘

（3）给来访者使用沙盘游戏疗法。有了一定准备之后，咨询师就可以使用沙盘游戏疗法给来访者进行治疗了，这个阶段应该有督导师的督导，随时解决咨询师的问题。

（4）开展案例总结分析。随着案例的增加，咨询师可以汇总自己的案例，对案例进行总结分析，这个过程也是咨询师自我提升的过程。

三、咨询师在沙盘游戏疗法中的主要任务

陪伴与见证是咨询师在沙盘游戏疗法中最重要的任务。对此，很多沙盘游戏疗法的初学者感到无法理解，认为似乎随便找一个人就可以做到陪伴与见证，不需要专业人员。概括地讲，沙盘游戏中，尤其是面对儿童时，咨询师能做到足够的接纳与包容，营造一个安全与受保护的空间，来访者的自我疗愈力量就会发挥出来。对于儿童，咨询师询问过多话语反而会引发孩子的阻抗，不利于治疗的继续。而面对具有较强感悟能力的成人时，咨询师可以通过对话的方式对其进行启发，促进其自我感悟。

（一）做一位接纳与包容的“母亲”

沙盘游戏疗法咨询师应该像妈妈接纳自己的孩子一样接纳来访者。在孩子刚出生到一岁的这个阶段，母亲对孩子的爱是无条件的，孩子在充满温情、保护的环境中得到包容，并形成前文所述母子一体关系。在母子一体的关系中，孩子感觉到的是一种来自母爱的保障和安全感。当咨询师在对待来访者的时候，能够表现出无条件关爱，接纳和包容来访者的行为，就能够与来访者建立信任关系。这种信任关系又可以促使来访者回到母子一体的状态，此时，来访者会感受到母亲般的温暖，使原本不安、躁动的心灵变得平静下来。咨询师在咨询中扮演来访者母亲的角色，从荣格分析心理学来说，这可以满足来访者对于母亲原型的需要。咨询师一旦能够满足来访者对于母亲原型的需要，治疗便会自动开始。

（二）做一位安全与受保护空间的营造者

沙盘游戏疗法中咨询师的首要任务就是为来访者创造安全和受保护的环境。为了做到这一点，咨询师应该把工作室布置得安静、温馨和舒适，确保在来访者进行沙盘游戏疗法的过程中，不会有人闯入。最重要的是，咨询师要对来访者采取接纳和包容的态度，允许来访者根据自己的意愿制作沙盘，而不是对来访者指

手画脚或者横加干涉；不要给予好或者坏的评价，更不可故作聪明，对来访者的沙盘作品随意分析，因为那样会使来访者感到压力，从而不愿展示自己最真实的内心。咨询师还应该严格遵守保守秘密的这一职业道德，不能泄漏来访者的信息。

（三）做一位静默的陪伴者和见证者

日本沙盘游戏疗法学会会长山中康裕说："沙游治疗最重要的是什么？就是治疗者在场，也就是说在个案制作沙盘时，有一个专心在一旁守护的治疗师存在，这本身就是治疗的重点。"这就是陪伴的力量。之所以要求静默，是因为咨询师和来访者需要进行的是对心灵的探索，是对潜意识的探索，而语言可能会阻断潜意识的呈现。因此，沙盘游戏疗法咨询师首先应该是一位静默的陪伴者。

沙盘游戏疗法咨询师还需要是一位静默的见证者。见证者可以减轻来访者痛苦的感受，还可以增强来访者的信心。在沙盘游戏疗法中，咨询师看到了来访者潜意识在沙盘中的显现的意象，并且在心中记录下来，这会使来访者潜意识能量继续存在，而不致消失。这就是见证者的力量。此外，咨询师在沙盘游戏疗法中作为一位静默的见证者，还像是来访者的一面镜子，帮助来访者看清自我，增强自信，不断成长。

卡尔夫曾经说过，在沙盘游戏疗法中，咨询师不做任何事比做一些事情要难得多。沙盘游戏疗法中，咨询师要做的是用心感受来访者，和来访者之间进行心与心的交流，进行潜意识层面的交流，这个时候不需要太多的语言。做好一位静默的陪伴者和见证者，也是沙盘游戏疗法咨询师必须扮演好的角色。

（四）做一位适时点拨的"禅师"

卡尔夫本人对禅学十分感兴趣，曾到日本的禅寺访问、居住，她认为沙盘游戏疗法与参禅有很多相似之处。禅学要求学习者依靠自己的力量进行参悟，而不是依靠老师的教导或者书本的知识。沙盘游戏疗法的精髓也是要唤醒来访者自我治愈的力量，需要来访者不断去感受和体验，而不是完全依靠咨询师的指导。所以说，沙盘游戏疗法与参禅都强调自我探索，而不能仅依靠外在的力量，二者在方法上不谋而合。

沙盘游戏疗法中，咨询师并不告诉来访者心理问题的原因，也不直接告诉他（她）应该怎么做来解决自己的心理问题，而是要给来访者创造一个安全、受保护的环境，让来访者感受自己的内心，了解自己的潜意识，从而实现心理的康复。当然，沙盘游戏疗法咨询师并非永远不给来访者指导，只是要选择恰当的时机；也不是直言相告式的指导，而是一种启发式、引导式的指导。

（五）做一位与来访者在一起的“心灵探索者”

沙盘游戏疗法是一种心灵的探索，咨询师就是来访者自我心灵探索的合作者。当来访者第一次进入沙盘游戏工作室的时候，咨询师要和来访者一起探索来访者的心理问题，讨论心理咨询的目标以及解决办法。当来访者开始沙盘游戏疗法的时候，咨询师要与来访者在一起，跟随来访者的眼神、动作，体察来访者的情绪，感受来访者的内心。在沙盘游戏疗法结束的时候，咨询师要倾听来访者的讲述，理解来访者的作品。待沙盘游戏疗法进行到一定阶段或者要结束的时候，咨询师会和来访者一起回顾每一次沙盘作品，讨论当时彼此的感受，分析作品和作品对来访者的意义，探索来访者的心理变化过程。这一系列工作，来访者都是和咨询师一起进行的。正是有了咨询师的参与，使得来访者具有了自我探索的力量。

第9章

个体沙盘游戏疗法案例

在笔者的课程中，要求初级班的学员要进行6次以上的沙盘游戏体验，中级班学员则要完成一个6次以上的案例，这是他们取得证书前必须完成的任务之一。虽然有些案例未必很成功，但是作为一种参考对于学习沙盘游戏疗法者是有所帮助的。学习者首先要参考的是沙盘游戏疗法案例写作的方法和格式，其次要参考的是沙盘游戏疗法中如何掌握沙盘的变化规律。

一、一个焦虑成人的沙盘游戏疗法案例❶

（一）一般资料

1. 人口学资料

涛涛（化名），男，汉族，25岁，一名高中教师。经调查与询问得知，其家人均无人格障碍和其他神经症性障碍，无重大身体疾病史，家族无精神疾病史。

2. 个人成长史

涛涛有一个姐姐，在成长的过程中，涛涛一直都与自己的父母和姐姐在一起生活，虽然家里经济条件不是很好，但是一家人一直都很和谐。因此，在他的思想意识中，一直比较重视亲情。小时候，涛涛一直是一个比较要强的男生。

3. 精神状态

精神状态良好，并无明显消极意识，知情意统一，人格完整。

4. 身体状态

身体状态良好。

5. 社会功能

能较好地完成学校的相关工作。

❶ 四川省宜宾市第一中学王筱敏提供。

6.心理测验结果

1）症状自评量表（SCL-90）

焦虑因子1.2分，抑郁因子1.4分，这两个因子得分均未超过常模（2分）。

2）焦虑自评量表（SAS）

测量分为54分，在50~59分范围内，提示来访者有轻度焦虑。

3）抑郁自评量表

测量分为35分，小于标准分分界值（53分），提示来访者没有出现抑郁。

（二）主诉和个人陈述

1.主诉

最近没有感觉到明显的心理异常，只是有时候感觉莫名的烦躁，对于工作不能一直都保持一种比较良好的状态。

2.个人陈述

对于刚走上工作岗位的自己来讲，不论是自己的职业规划，还是自己的专业发展，都还有很长的路要走。因此，有些时候感觉自己面临的压力比较大，容易出现一些焦虑的情况。

3.咨询师观察到的情况

来访者身材偏瘦，身着正装，干净整洁。在咨询师的引导下，能够较为主动地谈论自己的事情，显得比较自然和放松。

（三）评估与诊断

1.主要症状

有时会出现莫名的焦虑不安，注意力不集中，睡眠质量不高，食欲下降，但检查后无生理病症。

2.诊断及依据

诊断：对该来访者的诊断为一般心理问题。

诊断依据：

（1）严重程度标准：来访者心理问题是由明显的现实原因引起的（刚进入工作单位，好胜心强，但缺乏经验，有时会工作碰壁），表现出焦虑烦躁、睡眠障碍等症状。该来访者的反应强度不强烈，不良情绪仍在一定的理智控制下，能保持行为不失常态，没有影响逻辑思维。能维持正常的生活和社会交往，没有对社会功能造成影响，但工作效率下降。反应只局限在工作上的焦虑，无回避和泛化。

（2）病程标准：病程两个月左右。

综上所述，可以诊断为一般心理问题。

3. 鉴别诊断

（1）与精神病相鉴别：依据病与非病的三原则，该来访者的知情意是统一的，个性稳定，对自己的心理问题有自知力，有主动就医的行为，无逻辑思维的混乱，无感知异常，无幻觉、妄想等精神病症状，因此可以排除精神病。

（2）与焦虑症相鉴别：焦虑症是以广泛性焦虑或发作性恐怖状态为主要临床相的神经症，是一种内心紧张不安，预感到似乎将要发生不利情况而难于应付的不愉快情绪，常伴有头晕、胸闷、心悸、呼吸困难、出汗和运动性不安等，有持久的痛苦不能解决，对社会功能造成严重影响，出现泛化和回避，反应也与初始事件本身不相关，持续时间长，大于三个月或半年。该来访者虽然以焦虑为主要症状，但未严重影响社会功能和逻辑思维，没有泛化和回避，而且持续时间只有两个月左右，因此可以排除焦虑症的可能性。

（3）与严重心理问题相鉴别：严重心理问题的反应强度强烈，已经泛化，对社会功能造成严重影响。而该来访者的心理问题并不严重，仅是就事论事，没有出现泛化，没有对社会功能造成严重影响，持续时间较短，因此可以排除严重心理问题。

（四）咨询目标

咨询师与来访者共同协调，确定了具体目标、最终目标、近期目标和长远目标。

1. 具体目标与近期目标

（1）调整认知方式，转变观念，帮助来访者分析两次考试失利的原因，分析工作对生活的意义。

（2）改善来访者焦虑烦躁的精神状态。

（3）帮助来访者减少失眠、注意力不集中的生理症状，缓解心理压力。

2. 最终目标和长期目标

增强来访者的社会适应能力，提高有效处理各种生活焦虑的能力，完善来访者的个性，促进其心理健康发展。

（五）咨询方案

1.咨询方法与原理

整个咨询主要采用沙盘游戏疗法。

沙盘游戏疗法是由瑞士分析心理学家卡尔夫在分析心理学基础上，融合了世界技法和东方道家、佛学思想等创建的心理治疗技术。在这个技术中，来访者利用沙子、沙具在沙箱中制作一个场景，以呈现其潜意识内容，通过意识与潜意识的沟通，以及展现集体潜意识原型，促进原型的发展，实现对来访者心理疾病的治疗。

每一个人的心灵深处都有自我治愈心灵创伤的倾向，但这一自我治愈力常常因为各种原因而难以发挥作用，沙盘游戏疗法能创造出一个自由与受保护的空间，当来访者对自己的摆放进行说明时，心理咨询师便可与其展开讨论，帮助来访者找到内在的改变途径，以便达到认识自己、成为自己的目标，实现自己的内在价值。当治疗过程不断深入时，最终可以促使来访者自我治愈力得以发挥。

涛涛的焦虑问题可以在沙盘游戏中得到很好的缓解，而且涛涛具有较高的感悟能力，所以沙盘游戏对他而言是非常适合的。

2.咨询次数与时间安排

咨询的次数与时间安排：共6次，每次约50分钟。

（六）咨询过程❶

1.涛涛的初始沙盘（2013年5月2日　10：30~11：20）

当我向他介绍完沙盘游戏疗法后，他比较迅速地开始制作沙盘。但是，在开始之前，他不断询问相关的规则，当他获知了沙盘游戏规则之后，便很快地走向沙具。在这个过程中有个细节：当他走向沙具的时候，没有过多的犹豫，直接开始挑选他所需要的沙具（之后，在询问过程中才知道他挑选的标准是自己是否喜欢这个沙具）。不久后，涛涛手中已经拿着几个沙具，但他还是在不停地搜寻喜欢的沙具。

他摆沙盘的速度很快，没有用过多的时间去思考，但能看出，他在摆放的过程中是很投入的，已经沉浸在了沙盘游戏当中，脸上一直保持一种比较严肃的表情。他摆放沙具的顺序是：军用吉普车、军用气垫船、国旗、坦克、士兵、土著居民、大猩猩、恐龙、超人、汽车、景观树木（图9-1）。

---

❶ 以咨询师为第一人称记录。

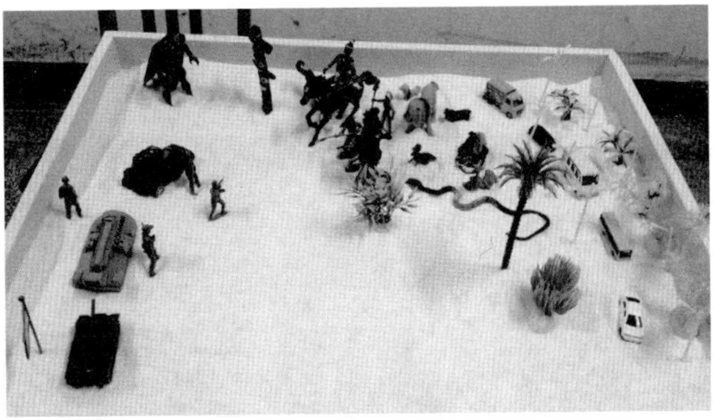

图9–1　涛涛的初始沙盘

我感觉这是一个冲突表现很明显的沙盘作品。涛涛把沙盘命名为“我们的世界”。他是这样叙述他的沙盘故事的：“有一天，军队要侵犯土著居民的土地，虽然土著居民知道自己的力量肯定不敌这支军队，但是仍然选择了坚决抵抗，鉴于此，大自然当中的许多动物也加入保卫家园的力量中来。这时候，超人出现了，超人出现的目的是维护和平，但可能更加偏重保护土著居民这边。”我问：“这里面有你吗？”他指着土著人中一个不起眼的拿矛的土著人说“这个就是”，我问：“他是土著人的首领吗？”他说：“不是首领，是首领旁边的一个准备战斗的勇士。”我问：“为什么你不是领袖而是一个士兵呢？”他说：“可能自己现在还不太具备领导大家的能力，害怕由于自己的原因而让集体受到巨大的损失，但是，当集体面对外来威胁的时候，自己肯定能挺身而出，为捍卫集体的利益而努力。”我问：“那你们战斗人群背后的那一片汽车、树木是什么呢？”他说：“那是都市风格的公路，我很喜欢汽车，我挺喜欢那一片的。”我说：“哦，你的意思是你喜欢的东西并不是你现在正努力想争取的东西？我的理解是这样的，你看对不对？”他不说话了，陷入一阵沉默。后来我们没有继续说什么，涛涛随后离开了咨询室。

咨询师感悟：我感觉他并不是感觉中那么自信、独立的男人，他需要安全感，并且内心冲突较明显，同时对自己的生活方向并不是非常明确，期待他下一次的沙盘。

2.涛涛的第二次沙盘（2013年5月10日　10：30~11：20）

这次走进咨询室，涛涛仍像上次一样，衣着正式，且很自信，希望真实的他也是如此。

他的摆放顺序是：卡车、坦克、登陆艇、气垫船、美德两国国旗。他的动作是：挖了一条大河，放置栅栏、士兵若干、医疗站、汽油桶、飞机若干、梯子状的小桥（图9–2）。

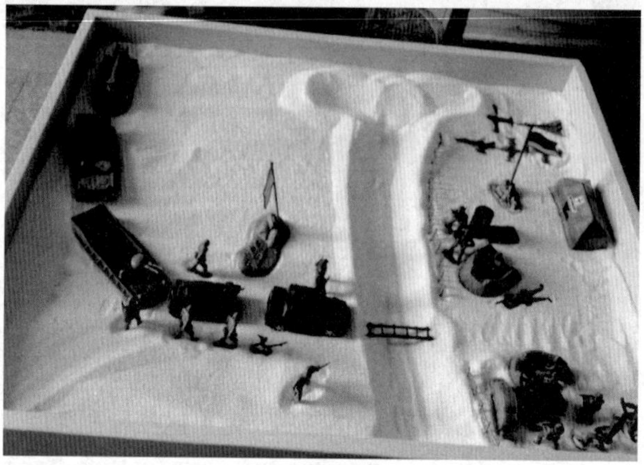

图9–2　涛涛的第二次沙盘

他把这个沙盘作品命名为“和平”。他所描述的故事情节是：“美国和德国遇到巨大的矛盾，引发两国的冲突，美国实力在德国之上。美国派出军队到达德国边境，但是遇到边境上的小桥，许多大型的设备不能通行。于是，出现了两军对峙的局面。面对强大的美军，德国却没有表现出惧怕，而是积极应战，充分做好作战的准备。”

我问：“看着不大和平，为什么起名叫‘和平’？”他说：“我希望能和平。”我问：“我看到这个桥实际是个梯子，你最后在选择这个简陋的桥的时候很犹豫，拿拿放放好几次，你在犹豫什么呢？”他回答说：“桥不能选择大了，大了美军直接就过去了，但是又不能没有桥，没有桥，这个故事就没办法继续下去，所以我选了一个最简陋的桥。”我又问：“这里面有你吗？”他说：“有，就是这个（德军里一个站在最前面的举枪的士兵）。”我问：“你觉得这周围对你最有意义的东西是什么？为什么？”他说：“这个（指着他形象前面的堡垒），因为在堡垒下最安全，本来不打算放堡垒的，但是我要站在最前面冲锋，怕太早就牺牲了。”我问：“没有堡垒你就不敢站在最前面了吗？”他说：“敢，但是还是希望有堡垒。”我感觉他是个很有能量的人，而能量的强大也是激化冲突的缘由。他需要生活中有支持他的人。我问：“你认为你建造的这个世界中的场景最常发生在生活中的何处？”他说：“工作上。这个（美军站在最前面张牙舞爪的士兵）就是我对面办公室最讨厌的那个人，他太张扬了，在战争中死得最快。”涛涛的是非意识很强，可能是由于成长过程中父母和其他人的影响，导致了现有道德观的建立。我问："你为什么喜欢这个机场呢？"他说："我很喜欢这些飞机，而且那是最厉害的秘密武器，这些飞机是战争最后扭转战局的法宝。"我问："你认为飞机会通过什么方式扭转战局呢？"他想了很久，什么也没有说。

咨询师感悟：可能他在工作中处理很困难的问题时，还未找出最完善的方法，希望他回去后能有所思考与改进。

3.涛涛的第三次沙盘（2013年5月14日 10：30~11：20）

今天下雨，他迟到了一会儿，说路上积水，车子很难前行，他头发和裤脚湿了些，我笑着说："没关系，我给你泡杯热茶我们再做沙盘。"

这是他第一次制作出稍微有和谐感的沙盘作品，他命名为"期待"。他的摆放顺序是：小车（三辆小车，一辆公交车）、草坪、房子。然后挖了一条河，又放置了几个栅栏、若干路灯、景观树、小车几辆、小桌子、警察两人、树若干、两只海豚、一艘帆船、一本书（放在桌上）、一个埃菲尔铁塔（图9-3）。

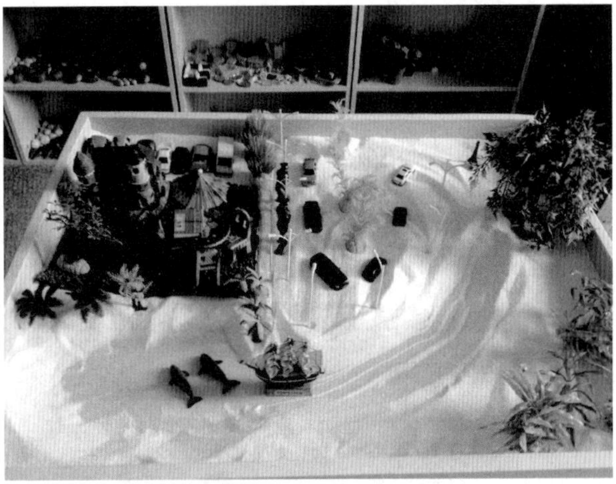

图9-3 涛涛的第三次沙盘

他描述说："这是最希望的生活，所有自己喜欢的东西都在比较安全的环境当中，并且与外面的世界有铁栅栏的分隔，还有两个保镖专门负责小庄园里面的安全，唯一与外面有联系的就是房子前面的那一片海洋，海洋中有我很喜欢的海豚。在这样的一个环境当中呢，能够很好地享受这份不被打扰的惬意。"

沙盘所反映的问题集中表现在以下几个方面：

（1）选择每件沙具时他都变得很谨慎，由此可见他应该是一个对事要求比较高的人。

（2）整个沙盘看起来是和谐的，但是除了河流可以通到外面的世界以外，自己的庄园却是完全封闭的，并且他自己描述“不愿意出去”，可见其内心比较封闭。

（3）两名高大的保镖意味着外界有自己不愿接受的不安全因素，需要保护，需要寻求安全感。

（4）封闭在角落的小车，来访者本人是很喜欢的，但是完全开不出去，他认为最喜欢的东西是私有的，因此很不愿意与人分享。在正视这一问题后，他认为这样做确实有利有弊。

咨询师感悟：从开始到现在，涛涛的危机感都比较强，冲突感都较为明显，受到的教育与外界的影响又告诉他必须迎难而上，但真实的内心里，他是有恐惧感的，他渴望有所依靠，但是现实生活中又没能找到这一依靠。水源和帆船意味着与外界的联络，冲突的疏导。希望他能在与我沟通的过程中找到疏导的力量和途径。

4.涛涛的第四次沙盘（2013年5月26日　10：30~11：20）

明显感觉这次的冲突感在减小。

他将作品命名为“童年”。他的摆放顺序是：小狗、景观树木、造湖、两只小鸭子、桥、房子（面朝着湖的房子是家）、圣诞老人、哆啦A梦、小鸟、小天使、七龙珠人物、一窝蛋、金字塔、门、古堡、鸭子、几只鸟（图9–4）。

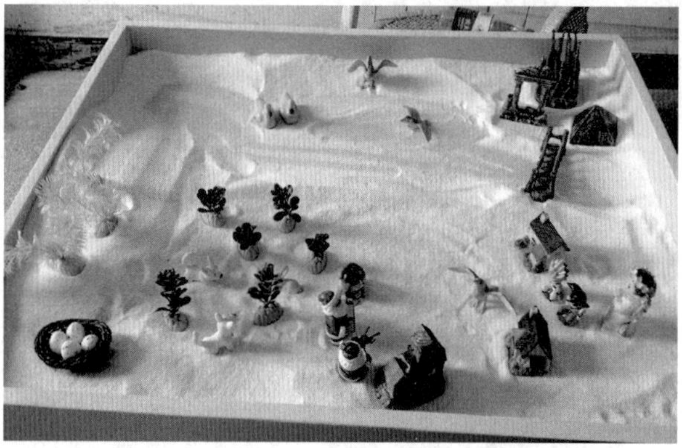

图9–4　涛涛的第四次沙盘

他向我描述说：“这是我的童年，在家的周围有很多树木，感觉整体的环境比较好，在树木之间又有小狗在玩耍，表现得非常和谐。而在家的周围又有很多像圣诞老人那样的好人，在我的周围，而我自己却在房子之中。旁边的小房子和小天使及七龙珠人物，就好像是小时候的玩伴一样，虽然不是最重要的，但却是生命中不可或缺的。然而，在河的对面有着另一个世界，那个世界在我的眼里充满了神秘感，所以我很向往，即使自己也无法确定那个世界是好是坏，但仍然充满了期待。”

我问：“这里面有父母的角色吗？”他说：“两个圣诞老人。”我问：“为什么是圣诞老人？”他说：“默默为我付出，不求回报的好人。”我问：“那你姐姐呢？”他回答：“哆啦A梦，因为比我大7岁，很照顾我，什么好东西都会留给我。”说到这里，涛涛沉默一下，然后笑了，估计是想到小时候好笑的事情了，我能明显感觉得出回到童年时的他是快乐的。我问：“那对面的金字塔、古堡是什么呢？”他说：“是神秘的河对岸，我很想过去。”我问：“那最后你有没有过去？”他说：“没有，因为家这边太美好了，虽然对面很有诱惑力，但还是留在家这边了。”

咨询师感悟：回到美好的童年也有治愈的功能。可能因为儿时的家庭幸福和睦，因此感觉涛涛性格比较随和，距离感不强，容易接近；同时，因为被家人保护得很好，他缺乏自主的能力、探索的能力。但是，表现出对神秘对岸的向往也预示着涛涛个性中有想探索、想向未知未来前进的动力。最后我又教给他应对失眠的方法。

5.涛涛的第五次沙盘（2013年6月6日　10：30~11：20）

这次做沙盘是涛涛主动与我联系的，他说前几天去成都学习期间，远离工作，一个人在陌生的环境中反而静下来有了很多思考。

这次的沙盘他取名为“寻宝”，他先摆放了若干景观树木，然后挖了一条河；随后，又依次放置了三只鳄鱼（河中）、金字塔、城堡、桥（反复挑选）、若干蛇、两个探寻者（图9–5）。

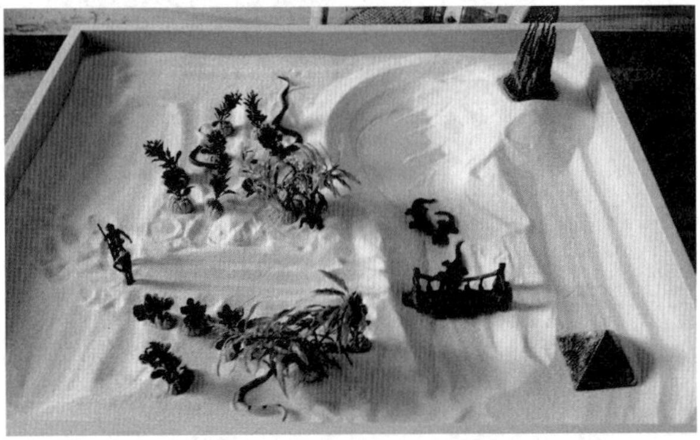

图9–5　涛涛的第五次沙盘

他说："这里有两个寻宝者（其中一个是自己），通过一系列的信息收集、整理之后，决定出发前往城堡找寻宝藏，但是寻宝的路上充满了困难和危险，路过丛林的时候，有很多邪恶的蛇出没。在过河的时候，只有一座很残破的桥，并且桥下还有食人鳄鱼。过桥之后，还要找寻隐藏在金字塔里的秘密，只有找到这些秘密之后，才能继续前往他们向往的城堡。但最终，寻宝人还是顺利到达了城堡。"

在他摆放和在描述的过程中，我感觉他情绪比较高涨，也比较开心，整个交流的过程基本都是我在听他说。我只问了两个问题，第一个问题："和你同行的人是谁？"他说："既是朋友又是保镖。"第二个问题："河对岸的金字塔和城堡分别是什么？"他说："这是获得宝藏的必经之路，要先到达金字塔，里面有如何到达城堡的信息。"

咨询师感悟：我感觉他还是存在安全感缺失的问题，不过，对于如何改善自身问题，他已经有了想法，并主动开始寻找方法了，这是一件好事。后来他又说起了工作，有领导很看重他，把很多重要的事情交给他做，他感到很高兴。他还说自己去学习期间，每晚都睡得很好。

6.涛涛的第六次沙盘（2013年6月20日　10：30~11：20）

这是他最后一次来咨询，因为对流程很熟悉，所以我还没说指导语，他就已经在沙架上寻找沙具了。

这次沙盘的主题叫"梦中的婚礼"，他的摆放顺序是：一棵大树、若干绿色的小树、若干红花树、两个人物、一只小狗、一辆小车。然后，他挖出了一个"T台"，随后又依次放置了婴儿、若干食物、若干小彩豆、天使、天鹅、天鹅蛋（图9–6）。

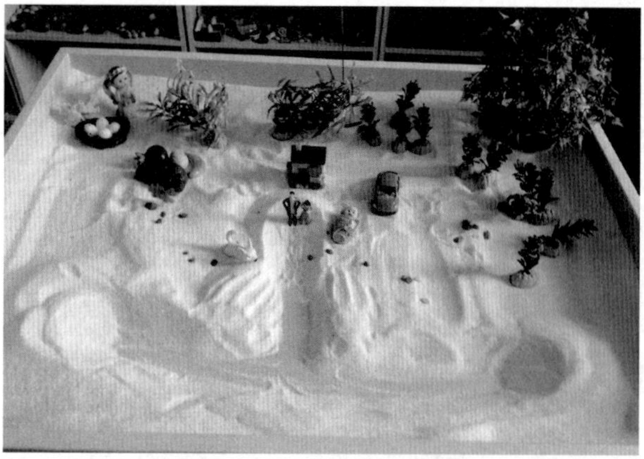

图9–6　涛涛的第六次沙盘

他说："我的女朋友很漂亮，我期待和她步入婚姻的殿堂。我们在一个环境很漂亮的地方举行了婚礼，向所有人展示我们幸福的生活。慢慢地我们也有了自己的孩子，有了很多自己梦想的东西，彼此生活都很幸福。"

我问："你觉得这个状态距离你遥远吗？"他说："不！只要我像现在这么努力下去，一年左右我就可以实现这样的状态。"我说："那真心祝福你早日实现这样的愿望。"

咨询师感悟：在最后的沙盘中，我感受到了他的改变和成长，感受到了他心中原本的冲突感、矛盾已经日益消减，内心渐渐充满力量和和谐感。希望他能一直保持这种状态，积极调动自己的力量不断自我调整。

（七）效果评估

1.来访者自我评估

涛涛表示经过六次咨询后情绪有了很大改善，没有继续出现失眠现象，对工作不再焦虑，工作效率也有了明显提高，现在自己能够从容地面对工作、生活了。并且意识到了自己的许多不合理的认知，开始尝试改变自己不合理的想法并且调整自己的情绪，相信这对自己以后的成长会有很大的帮助。

2.咨询师的评估

来访者在沙盘游戏疗法中用心体验，咨询效果不断得到巩固。经过回访与跟踪分析，发现咨询已基本达到预期目标——来访者在知情意行等方面有了很大进步，对于工作不再恐惧和焦虑，且能够坦然面对；改变了以前不合理的认知，并运用学到的方法自我剖析，成长了许多。

3.社会适应状况

来访者的社会适应状况良好，已经能够保证正常的工作与生活，工作效率有了明显提高，人际交往上也有了很大进步。

4.心理测验

征得来访者的同意后，再次进行测试。①SCL-90：各因子分都在2分之下，都在常模的范围内。②SAS：标准分是50分，提示没有焦虑。③SDS：标准分是46分，提示没有抑郁。

综合各方面情况，从总体上来看，来访者咨询的效果是明显的，焦虑情绪得到了明显改善，改变了不合理的认知，基本达到咨询目标。

二、用沙掩埋物品的小男孩[1]

（一）背景信息

浩浩（化名），男，6岁，一年级新生，生理发育正常。

班主任报告：该生在班上行为表现异常，而且非常突出，不管是课间做操还是组织其他活动时都不听老师指挥，比如别的小朋友认真排队，他却一人趴在地上，在队列中会突然发出一些“啊、啊”声，与周围环境和氛围极不协调；与同龄孩子比，他掌握的知识和技能极少，总觉得不管他跟谁交流都表现得很迟缓。

课堂表现：不跟着老师的讲解思路走，总是看着窗台边上或自己玩感兴趣的小玩意儿；自己想干什么就干什么，常常一个人莫名其妙地就走出教室；当老师带领大家念课文时，他会自己突然冒出一两声“啊、啊”；完成作业的情况也非常糟糕。

与周围小朋友的关系：他总是不听老师的话，而且容易影响课堂纪律，所以几乎所有小朋友都不喜欢他；当别的小朋友表现出不喜欢他时，他会很愤怒地打别人。

咨询师第一次接触浩浩时的表现与印象：回答问题极其简单，知道的只回答“是”，不知道的全表现沉默；与咨询师交流时注意力非常不集中，总是一边听咨询师讲一边环顾四周；当咨询师握着他的手时，他会抓得很紧，并且和咨询师靠得很近，表现得很依恋咨询师；自己的生日等简单的个人信息不能准确而连贯地表达出来；记忆力很好；当咨询师表现出喜欢他或者在同学中维护他时，他会明确表达出喜欢老师。

与家长沟通后了解的情况：妈妈是律师，爸爸做生意，爸爸是一个性格内向、言辞极少的人，不太喜欢与别人交流；孩子一岁多时，妈妈和孩子两人来到完全陌生的成都定居，在这里没有亲人，也没有熟知的朋友，妈妈和浩浩对外交流的机会很少，妈妈工作很忙，便聘请了一位很负责但性格内向的保姆专门照顾浩浩。只要不违反大的原则，妈妈给浩浩的自由空间很大，几乎没有什么约束，也欠缺引导，妈妈认为这样不会影响孩子的自主发展；当孩子读学前班时，老师告知浩浩妈妈他和其他学生表现得有些不一样，妈妈这时才开始重视孩子的一些不寻常的表现。

---

[1] 四川省成都师范银都小学刘桂提供。

（二）诊断分析

孩子在三岁以前主要接触对象为妈妈和保姆，妈妈忙于工作，爸爸长年不在身边，孩子在这一关键时期缺乏来自父母的拥抱、抚摸、亲吻等交流，对心理健康造成了很大影响。父母性格内向，除了必要的交际，不太喜欢与外界交往，对孩子成长没有起到榜样示范作用，也欠缺语言交流的氛围。导致孩子在成长的过程中缺乏沟通意识、沟通技巧及沟通的必要练习；与小伙伴们游戏时表现得以自我为中心而未被发现；语言表达存在一定障碍而未引起重视。浩浩的系列表现可以排除生理原因，无身体先天性缺陷，无躯体器质性病变，除语言交流，其他智力表现正常。

心理测试情况：进行儿童自闭症的心理测试，总共19项阳性项中，有11项与浩浩的情况符合，初步考虑为交流障碍。

孩子虽然在认知、情感方面反应正常，但沟通不畅，需要专业指导和系统训练。考虑到家长的内心非常脆弱，不愿意承认孩子有问题，也非常排斥去专业机构进行咨询及矫治。笔者及班主任在与家长交流时只说孩子在与其他小伙伴交流时存在不足，在课堂上表现得有些不寻常，建议去医院做进一步诊断。家长特别希望学校能多给孩子一些关爱，也希望学校“阳光小屋”心理疏导中心能够提供一些辅助性的指导。由此，确定了对浩浩进行沙盘游戏疗法的治疗方案。

（三）心理辅导目标及方案制定

经过和家长、班主任的沟通讨论，与家长达成口头形式的咨询协议后，实施以下方案：心理辅导共实施六次，每周进行一次；针对孩子的实际情况，心理辅导以沙盘游戏疗法为主；家长配合心理咨询师，严格按要求陪孩子共同完成每次心理辅导后的作业；通过辅导，使孩子能有意识地与小伙伴交流、合作，能按照老师的要求遵守课堂纪律，逐渐降低随意出教室、乱发出声音的频率直至没有，能在沙盘作品中见到新的生命力量，画面有整合或流畅迹象，表现出明显的治愈主题。

（四）沙盘游戏辅导过程要点

1. 第一次沙盘游戏

沙盘制作情况：浩浩对摆满的沙具特别感兴趣，首先掩埋了一只大恐龙，然后陆续掩埋其他动物，包括狮子、老虎、羊、马、狗等，所有的沙具都掩埋起来后，沙面上除了沙什么也看不到。掩埋的沙具主要集中在自己的左下角（图9–7）。

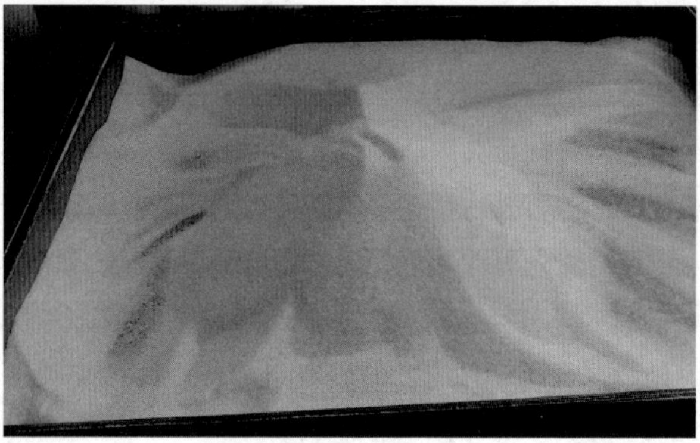

图9–7　浩浩的初始沙盘

与孩子的沟通情况：整个过程完全保持沉默，对于咨询师的问题，浩浩除了回答“第一个摆出的是什么”及“你的性别是什么”外，其他几乎都不回答。

分析：浩浩掩埋了内心世界所受到的伤害，把自己与外界隔离开来。沙具摆放是无序的、混乱的、不相关的，同样表达的是受到伤害的主题。而沙具所处的位置代表的是过去的伤痕。

与家长的沟通及建议：每周用至少两小时与孩子进行深层次的、有意义的沟通，比如做游戏、外出参加活动等；在家练习目光接触；与班上每个小朋友见面时主动问好，告别时主动说“再见”。

2.第二次沙盘游戏

沙盘制作情况：浩浩首先就问老师能不能用沙子把沙具埋起来（猜测是第一次咨询后家长要求他以后不要把沙具掩埋在沙子下面）。随后，同第一次相似的是，浩浩继续把恐龙等动物掩埋起来；不同的是，埋了后又挖出来，然后又埋了起来（图9–8）。

与孩子的沟通情况：孩子保持沉默，当被问及“你是不是喜欢恐龙”时，点了点头。

分析：这次沙盘是第一次沙盘的延续，还属于混乱期的发泄阶段的作品。

与家长的沟通及建议：不定期带孩子去其他小朋友家做客，并鼓励他们在一起玩；对浩浩语言表达及沟通技能进行一些简单的训练。

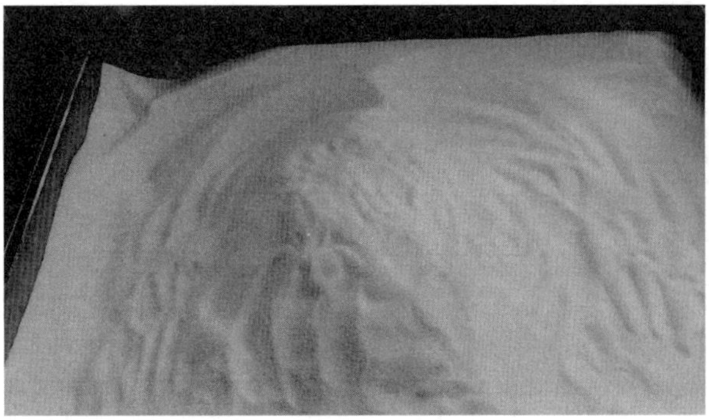

图9-8 浩浩的第二次沙盘

3. 第三次沙盘游戏

沙盘制作情况：重复第一、二次的掩埋动作。不同之处是，掩埋沙具的总量少了一些（图9-9）。

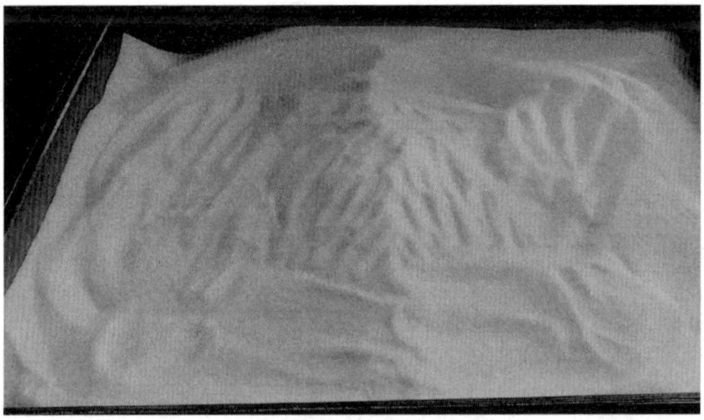

图9-9 浩浩的第三次沙盘

与孩子的沟通情况：孩子愿意看着老师的眼睛说话，表达的词语表现得丰富了一些。比如，增加了“我觉得……”“我想那样……”等语句。

分析：这次沙盘是第一、第二次沙盘的延续，同样属于混乱期的发泄阶段的作品。

与家长的沟通及建议：继续与孩子像朋友般的做游戏，鼓励孩子每天回家用简单的语句描述在学校的情况和收获。

4. 第四次沙盘游戏

沙盘制作情况：终于在重复第一至第三次掩埋动物的动作后，开始让动物浮出沙面（图9-10）。

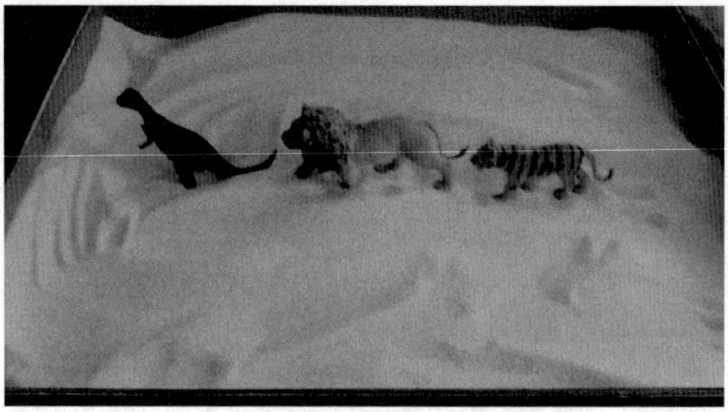

图9-10　浩浩的第四次沙盘

与孩子的沟通情况：与第三次相似。

分析：有一点进步的迹象，表明浩浩开始进入内心世界的挣扎期。

与家长的沟通及建议：坚持每天睡前讲故事，从故事中提炼可用于表达的语句来强化练习、丰富语言。

5.第五次沙盘游戏

沙盘制作情况：掩埋了一部分动物，并让另一部分动物浮现出来；在沙盘的另一侧增加了绿草。

分析：浩浩开始打开心门，走入现实世界；开始在沙盘中创设情境，沙盘中也出现了生命力量。但是他还是处于挣扎期。

与家长的沟通及建议：继续坚持讲故事、做游戏，鼓励浩浩与其他同伴共同参与活动。

6.第六次沙盘游戏

沙盘制作情况：把喜欢的水果放在了沙面上，不再掩埋，且沙具排列整齐有序（图9-11）。

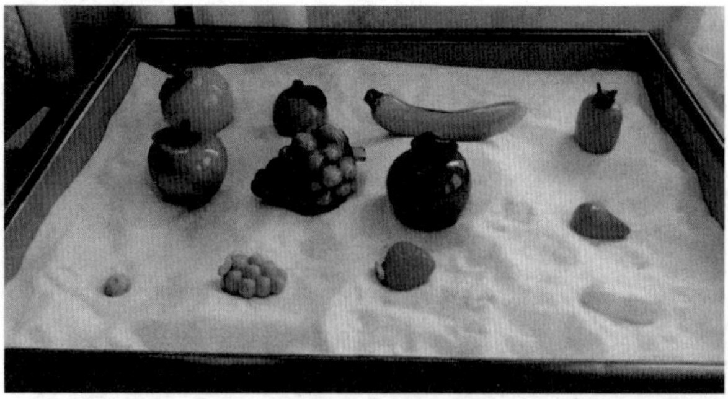

图9-11　浩浩的第六次沙盘

分析：沙盘中有生命力量，有画面充盈丰富的迹象。浩浩表示他所摆放的水果是自己喜欢的，而且还兴奋地当起了小老师，考咨询师他摆的是什么东西、颜色是什么。同时，浩浩与老师交流了很多自己家庭的事情，并让咨询师明显感到他的问题出在父母关系及父母对他的惩罚上。此次的沙盘表明，浩浩开始进入恢复及自我修通阶段，属于解决期。

与家长的沟通及建议：孩子的情况在逐步改善，能够与咨询师进行很多交流，并能说出摆放沙具的原因。可以考虑借用音乐的力量、体育游戏的方式等对孩子进行下一阶段的辅助性治疗。

（五）沙盘游戏疗法治疗效果

浩浩言语表现：从简单地说一两个词到可以应答别人的一些话语，比如“我喜欢和 ×× 同学玩游戏”。与别人交流时能够有一些目光接触。

浩浩妈妈表述：见到同学能主动打招呼，能向妈妈复述一些讲过的儿童故事，妈妈提问题时浩浩回答的内容也比以前多一些。

该生班主任表述：能和同学进行一些丰富的语言交流，部分同学也愿意和他玩耍；在课堂上也能像其他同学那样认真地坐在教室里，不随意走出教室。

班上同学对他的态度：全班同学理解了浩浩的行为，大多数同学表达了对他的接纳，部分同学表示喜欢他、愿意和他做朋友；同学和他交往时发生攻击性的行为明显减少。

心理测试结果的前后对比：减少了5项阳性项，人际交往、语言交流方面取得了明显进步。

三、一个16岁女孩的沙盘游戏疗法案例[1]

（一）一般资料

来访者小孙（化名），女，16岁，高二学生，汉族，无宗教信仰。

（二）主诉和个人自述

主诉：因期中考试成绩不理想导致情绪低落、焦虑烦躁，上课走神，学习效

[1] 山东省枣庄市第三中学李田田提供。

率下降，睡眠质量差。一个月前前来咨询。

个人陈述：升入高中以后，我学习很努力，希望考个好成绩，以得到爸妈的认可和同学们的尊重。但是无论怎样努力，成绩依然不尽人意。曾经认为自己不适合学习理科的知识，便寄希望于分科之后能有所改变。但在高二进入文科班学习后成绩还是不理想。一个多月前，学校举行了期中考试，虽然之前很认真地复习，还是没考好。我把每次考试都看得很重要，都很努力，可为什么还是考不好？我开始怀疑自己智商比别人低，做事情总会担心做不好，担心记不住知识点，越是记不住，心里就越紧张，上课听讲时总是走神。现在每天早上都不想去学校上课，感觉就像是要去受刑一样。我还担心同学知道自己头脑笨后嘲笑自己，所以也不想和同学交往，不愿意参加学校、班级组织的活动。另外，更害怕父母知道我考不好后生气，因为爸爸妈妈从小就不喜欢我，他们只疼爱弟弟，我很想考得好成绩让他们高兴，可是……我不知道该怎么办。这些让我很苦闷和压抑，没有自信，睡眠也很差，干什么都没劲头。难过的时候只能和好朋友说，她便劝我来找老师咨询，所以我就来了。

（三）咨询师观察、了解到的情况

1. 咨询师观察到的情况

由朋友陪同前来，来访者衣着整洁，面色忧郁，一直低垂着头搓手指，不和咨询师对视；讲话声音小，言语缓慢，叙述内容条理清晰；情绪低落，意识清楚，交谈配合。

2. 咨询师了解到的情况

（1）既往史：既往身体健康，无重大器质性疾病史，无手术史，无传染病史，无输血过敏史，无高热抽搐及外伤昏迷史，无家族精神病史。来访前未去综合性医院检查就诊。

（2）个人史：家在县城，有一个弟弟。母亲孕期营养一般，身体健康，足月顺产。母乳喂养，幼时生长发育好。父母重男轻女，把弟弟带在身边，把来访者从小寄养在奶奶家，很少与父母见面，直到上小学时才回到父母身边。很少与父母沟通，害怕父亲，对父亲的话言听计从；讨厌母亲；疼爱弟弟。乖巧懂事，非常在意自己在别人（尤其是父母）心目中的形象，自己学习上的目标和要求的制定也都依循父母的标准。担心自己如果做得不好会让父母更加讨厌自己。

小学到初中学习成绩都比较优秀，但是中考时成绩一般，以“副榜生”的身份交赞助金后进入了重点高中。入校后用功学习，但成绩依然不见起色，不愿意与同学交往，几乎没有其他社交活动、娱乐活动，朋友很少。平时性格较内向、敏感。

（3）朋友介绍：初中时学习成绩较好，人也相对外向，和同学们交往情况正常。升入高中后学习非常努力，大部分课余时间都在教室里学习，很少和其他同学交流。只是吃晚饭时常常向我诉苦，说听不懂课，作业也写不完，大多数题目都不会做，又不敢问同学和老师，怕别人嘲笑自己“连这么简单的题都不会”。她还真是这样，几乎连例题都得做好多遍才能搞清楚，背诵内容经常混淆。考试前她心情很烦躁，经常唉声叹气，怕考不好，怕父母生气、失望，结果还是没考好。她还常说自己命不好，父母都不喜欢自己；羡慕别人聪明，总是抱怨自己太笨，智商低。我曾经劝她多和同学们交流，有问题就请教他们，多参加班级活动，都被她拒绝了，理由是自己笨、学习不好，大家一定都讨厌她，父母也是因为她智商低、学习不好才不喜欢她的。我很担心她，就劝她来找老师咨询。

（四）评估与诊断

1. 诊断

综合临床资料，对来访者的初步诊断为：一般心理问题。

2. 诊断依据（略）

3. 鉴别诊断（略）

4. 产生心理问题的原因

（1）生理原因：女性，16岁，青春期。

（2）社会原因：存在负性生活事件（学习成绩差，期中考试成绩不理想），朋友少，缺乏社会支持系统的帮助。

（3）心理原因：存在明显的认知错误，即对自己的否定，讨厌自己，对父母的偏见和不满；缺乏有效解决问题的行为模式，不知如何有效表达和沟通；缺乏有效的情绪调节方法；性格内向、敏感，较难适应外部环境，缺少人际沟通。

（五）咨询目标的制定

根据咨询目标的七项原则，与来访者共同协商制定。

1. 具体目标

减轻来访者的焦虑烦躁、低落情绪，改善人际交往状况，改善失眠。

2. 长期目标

促进来访者心理健康发展，正确认识、评价自我，恢复来访者的自信，帮助其学会积极的应对方式；促进来访者良好个性的形成，达到人格完善。

（六）咨询过程❶

1. 第一次：2013年2月25日（上午10：00~11：00）

小孙是由好朋友陪伴而来的，当好朋友离开沙盘游戏疗法工作室后，小孙怯生生地坐在沙盘前时，有些忐忑，可也掩饰不住她兴奋和不安的情绪。我可以体会到此刻的她急切地希望得到指导，希望这个她认为很神奇的“魔术盒”里能变出些什么来，给予她帮助。

但我什么也没有说，在沙盘游戏疗法中，保持适度的张力，对激发人体内在力量是非常有帮助的。

当我们静静地体会那种急迫的感受时，细腻的沙子、盘中的蓝色和我在一旁安静的守护，让小孙的心中自然而然地产生了很多的意象，于是，她开始触碰沙子，慢慢地呈现出一片蓝色——手和沙子的接触以及各种沙具进入视线的感官刺激，进一步激发了小孙潜意识的涌现。

这是小孙的初始沙盘（图9-12），初始沙盘对于任何进行沙盘游戏体验的人来说，都具有十分重要的意义。初始沙盘能够反映出来访者所存在问题的本质，同时也会提供治疗的方向及治愈的可能等重要信息。

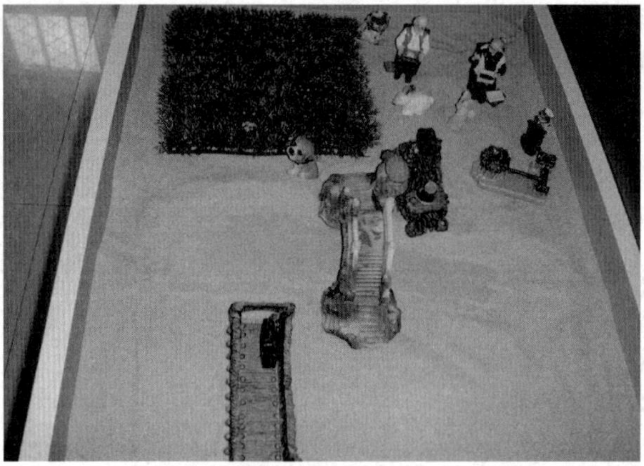

图9-12　小孙的初始沙盘

❶ 以咨询师为第一人称记录。

小孙先在靠近中心的位置挖出了一个小小的湖泊，接着在湖面上放置了一座大大的桥，随后沙具的摆放顺序是：老奶奶、老爷爷、绿色的草坪、小花狗、白兔、水手小男孩、小亭子、坐在水车旁的老人、小黄狗、吊桥、在吊桥上前进的船、自由女神。

小孙会在沙盘游戏过程中反映出自己所遇到的问题，承受的压力以及内心深处的困难，当然我们也会看到通过潜意识带出的一种解决问题的方式。

沙盘所反映的问题集中表现在以下几个方面：

（1）整个沙盘的画面有些混乱，物品的摆放有一定的随机性，可以表现出小孙现在内心的混乱与矛盾感。

（2）沙盘中出现了受阻的场景（船在吊桥上前进），表现出小孙现在内心的无助感。

（3）沙盘中还是包含着动力性的象征，有绿色的植被、长满绿色植物的大大桥梁、和蔼可亲的老爷爷和老奶奶、自由女神，这也反映出小孙渴望沟通、渴望关爱、渴望自由的内心感受。

小孙在交流过程中告诉我，那个回头张望的小黄狗是她，她很渴望跨过桥，看看这边是什么样的世界，但总是害怕被别人拒绝，尤其是父母，她希望待在有爷爷、奶奶的世界里，这里更安全。那个水手小男孩是她的弟弟，很可爱，但是总感觉一家人都围着他转，就像是他手里掌握着的那个船舵，大船往哪里开，都随着他的心，所以，她在小男孩和爷爷、奶奶的前面放了自由女神，希望自己可以借助她的力量来改变现状。我试着引导她："为什么让船在桥上前进？"她说："也想让船进入水里，但是害怕水太深，会伤害到船上的人，还是在桥上安全些。"这表现出了她内心的焦虑和对新生活的担心。

做完这次沙盘后，我询问小孙的感受，她说，很舒服，很期待下一次的沙盘治疗。

2. 第二次：2013年2月28日（上午10：00~11：00）

这次小孙是自己过来的，也没有了第一来时的紧张，见到我很有礼貌地打招呼，并且笑得很真诚。

小孙这次的沙盘摆得也很快，在拿沙具的时候，几乎没有什么思索。沙具的摆放顺序是：埃及王后、红色的植物、珊瑚、三棵绿色的植物、大树、房子、小男孩、小女孩、鹅卵石、小桥、松树、桌子、茶具、椰子树、大的塔、小的塔（图9-13）。

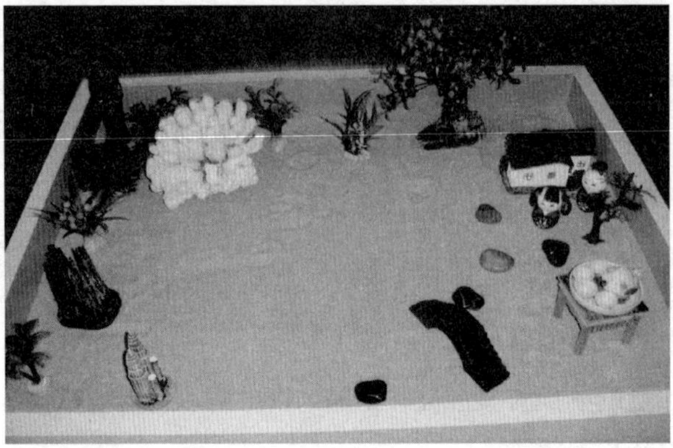

图9–13　小孙的第二次沙盘

小孙描述的沙盘画面是，她和弟弟要去上学，路上要经过一座桥。我问："为什么桥下没有水？"她说："刚刚到春天，雨水还不多，所以桥下的河是干的，等到了夏天，雨水多了，小河就可以流淌了，会有很多的小鱼和一些小鸭子在水里嬉戏。"她通过讲述也利用了想象的技术，放松了自己的心情，缓解了现实中的压力。

我指着埃及王后沙具问："那个是埃及王后吗？""不是，那个是妈妈。""妈妈在做什么？""妈妈在监督我和弟弟，所以她离我们很远，还得藏起来。""你是什么感受？""不舒服，所以用大珊瑚挡住她。""用大珊瑚挡住她后，你的感觉怎样？""我和弟弟都很开心，我带弟弟一起去上学。""爸爸呢？""爸爸上班去了。好在他不在家，不然，我就更害怕了。""为什么更害怕？""爸爸比妈妈还严厉，爸爸似乎不喜欢我。我希望一家人温暖幸福地住在一起。""那你愿意想象一下一家人在一起的幸福场景吗？""愿意。我希望妈妈温柔地坐在沙发上织毛衣，爸爸辅导我和弟弟做作业，我不会的问题可以向爸爸请教，但是爸爸不会批评我，而是耐心地给我讲解，我做对了题，爸爸可以开心地表扬我。""现在内心是怎样的感受？""那个想象的画面真美好，不愿意回到现实中来。"小孙说话的时候眼里闪着泪花。

3. 第三次：2013年3月4日（上午10：00~11：00）

这次沙盘制作完成后，小孙说她摆了一个田园场景，有很多有智慧的老人悠闲地待在一起，钓钓鱼，下下棋，喝喝茶，远离喧嚣的社会；还有一些牧童，骑在牛背上，可以看看书，吹吹笛子，做自己喜欢的事情；河里的渔民在捕鱼、运货，不需要刻意地为了做什么而做。整个画面出现了生机和秩序，表现出小孙内心能量的增长；小船在水里游，也说明了小孙内心受阻情绪的缓解。小孙很喜欢这种场景，特意要求保留沙盘到她下次来的时候。离开的时候，小孙很开心，说自己好像真的过上了田园生活一般，感到放松、惬意（图9–14）。

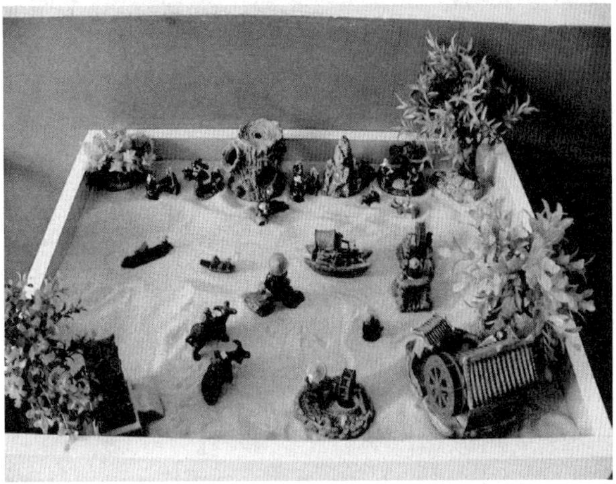

图9–14　小孙的第三次沙盘

4.第四次：2013年3月8日（上午10：00～11：00）

第四次来的时候，小孙不再是低着头，说话的时候也面带笑容，提高了音量，说到开心时还手舞足蹈地比划。这次的沙盘作品和第三次的有相同之处。小孙自己描述，她特别喜欢这种田园的生活，回到现实生活后，当在学习上遇到问题和在与父母的沟通中受阻时，她都愿意去想象沙盘中田园生活的美好状态，让自己的焦虑、委屈情绪得以缓解，让自己变得积极起来，所以这次来，她还是摆了田园的生活。“这次我摆上了房子，这就是他们的家，我觉得这些老者都很有智慧，他们可以应对生活中出现的各种问题。”她还在河中架起了小桥，希望河两岸的人们可以经常相互拜访（图9–15）。

“上次的沙盘中没有我，这次，我感觉自己是那只漂亮的小鸭子，可以随意地生活，但是小鸭子有些孤单。”这透露出了她对友情和亲情的渴望。“小鸭子想要游到哪里？”“它要去找它的朋友们，它的朋友们在另外的地方等着它，它要赶上它们。”这表达了小孙努力融入集体、赶超的意愿。“我想小鸭子会成功的！”我鼓励她道。小孙很开心。

随后，我引导她思索自己之前不良情绪出现的原因——是自己不合理的信念、认识造成的，想法转变了，感受也就不同了。此后，我建议她与父母进行沟通。

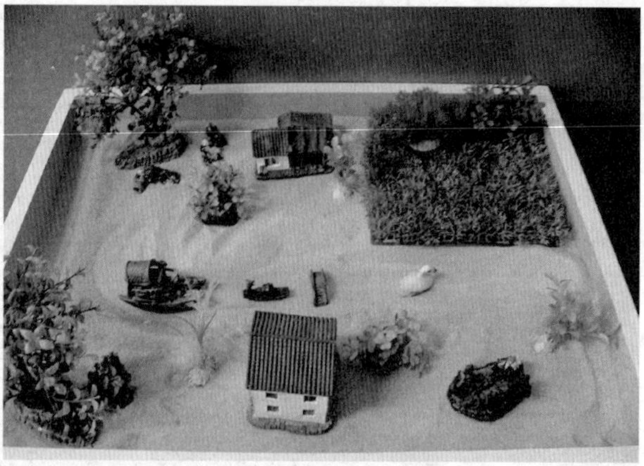

图9-15　小孙的第四次沙盘

5.第五次：2013年3月11日（上午10：00~11：00）

这次来的时候，小孙有些激动，她说她听了我的建议，回家和妈妈谈了自己的想法，妈妈很惊讶，不知道原来她的内心有那么多的委屈，检讨了自己的做法，表示以后会多关心她。小孙很感动！她描述了自己这一次的沙盘，自己在爷爷、奶奶的身边听故事，妈妈（白雪公主——她现在认为妈妈很温柔、美丽、善良）从奶奶家把弟弟接回家，爸爸（橘红色的球花旁边的男人）在工作，下班后也会回到奶奶家，两只小狗在聊天，小矮人也是三五成群地在一起。"为什么只有小马自己在草丛中？"我问道。小孙回答："它是爸爸的交通工具，爸爸累的时候，可以骑着小马去上班，现在小马在吃草、休息。"小孙已经开始理解爸爸工作的辛苦，开始关心、爱护家人了（图9-16）。

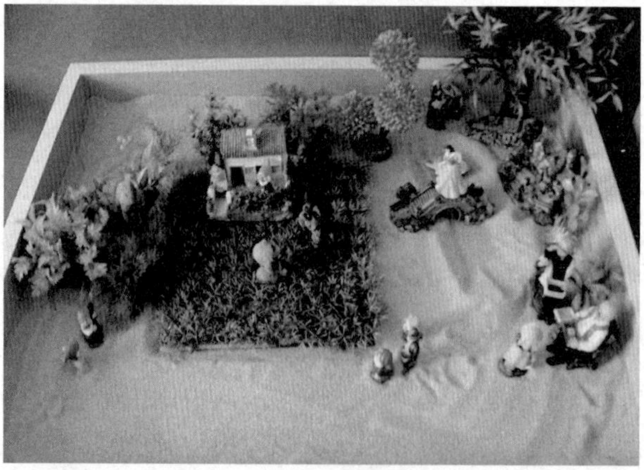

图9-16　小孙的第五次沙盘

6. 第六次：2013年3月13日（上午10：00~11：00），也是最后一次

小孙说奶奶的生日快到了，自己从小就是在爷爷、奶奶家长大的，很爱他们，这次摆的沙盘就是给奶奶过生日的场景。她和弟弟各自准备了礼物，放学后通过小桥去给奶奶过生日，很多小伙伴很羡慕他们有那么好的爷爷、奶奶，也祝福他们长寿、幸福。叔叔和爸爸在迎接他们，家里来了许多亲人，车都停在院子里，叔叔家的小妹妹在桌子旁边，想要吃东西，婶子去旁边的车里给小妹妹拿零食。妈妈在屋子里准备饭菜，爷爷、奶奶在屋子里和亲戚们聊天，大家都很高兴（图9–17）。

至此，小孙因为学习紧张而情绪低落、人际关系不良的情况也得到了改善，可以静下心来好好学习，遇到一些小问题，自己也可以尝试处理，调节情绪。所以，综合考虑，终止了咨询关系。

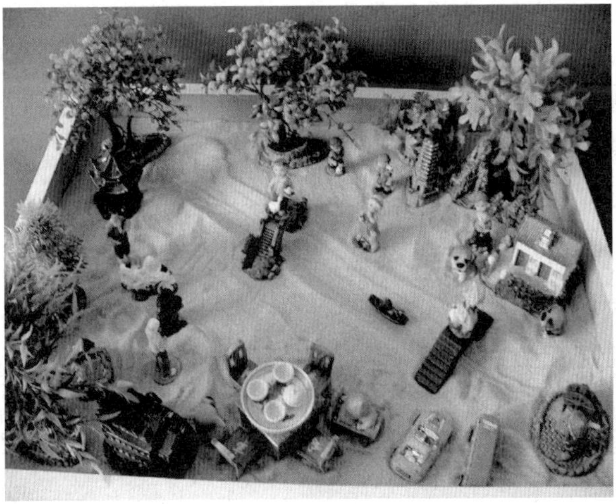

图9–17　小孙的第六次沙盘

（七）咨询师感悟

沙盘游戏疗法这项技术，带给我的是惊喜，带给来访者的是一种在探寻中自我成长的快乐。在这个自由、安全的世界里，来访者可以与自己的潜意识进行对话，发掘隐藏在内心深处的情结，也能激发自己内心深处强大的能量。

在整个咨询过程中，我只是一个陪伴者，一个引导者，我不介入来访者的世界，而是通过她自己的描述，来发现她的情结点，帮助她继续深挖下去，直到发现真正的问题。来访者最初来做咨询的原因是期中考试受挫导致情绪低落，但是

在每次沙盘作品中，来访者展现出的却是人际交往方面的困扰，尤其是在亲子关系上的困扰。对父母的恐惧，对友情的渴望，导致其认知发生错误，对自我否定、不接纳。通过沙盘中真实感的体验，缓解了这种人际沟通的紧张感，通过积极的意象，体验到了与父母之间的亲情，并促使来访者在现实生活中与母亲主动沟通，并得到了良好感受的正强化，最终完成了自我的认同和接纳，实现了自我的成长。

其实用心去倾听来访者说什么，远比分析每个沙具的象征意义更有效、更可行。

在沙盘游戏中，我真正感受到了“一沙一世界，一花一天堂”的魔力！

四、咨询师自我成长的沙盘游戏过程——安静的心灵花园❶

我爱上了这种充满乐趣而且意义深远的心理治疗方法。尤其是作为一名教师，同时也是一位心理咨询师，沙盘——这种充满神奇和智慧的治疗方法，不仅能够助于我实现自我探索和不断成长，更能帮助我的来访者有效地实现治疗。

我认为，沙盘游戏就像是一座“安静的心灵花园”，为我们的心灵工作，促进心灵的成长。“安静”是因为无声，不需要过多的语言，这种非语言的治疗方式，容易让人接受，能够让更多人愿意放下防御，投入它的世界中。“心灵”是因为沙盘游戏时“得之于心”，这是我们心灵的画作，是我们内心最真实的展现。称之为“花园”是因为，“形之于沙”，用沙子建立一座生动、充满故事的乐园。每个人创作的沙盘作品，就是一座座安静的心灵花园，讲述着只有自己能够读懂的故事，从中可以与自己沟通，清晰展现、挖掘自我的潜力，促进自我的成长。

（一）个人背景信息

1984年，我出生于山东济宁曲阜一个普通农民家庭，有一个大我5岁的姐姐，父母虽然文化水平不高，但勤劳正直，吃苦耐劳，总体来说生活还是比较幸福的。从婴儿期到青春期的过程是比较简单、快乐的，进入青春期后有过一段小的波折，此后生活逐步走向正轨。在成长过程中我也遇到一些困难和挫折，但都能够顺利地度过，从而培养了我积极乐观的人生态度。

我进入大学时学习的专业是计算机科学技术，但是我对此并没有特别大的兴

❶ 山东省济南泉城中学孔芳提供，以孔芳为第一人称记述。

趣。偶然的机会，我学习一门选修课程——心理学，这给我带来了非常大的希望和力量。我喜欢上了心理学，我喜欢这门学科的知识以及它所带给我们所有人的力量。因此，在2007年考研阶段，我义无反顾地选择了跨专业考研，我考取了曲阜师范大学发展与教育心理学的研究生。这是改变我人生的一次非常重要的转折，从此之后，我开始了心理学专业系统的学习。我在2008年取得了国家二级心理咨询师资格，开始接触心理咨询方面的学习与工作，也接触了例如沙盘、心理剧等一些心理治疗技术。2010年毕业之后，我顺利进入了济南市历下区的一所中学，做了一名专职心理老师，做着我喜欢，并且能带给我乐趣的心理教育工作。2012年，我的生活发生了非常大的转变，我进入婚姻的殿堂，建立了自己的小家庭，开始我人生的另一段全新的生活。

我一直特别感激我的成长过程，感激我的家人、朋友和爱人，他们是我身边最亲近的人，他们陪伴我成长的每一个阶段，感激他们出现在我生命的每一个角落，伴随我成长的每一步。我感激，我遇到的所有无私帮助过我的人——老师、同学、同事，是他们让我知道这个世界的善良与温暖，让我学会信任和回报，做一个感恩的人。我也感激在我理想道路上一直陪伴我的朋友，是他们给予我支持，在专业前进的道路上相互鼓励，共同进步。我更感激我遇到的所有挫折和困难，虽然经历过痛苦，但是它们让我在成长的路上学会坚强，学会勇敢，学会乐观，是它们的历练，让我成熟，是它们给了我一次次成长的机会，让我成为我自己。也许，我今后的生活并不一定一帆风顺，但是我相信，心怀感恩，心怀勇敢，遇到的所有问题必定会成为我前进的台阶，让我一步步朝着理想进步。

（二）个人沙盘游戏疗法过程

1. 初始沙盘——“我的家”

1）沙盘制作过程

这是2009年4月，我做的人生中的第一个沙盘，而我就是在这个时期开始接触、学习沙盘的。我在学校心理咨询室和职业规划室兼职做咨询员，职业规划室引进了一套团体沙盘，这引起了我极大的兴趣。当时我们学校的彭贤教授已经考取了沙盘治疗师资格，为了方便工作，给我们也进行了培训，指导我们学习沙盘。在学习的过程中，我感触很深，而当时我正处于一个比较迷茫的状态，于是，我尝试做了我人生中的第一个沙盘。

当我走进沙盘室，面对一个个有生命力的物件时，我并不清楚我要做什么，也不知道拿什么，没有目的。我只是让我的身体、眼睛和手，跟随我的心，选取了一个个沙具，就像命中注定的一样，注定在此时此刻，这个空间，我们会相遇，彼此产生联系。

我开始了我的创作，首先是中间部分，最先放的沙具是房子，代表我的家，家里有非常温馨的场景，并特别强调了家里一定要有的东西：一个是梳妆台，另一个是小婴儿。我想这与我一直追求完美主义有关，女孩子比较在意自己的装扮，婴儿则与我家庭的新成员（外甥女）有关，我开始体会下一代的出现给我带来的感受，甚至很期盼有一天，自己也会有这样一个可爱的宝宝。此刻我站在房子的外面，有个伞给我遮太阳，这也让我感觉，我还是非常需要保护的，而此刻，我却是一个人在这里，不知道我的未来会是什么样子，也不知道以后会跟谁在一起，一切都很模糊。院子里有树，还有花草，树底下有餐桌和椅子，餐桌上放好了食物，还有餐具，还有装满茶的茶杯，随时可以就餐。院子里还有一个小的池塘，池塘里有珊瑚、一对小鸭子、船，沙子里还有海星，海星一半埋在水里。我的院子有一个门，可是我并没有联想到出口。右上角是对比鲜明的两棵树，一棵椰树、一棵仙人掌。沙盘周围洒满了可爱、有趣的星星和彩色的珠子。

做完沙盘的第一感觉就是很舒服，很喜欢整个场景，特别是中间的部分让我感觉很平静。我最喜欢的一个物件，是右上的仙人掌，它可以在很恶劣的环境中生长，生命力非常强，对环境的依赖很少，这给我很大的启发，我希望自己也能像它一样（图9–18）。

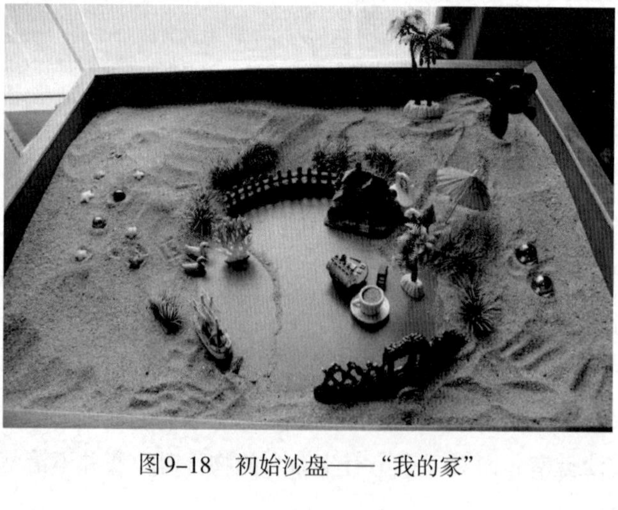

图9–18　初始沙盘——“我的家”

2）图片及自我感悟

我的初始沙盘让我记忆深刻，在以后的几年里，我不时会想起它，特别是在心情不佳的时候，再看到这幅画，我依然能够感受到它带给我的安静和力量。我感受到沙盘神奇的力量，让我变得安静、放松，让我的内心更加清楚、明白，让我的内心变得强大，逐步发现自身的力量，开始坚定自己前进的目标，对未来充满信心。

在我的沙盘督导师的陪伴下，通过这次沙盘，我对我自己的现状进行了总结，我有以下几个方面的感受与收获：第一，我烦闷的情绪得到释放，心情放松很多，沙盘带给我的第一个感受就是安静与放松，特别是盘底清澈的蓝色，让我心情舒畅，把许多烦恼的事情抛之脑后，内心负性情绪逐步得到释放，我想这可能就是沙盘最大的魅力所在；第二，通过形象、具体的表现，我清楚地看到了自己目前比较在乎的事情，让潜意识的内容意识化，我对自己有了更为清楚的认识；由于外在事情的烦恼，沙盘给了我接近自己心灵的机会，让我静下来，体会自己的内省；第三，感受到自己内心的力量，一直认为自己很迷茫，没有方向，在这里面却看到了我内部力量的存在；我认为仙人掌在我的沙盘中处于最高的位置，这应该象征我的目标，象征我学习的榜样，在这样一个恶劣的环境中，它还可以这么有力量的生长，我也会像它一样，在我所选择的专业方向上，不断坚持，实现自己的目标。

3）沙盘游戏督导师分析

我的督导师首先带领我感受了我的沙盘世界，在她的指引下，我认真感受沙盘带给我的每一处感动。她主要引导我思考了以下几个方面的问题：我现在是什么状态？我最重要的是什么？我最喜欢的是什么？什么物件对我的意义最大？在她的启发和引导下，我展开了深入的思考，并且得到许多启发。

督导师帮我分析了我沙盘的背景——沙漠，这可能是我心态的反应，督导师对我在沙漠中表现出来的绿色与顽强的生命力给予了理解与支持，这给了我很大的力量，让我感受到自己身上的正能量也在增加，我会把这种力量转化成内在的动力，应对我遇到的困难。

2.第二次沙盘——“我的童年”

1）沙盘制作过程

这一次沙盘是指导性沙盘，督导师为我确定了题目——“我的童年”，我要回忆我的童年生活，以寻找我的自性化过程，从而更好地实现我意识与潜意识的沟通。一提到童年生活，我总觉得自己并不特别满意，一直觉自己缺乏安全感。

我开始制作沙盘，回忆了从出生一直到12岁我所生活的那个环境，把我的成长过程逐步表现出来。我一共呈现了6个场景，第一个场景是我的家。我首先为沙盘划分了街道，这是一个区域非常明显的小村子，然后固定了我家的位置，放上了房子、家具、院子里的树和围墙。我和姐姐则坐在门口乘凉，我想这应该是夏天，姐姐一副不情愿的样子，妈妈在院子里看着我们，还有家里养的动物，以及家里无端会出现的意外来客（老鼠和蛇）——我小时候真的见过的。第二个场景应该是外面的田地，在沙盘的左侧。这让我想起了陪妈妈去地里干活收获果实的场景，我觉得特别温馨。每次去干活时妈妈都会给我买好多零食，我非常开心，我会捉蚂蚁、逗蛐蛐，度过一段非常无忧无虑的时光。第三个场景是叔叔家的哥哥带我去河边玩的场景，在左上方。河里有贝壳、蜗牛，还有好多鱼，非常有趣。第四个场景在中上部分。由几块积木象征小时候的幼儿园，里面有很多玩具，还有很多小朋友。陪我玩，右侧是我，其他是我的小伙伴。第五个场景在右上角。进入小学以后，我开始认真学习，度过了一段非常单纯的生活，我拿了一个正在读书的女孩代表我。第六个场景，也是让我非常伤心的一个场景，在右下方，是父亲骑车去工作的场景。那个时期，父亲总是在外面工作，很少在家，与我们聚少离多，我很希望爸爸能在家，所以这个场景让我特别的伤心（图9–19）。

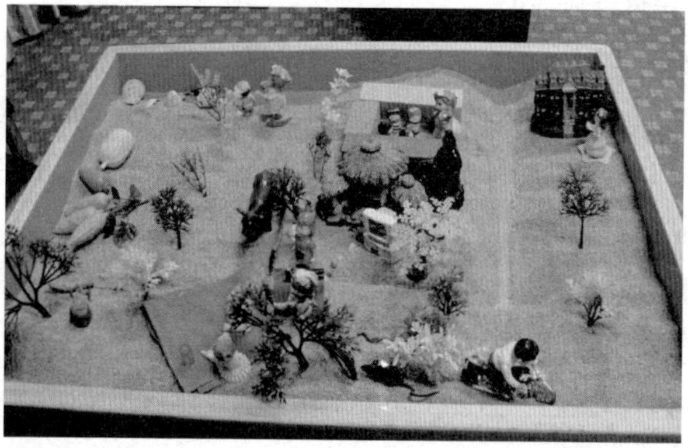

图9–19　第二次沙盘——“我的童年”

2）图片及自我感悟

制做完沙盘我的整体感受就是很轻松、很幸福、很快乐，我是被关注的、被照顾的，但是还有遗憾和伤心的地方。在制作的过程中，有那么一刻，好像被什么东西卡了喉咙，有想哭的感觉，但是自己控制住了。本次沙盘中，我回忆了快乐的童年时光，包含了几个不同的阶段，与我的成长相符，从婴儿期开始，到幼儿园，再到上小学。这几个阶段里，我的记忆主要集中在了上小学之前的时候。

整体来说，我觉得我的回忆非常丰富，整个沙盘以道路划分了不同的区域，不同的阶段有轻有重，有的回忆多，有的回忆少，好像每个部分都代表了那个时期我记忆深刻的场景。再次，重建我的沙盘世界的时候，整体感觉还是很幸福的。从沙盘中发现，母亲、姐姐及外出的爸爸都是非常关心我的，我醒悟到家人给我提供的保护并不少，在沙盘过程中慢慢感受到自己内心的变化，获得了一定的安全感，这让我对自己的童年期有了更深的认识。

3）沙盘游戏督导师分析

本次沙盘的过程，我的督导师给我创设了一个非常安静、自由与受保护的空间，让我可以尽情地回忆过去的生活，我可以更好地与自己的潜意识进行沟通，使我内心对童年的感受更加具体、全面、不被隐藏，它们通过沙盘获得了表现和转化。

督导师在这次沙盘中主要是引导我表达童年期的整体感受，并引发了我深入的思考。我的督导师创设了一种能够促进我自性化过程的环境，并表现出了极大的耐心，使我源自潜意识的成长的力量逐渐显现，促进自我自性化的过程，让我对我童年时光的感受更加真实，并促进了自我成长的整合。

3. 第三次沙盘——“力量”

1）沙盘制作过程

制作的过程非常顺利。我首先挖了中间一个水源，然后在四周放了房子、树以及家人和我。我和家人的形象有很多，图9–20中标出序号的形象都代表我，并且把其他家人的象征都展示了出来。在开始制作的时候，我只是觉得6号女孩是我，随着沙盘慢慢地进行，开始觉得里面很多人物都代表我自己，不同的形象具有不同的特点：1号人物是陪我可爱的外甥女玩的时候；2号代表有时脾气不好的自己；3号代表天真；单纯的自己；4号代表内心非常柔软的我，我一直都很喜欢海星，我在多次沙盘中选择这个沙具，总喜欢把它的一半掩埋到沙子里，这次沙盘中海星掩埋的部分减少，只有一个小角，感觉自己正慢慢把内心所有的部分释放；5号是一个铜钱，这与上学时同学们给我取的绰号有关；6号代表积极向上、热爱学习的我；7号代表充满活力、朝气蓬勃的我。其他的沙具有：爸爸、妈妈、姐姐、姐夫、外甥女，还有我的老公及路人、陌生人和建筑（图9–20）。

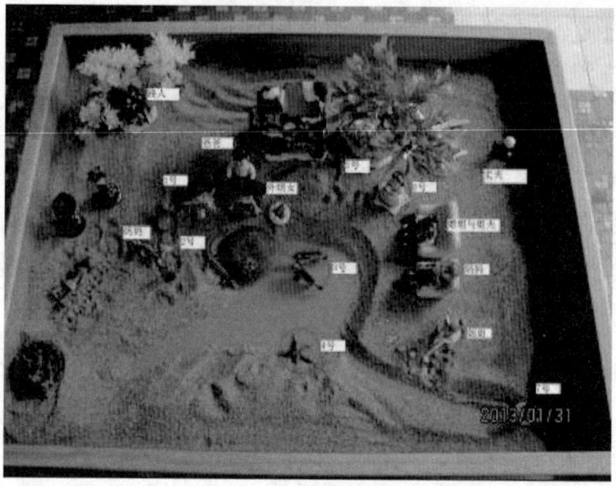

图9-20　第三次沙盘——“力量”

2）图片及自我感悟

在制作这个沙盘的这段时间，我处于个人自我整合统一的关键时期，我对自己个人内在状态、家庭生活等各方面进行体会总结，但还未完全整合。于是，我做了这一沙盘——“力量”。

开始制作的时候，并不清楚里面的人物是谁，在后期分享阶段，各个人物角色及意义慢慢显现，变得清晰，我对自己有了更为全面、整体的了解，我更清楚地认识了自己的各个方面。当时，我不知道那个趟着的骷髅人是谁，可是在做完之后进行分析时，我觉得这个人应该是代表了我的父亲，父亲曾有过出轨的经历，对妈妈和家庭的伤害很大。虽然过去很久了，可是我想自己可能一直都是对他充满怨恨。躺着的人物，在接受神圣的审判，表达了我内心的不满，也使我内心的积怨得到释放。

做完沙盘之后，整体感觉很有力量感，感觉很踏实，很满意。尤其在重建阶段，我扩大了湖的范围，深刻感到自己力量的增加，非常舒畅。整个家庭气氛很温馨，我能感受到家庭给我的理解和支持，让我感到力量十分强大。

我对自己的各个方面进行了整合，通过反思，对自己进行定位，了解自己的各个方面。同时，我梳理了家人的态度与支持，特别是父亲、母亲的状况，对沙盘中人物的定位也展示了我所理解的家庭关系，这给了我很大的启发。一开始中心的湖是圆形的，在重建阶段，我把湖分出左、右两个分支，出现河流，远远伸向远方。我最后感受到自己的力量在不断积聚，在不同的我身上开始蔓延，让我对自己的认识更加透彻、深刻，充满了更多的力量。值得思考的是，我在后期移动了几次那个趟着的骷髅人，我觉得这一点需要自己再去思考、反思，积极承认、接纳人性中的各方面。

3）沙盘游戏督导师分析

这次沙盘促进了我的自性化过程，让我最终成为我自己，成为一个整合的、不可分割的但又是不同于他人的人。对自我进行了整合，对家庭关系进行了梳理，让我变得更加宽容，更加从容。督导师建议我可以更加深入地讨论我的家庭关系，并认为这可能会给我带来更大的启发。

4.第四次沙盘——“向往”

1）沙盘制作过程

这一次沙盘制作过程进行得很快，我选择了许多与之前沙盘一样的东西。我首先在左上方挖了一个河流的入口，然后放上了贝壳，把海延伸到了左下方，然后放上了房子，我和老公，家里的围栏、树，食物，河流伸向远方。家门口有小鸭子，还有一个女孩（姐姐）在远眺大海，河上有两座桥，两块地方是相互联系的。河的左侧有两个女孩在海边玩，有个古老的塔，还有一位守塔的老人。右侧有一家人正到海边去玩，还有一个不认识的动画人物，以及骷髅人、武士、教堂、烟囱和塔。前方红色的电话亭代表一座高高的楼，里面有匆忙的人，两座飞机可以飞向远方，去到我想去的地方。于是，我为沙盘取了名字叫“向往”，希望我能够实现我向往的生活、方向和未来（图9–21）。

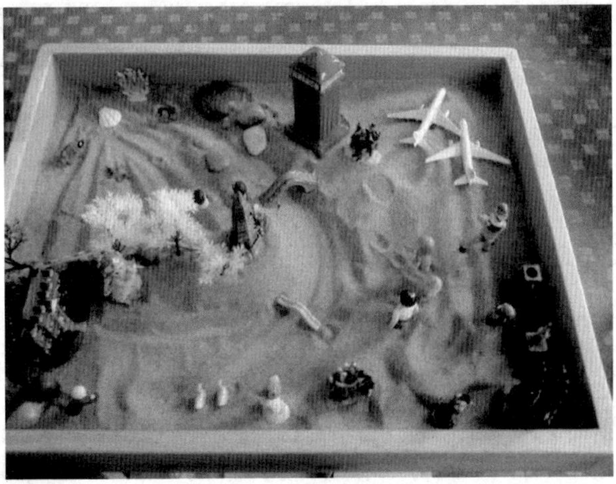

图9–21 第四次沙盘——“向往”

2）图片及自我感悟

制作过程由上而下，由左至右。做完之后我感觉非常放松，特别喜欢左边的部分。右下角的沙具是之前选择过的沙具，但是这次摆放的位置不一样，仅大体格局相似。不同之处是骷髅人站立起来了，起码这次我能接受，不会感到不舒服了。左下角的位置是我家的位置，有我与丈夫，我们共同守护家园。在这个部分，家庭内的角色减少，只有我们两个人，其他的家人都在河的对岸，我觉得他们像是我的父母和姐姐的孩子。在海边玩耍的两个孩子像极了小时候无忧无虑的我和姐姐，这让我感觉非常快乐。

这次制作沙盘我总共有以下几个方面的体会。首先，我对我个人家庭有了更为深刻的理解。我已经成立了一个家庭，我与老公是这个家庭的核心，与我原生家庭的关系慢慢产生了距离。我开始能够适应、处理一个家庭产生的各种问题，我们的生活逐步进入了正轨。其次，在前几次沙盘的基础上，我的某些情结得到了有效的释放和处理，我逐步能够接受，甚至对某些事情释怀，能够尝试更多地从他人的立场考虑问题，而不是像小时候的我一样，需要很多人的眼光集中在自己身上，从这个角度来说，我变得更加成熟了，内心也更加包容了。再次，我依然把右上角作为我的理想的方向和远方，放了两架飞机，我觉得它们会飞得很高很远，我对自己的工作和职业方向充满了信心，我相信自己能够在喜欢的工作中获得乐趣并取得一定的成就。

这让我想到了我这个时期特别喜欢的一个沙具——灯塔，在好几次团体沙盘中，我都选择了这个沙具。我是这样解读的，工作第三年了，一直坚持从事学生心理健康工作，正在争取更多人的认可，受多方面的困扰，前面的路变得模糊了，这个时候我需要有一个灯塔，给我指引和鼓励。我不断尝试各种成长的机会，后来发现，这个灯塔我找到了，它就在我的心中，是我对工作的热情和坚持不懈的努力。能够尽一己之力帮助需要帮助的孩子，这就是最大的意义和价值。

3）沙盘游戏督导师分析

这次沙盘所表现的主题有所不同，不再是释放与梳理，而是展现出希望和向往，积极能量有所增加。家庭成员的关系变得更加清晰，确定了自己小家庭的中心，开始慢慢脱离原生家庭的影响，对家庭成员的认识也更加成熟。几乎所有人的方向都是朝向大海的，而只有代表我的沙具面朝我自己，这增强了我与自己的沟通与交流。

5. 第五次沙盘——“我们的远方”

1）沙盘制作过程

这是一次自发性沙盘，没有任何目的而开始。首先，我放了一只鸽子，然后放了一只看书的小狗，再放了一个小人、木凳子，在左下角堆了一座高山，放上了小老鼠（代表我），周围放了些花草，小和尚代表我老公，然后挖了条河，放上了海螺、海豹、海豚、乌龟和贝壳。我很喜欢小猴子，便把它放在了凳子上，像我的外甥女一样，然后在小猴子身边放了一堆小动物，来陪她玩。在右下角，我放了一群正向右上角迁徙的动物，狮子是头领，沿河而上。最后面的是长颈鹿，他没有看到大部队，还在贪恋于吃树叶。我选取了一些食物，放在小老鼠的身后。在考虑了一会儿之后，又用沙子铺了两条路（图9–22）。

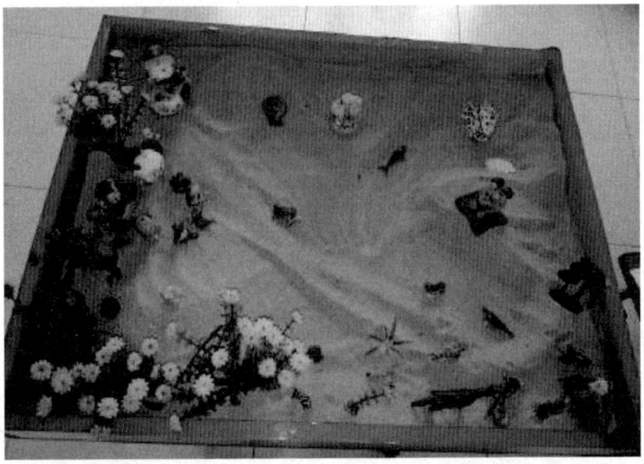

图9–22　第五次沙盘——“我们的远方”

2）图片及自我感悟

做完之后整体感觉非常舒服，并且充满幻想。我感觉自己站在左下角的位置眺望远方，而也有一批动物在往远方迁徙，远方是非常神圣、充满力量的，我把这次沙盘的题目定为——“我们的远方”，其中包含了很多的含义，既包括我的，也包括其他人的。这段时间我们经常在一起讨论有关心理方面的工作和内容，大家一起学习，一起成长，所以我觉得这个远方是我们很多人都一直在努力奔向的远方。这个远方是充满力量、幻想和成功的，就像我们一直在追求的理想。

除了远方的内涵，沙盘还给我了其他的启示。首先，我是站在高高的山上，向远处眺望，而我的老公在山下，并且与我隔着家里的外甥女。我觉得这样的感觉很舒服，我们都可以照顾她。并且，他一直在不远处关心我、给我安全感、支持和鼓励它们，让我心理非常踏实。中间的鸽子柱上有两个相对的鸽子，感觉它们非常幸福，我想这就是我现在与老公之间的感觉。其次，我在通向远方的路上，放了一只看书的小狗，我觉得它认真看书的状态像某些时候的我，在我想要实现自己远方目标的过程中，我肯定需要不断地学习，提升自己。回头吃草的一个长颈鹿，让我想到了我的一个朋友，也是一个一直从事学校心理工作的同事。她现在缺乏目标，明明知道状态不好，却不愿改变，我有些为她担心，想要帮助她，却无能为力。沙子路下面的河水是相连的，再下面是一大片水域，我们处在一个水上的世界中。

3）沙盘游戏督导师分析

督导师首先带领我感受了我的沙盘世界，在她的指引下，我认真感受沙盘带给我的每一次提示。通过讨论我放置的我与老公的位置，在督导师的引导下，我们一同分析了我的家庭关系结构；讨论了原生家庭对个人的影响，如何处理我的小家庭与大家庭之间的关系。这让我受益颇多，对家庭的认识更为充分，对于我的家庭生活和个人的成长非常有利。

督导师认为，今天的沙盘是我对自己现在生活状态和职业状态的整合。沙盘中家庭成员的数量减少，剩下了目前在我心中最重要的人，是个人生活中心确定的表现。而我更加确定了自己对职业的信心，依然坚持从事心理工作，并且尽自己最大的努力。而我在职业道路上并不是一个人，还有许多同行的同伴，我们一定可以相互支持、共同努力，在我们的职业道路上越走越远。而我，现在就是从过去的角度，审视了我的过去，从我自身和身边的人身上找到了能量，坚定了目标。通过督导师的引导与分析，我觉得自己能从现实生活中的家庭、同事和朋友身上获取更大的能量，得到很多人的支持，我可以沿着我选择的方向坚持继续走下去。

6.第六次沙盘——“畅游精神家园”

1）沙盘制作过程

我怀着安静、愉快的心情开始了这次沙盘制作过程。首先，我把沙子加水弄湿，然后全部堆到沙盘的中间，四周露出漂亮的蓝色底色，然后放上了来往的船只，以及海里的生物——贝壳、海星、珊瑚、水草等；在中间岛屿的右下角挖了一个小的缺口，陆地延伸到海上，然后放上一座桥；在岛屿上用手指画出岛上的路，四通八达，岛上还有许多前来游览的人；在岛四周的森林里，还有一些可爱的动物，一切非常和谐。这里面有两个特殊的人物，一个是中间的我，另一个是与我相对的老智者，好像我在与他交流。随后，我在右上角建了一个小岛，岛上有座古塔，有位老僧人看守，旁边还有打鱼路过的老渔翁。最后，我找了一个小天使，放在了桥上面，来保护这一片神圣而美丽的世界（图9–23）。

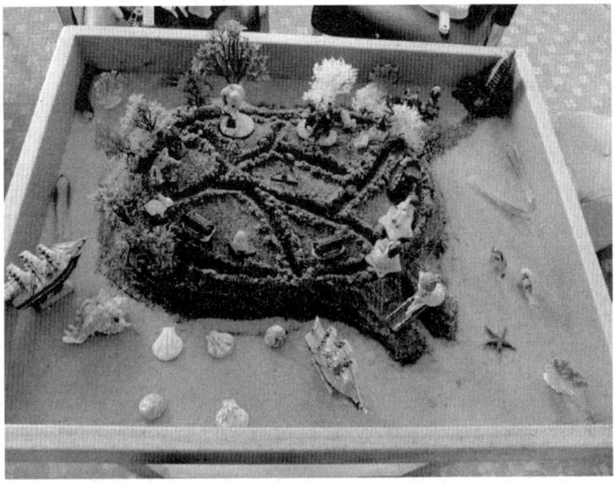

图9–23　第六次沙盘——“畅游精神家园”

2）图片及自我感悟

做完之后，我的感觉就是它真美、真漂亮。这样一个蓝色的世界，承载了我的成长与希望，让我感到十分满足。回头看看一路走来沙盘的变化，我内心充满了感激，感激沙盘神奇的力量，温柔地伴我成长。每个沙具都伴随我的成长而来，特别是其中几个沙具，对我具有特殊意义。

首先，是这次沙盘我的形象，我选择了一个比前几次都要成熟一些的女孩，我想在不断学习沙盘、体验沙盘的过程中，自己也在不断地成熟和成长。与我交流的是一位年长的智者，我想这可能代表了我的督导师，她一直陪在我的身边，像一位睿智的老人，在帮助我成长。有些之前选用过的沙具，这次发生了一些变化。在我的后面，是父子休闲的场景，我好几次都选择了这个沙具，这可能与我所期盼与父亲的关系有关，我希望我可以得到更多的父亲的关爱和照顾，这会给我更多的支持和力量。之前我也选择过古塔和老人，可是放在了我看不清楚的位置，这次我把它放在了右上角，正对着我。我想，它可以带给我力量，让我更加勇敢。桥上的天使，以前用来代表姐姐，而这次她代表了这个岛屿的守护天使，可以保护整个岛屿的安宁与平静。

3）沙盘游戏督导师分析

随着沙盘个人成长的体验，我对自我、家庭、工作和理想等各方面进行梳理与思考，并且通过这个过程，获得了非常大的成长。我了解了过去成长过程对自己的影响，甚至处理了许多成长过程中自己的小情结，可以用更为理性、平和的心态对待自己的过去。对于自己现在的生活和状态，我也非常的满意，并且对未来充满信心。这个过程，是我内心能量不断积聚的过程，而今天的沙盘是我个人能量显现出来的过程。

平静与和谐反映了现在的心理状态，而能量和信心的提升为我增加了动力，更加坚定了理想和信仰的方向，本我、自我和超我更加和谐，自我更加完善、统一。

（三）个人成长总结

1.人物形象

人物可能是来访者自己不同人格面具的表现，也可能是来访者对生活中已经存在或者渴望出现的人格品质的形容与表达，也投射出来访者对待人际关系的态度。在不同的沙盘中，我选取了不同的人物形象来代表我自己。其中，大多为年龄较小的女孩，这与自我内心的感受有关，摆放的位置主要有中间与左下方两个位置。根据沙盘作品的内因主题，中间部分与自性相联系，左下部往往与潜意识和过去相联系。在我沙盘的个人成长中，我与过去的我、潜意识的我进行了积极的沟通，实现我个人的成长与转变，促进我个人的自性化过程。

家人的形象在我的沙盘中出现得比较多，可以体现出家人在我心目中的位置，我也逐渐意识到他们在我心目中的位置。其中，特别是丈夫的形象，他一直是个小和尚，我觉得特别像他，简单、快乐，而又与世无争，让我非常的舒服、踏实。

2.情结的处理

拥有情结是正常的，每个人都有这样或者那样的情结，我也是。当情结控制我们的时候，就会出现心理病症的表现。通过学习分析心理学和沙盘游戏疗法，我的理解更加深刻。在沙盘中，目的并不是让来访者消除或根除情结，而是通过沙盘的呈现，不断觉察与理解，了解情结在自己心理与行为中所起的作用，它的触发与表现可以降低情结的消极影响。

随着沙盘的进行，我个人的情结也不断展现并得到有效的表达与理解，我开始能够接纳自己之前排斥的事情，接纳它的存在，以及对我的影响，我变得更加宽容。对于一个沙盘游戏咨询师来说，这也是非常重要的。我们要有足够大的内心，能够接纳不同来访者的各种呈现。这个过程不仅促进我个人的成长，对我的职业也有很大的启发。

3. 沙盘激发内在能量

当我第一次做沙盘的时候，我并不十分清楚沙盘能带给我的益处，我只是非常好奇地在尝试。当我开始感受沙盘带给我的启发时，我也渐渐从沙盘中感受到了自身的能量，这种能量在沙盘中不断积聚，让我的内心变得更加强大。对于我的成长过程，我有时竟有些模糊，不清楚自己是如何坚持走到现在的。可见，我对自己还没有十分透彻的了解，我的意识还需要与潜意识进行沟通，从而扩大意识层面，沙盘就非常神奇地起到了这样的作用。

我并不十分清楚我身上的能量，当我的心开始在沙盘中呈现，并逐步清晰的时候，我慢慢发现了自己内在的这种能量、力量和勇气，这可能就是我一直以来坚持和努力的力量源泉吧。当我发现自身的这种能量时，自我成长中的许多问题貌似就不再那么困难，不再难以逾越了。这种能量的挖掘促进自我的成长，给我的职业发展也带来很大的信心，相信我也可以通过沙盘及各种心理方法和手段，去帮助更多的人，面对困难，最终取得胜利。

4. 促进自性化过程

自性化过程是指一个人最终成为他自己，成为一种整合性的、不可分割的、但又不同于他人的发展过程。在我个人沙盘游戏成长中，个人的成长过程就是自性化进行的过程。人的自性化过程可能需要用尽一生的时间去完成，需要以各种生活经验为基础，然而，沙盘可以为我们带来更为真实的体验，促进自性化过程的完成。在分析心理学中，自性化是一种源自潜意识的自然发生过程，作为一名沙盘游戏咨询师，我们应当为来访者提供一种能够促进自性化过程的环境。

5. 专业指引

从我的第一次沙盘开始，潜意识中对于沙盘右上角，便有着自己特别的含义。我一直把它作为我的理想和目标的指引，这对我来说是工作的动力，使我在一直从事的心理工作中不断进步与成长。

除了体验个人成长，我还参加了许多团体的成长，其中包括一些心理工作者的成长团体活动，让我有很大的受益。我一直特别喜欢的一个沙具是灯塔，在许多次团体沙盘中我都选择了这个沙具。我想在工作中，我需要这样一个指引，这可能是一位好的督导师，或者是一位志同道合的同事，又或者是一本好书，一段好的文字，让我在前行道路上不断成长，获得更多的体验。

从一个来访者的角度体验沙盘过程，能使我更好地把握沙盘游戏咨询师在具体过程中应该注意的地方。比如，要以接纳和包容的态度对待来访者；在沙盘游戏分享时，不要把自己的投射强加给来访者；要有敏锐的观察力，并且能够控制自己的解释；同时，沙盘游戏咨询师的个人经验和阅历，也是治疗过程中的有效资源，需要在具体的实践过程中不断积累与探索。

第三编

团体沙盘游戏疗法

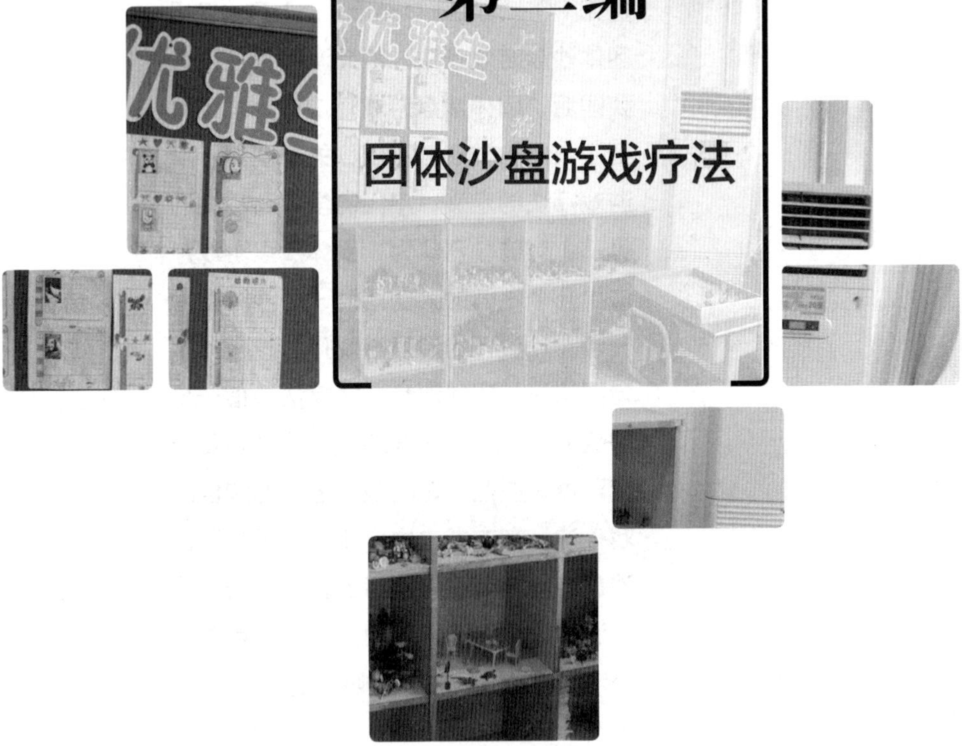

20世纪80年代，吉塞拉·德·多美尼克（Gisela De Domenico）开始使用团体沙盘游戏疗法。沙盘游戏疗法引入我国后，团体沙盘游戏疗法在我国也得到了长足的发展。不过，关于团体沙盘游戏疗法的定义，不同的学者有不同的见解。有的学者认为，团体沙盘游戏疗法是几个不同的人使用同一个沙箱和同一套沙具进行的沙盘游戏疗法；有的学者则认为，团体沙盘游戏疗法是指一个团队（4~8人），共同使用一个沙箱和一套沙具，按照一定的规则进行的沙盘游戏疗法。在本书之中，我们所讲的团体沙盘游戏疗法，特指后者。这种团体沙盘游戏疗法又称为限制性团体沙盘游戏疗法（因为过程之中有规则）。

第10章 团体沙盘游戏疗法的应用范围及基本配置

一、团体沙盘游戏疗法的应用范围

团体沙盘游戏疗法可以有三个层次的应用：其一，心理咨询与心理治疗，这要求咨询师熟练掌握团体咨询和团体治疗的技术；其二，个体成长，也就是通过团体的方式促进个体在团队中觉知自我，提升自我；第三，团体游戏，通过团队游戏达到促进团队成员的交流、提升团队凝聚力的作用。

1. 团体沙盘游戏疗法可用于团队建设

团体沙盘游戏疗法中，参加的成员要遵守一定规则，某种意义上，团体沙盘游戏疗法的过程就是社会活动的缩写。在团体沙盘游戏疗法中，参与者之间会产生冲突，因冲突而加强彼此的交流，进而逐渐实现彼此共感，最后实现步调一致和整合。当一个团队能够实现协调和整合的时候，其工作效率自然会提高。在团体沙盘游戏疗法过程中，每个成员都有独特的作用，其放入任何一个物品或进行任何一个动作，都会对沙盘作品有所影响。这一规则会帮助参与者感受到自己的价值，从而增强责任感，这也有利于团队工作效率的提高。因此，团体沙盘游戏疗法可以应用于企事业单位或者临时组建的团队中。

此外，团体沙盘游戏疗法还是一个游戏的过程，在这个过程中，参与者会感受到游戏的快乐，这对于成员自身压力的缓解也是有帮助的。因此，在公司的员工活动室配置一套沙盘游戏疗法用具，让员工在空闲时间进行有规则的游戏，这对于员工的身心健康是很有好处的（图10–1）。

2. 团体沙盘游戏疗法可用于存在人际交往困难的群体

因为团体沙盘游戏疗法过程中人与人之间的交往是通过沙具表现的，彼此之间并不直接面对，所以对参与者有一定的保护作用。但是，团体沙盘游戏疗法的过程又是一种模拟社会活动的过程，参与者在游戏中要与他人发生互动，在制作完成之后还会与其他成员一起讨论彼此的感受，这又促进了成员对自己行为的反省。所以说，团体沙盘游戏疗法可以在避免伤害参与者的前提下，帮助参与者学会与人交流的技巧，促进人际关系的改善。

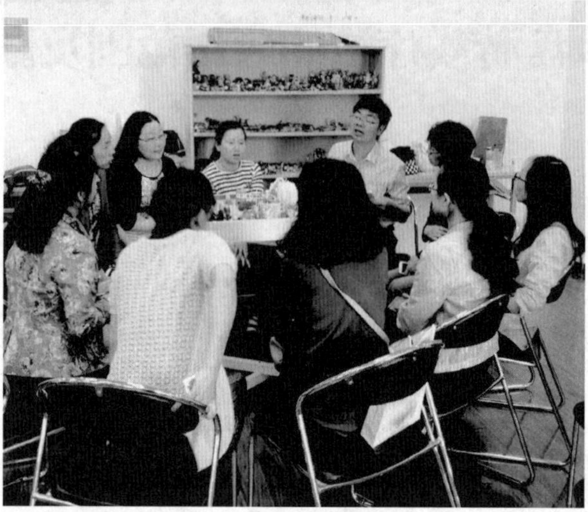

图10–1　团体沙盘游戏

3. 团体沙盘游戏疗法可以对个体心理问题进行治疗

团体沙盘游戏疗法还是一种团体心理治疗技术，可以对参与个体进行心理治疗。以治疗为目的的团体沙盘游戏疗法，一般都是针对存在同一种心理问题的人群进行。在这个过程中，心理咨询师要把沙盘游戏疗法的技术和团体心理治疗的技术紧密结合起来使用。

除了对个体进行心理治疗，团体沙盘游戏疗法还可以促进参与者的心理成长。在团体沙盘游戏疗法中，成员之间的互动，彼此的影响，可以帮助参与者获得心灵的感悟和心理的成长。

4. 团体沙盘游戏疗法可用于夫妻、恋人之间沟通，促进个体情感生活和谐

良好的沟通是建立良好人际关系的重要手段，更是夫妻或者恋人等亲密关系保持长久的前提。帮助夫妻或恋人了解对方的人格特质，了解对方原生家庭带来的影响，以及了解对方对关系的期待，是促进双方感情生活和谐的重要途径。沙盘游戏疗法则是完成上述工作的绝佳工具。用芭芭拉·博伊科的一个咨询案例来说明这个问题：

弗兰妮……和丈夫马利安都愿意参加治疗。当这对夫妻创造他们的沙世界时，他们关系的动力变得越来越明显，马利安比较武断地引导着沙世界的创造，

而弗兰妮越来越怕参与。当他们从自己的视角描述沙世界时，每个人对对方的内心世界以及对自己从原生家庭带来的“包袱”都有了新的认识和领悟。马利安从来都不知道弗兰妮在青春期时由于肥胖而被父亲批评的经历，这也导致了她的自卑和害怕被人了解。对这些事情的了解，使马利安对待弗兰妮的疏离和过度敏感变得更有耐心；也帮助弗兰妮了解了她在关系中处于自卑地位的原因，使她释放自己，更为果断地表达自己的观点，分享自己的感受。

在沙盘游戏疗法的过程中，夫妻或恋人之间的互动模式、彼此的关注点和人格特质也会显露无遗，这都对夫妻或恋人重新认识对方有很大帮助。除此之外，在夫妻沙盘游戏疗法中，要求他们彼此倾听，换位思考，这些都对加深夫妻情感有着很大的帮助。而当夫妻共同完成一个作品后，他们会一起欣赏，为共同完成一幅作品而欣喜不已，这对于夫妻而言也是一个难得的美好经历（图10–2）。

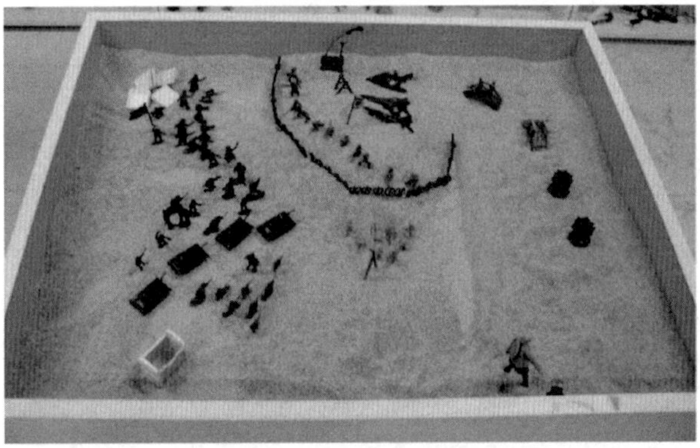

图10–2　某夫妻共同制作的沙盘

二、团体沙盘游戏疗法的设置

团体沙盘游戏疗法的操作与个体沙盘游戏疗法的操作有所不同。团体沙盘游戏疗法需要团队成员遵守一定的规则，制作过程中成员之间不能进行任何形式的交流。咨询师在学习团体沙盘游戏疗法时应注意这些不同，以免混淆。

团体沙盘游戏疗法的设置与个体沙盘游戏疗法在沙具数量、沙箱大小等方面没有区别。相比较个体沙盘游戏疗法的设置而言，团体沙盘游戏疗法只是要求场地相对大一些，以保证团队能够正常活动。进行团体沙盘游戏疗法时，最好能配置一台电脑或投影仪，以便在小组讨论时，可以对照每一轮的沙盘照片进行讨论。

有的沙盘游戏疗法咨询师对团体沙盘游戏疗法中的沙箱进行了改造，做得更大一些，认为这更适合团体活动。实际上，这种改造是没有必要的。首先，个体沙盘游戏疗法中沙箱的大小比较适合人类视野范围，使制作者比较容易把握沙盘全局。其次，沙盘有一定的大小，正是表明沙盘游戏疗法是有边界的，参与者是要在一定限制内进行操作，既然需要限制，那么太大也没有意义。

不过，无论沙具数量，还是沙箱大小，都不是团体沙盘游戏疗法的关键，其最关键的因素还是咨询师所创造的安全、自由的环境。

第11章 团体沙盘游戏疗法的操作方法

一、团体的建立

团体沙盘游戏疗法与其他团体咨询技术一样，咨询师首先面临的任务是组建团队。在实际工作中，团体沙盘游戏疗法的团队有的是一个常规的工作团队，这种团体主要目标往往是提升凝聚力，促进团队的和谐；有的是存在共同问题的人组成的团体，这种团体的主要目标是解决每个人面临的心理问题；还有的是出现问题的某一个团体，这种团体的主要目标是解决团体的问题。

咨询师要根据团体的情况约谈每一个成员，倾听他们的需求，筛查其是否适合参加到团体中来。第一次团体活动时，咨询师应组织团队成员进行一次讨论活动，帮助团员之间互相认识，并促进团体成员达成一致目标。在第一次活动中，咨询师提出团队活动的规则和要求，组织团体成员签订团队协议。

二、团体沙盘游戏疗法的操作步骤

团体沙盘游戏疗法与个体沙盘游戏疗法在操作步骤上是不同的。团体沙盘游戏疗法中，咨询师要先向团体成员介绍有关要求，组织团队成员按照规则进行作品制作，然后组织团体成员进行讨论。具体的可以分为以下几个步骤。

（一）引入团体沙盘游戏疗法

1. 介绍团体沙盘游戏疗法及要求

对于第一次参加团体沙盘游戏疗法的团体，咨询师应向其简单介绍团体沙盘游戏疗法的操作要求。具体内容可以包括：团体沙盘游戏疗法的作用，进行团体沙盘游戏疗法的目的和目标，团体沙盘游戏疗法的规则和阶段，以及进行的轮次和时间要求，等等。介绍这些内容的目的，是让团队成员了解有关规则，并从而获得安全感。

2. 团体沙盘游戏疗法中的规则

1）决定制作顺序

摆放沙具的顺序一定要用随机的方式产生，比如猜拳、抽签等，具体方式可以根据各个地方不同的习惯进行，但要确保每个人在参加之前是平等的，而不能事先安排好特定顺序。需要注意的是，在团体沙盘游戏疗法中，第一个放置沙具或者进行动作的人，可能会对整体布局产生重大影响，因此，第一个人似乎拥有优越于他人的权利。为了保证每一个人都有当第一个人的可能（也就是谁都有机会被选作第一个人，但并非是每一个人都要当第一个人），要通过随机的方式来确定摆放沙具的顺序。这个顺序一旦确定，在本次团体沙盘游戏疗法中，一般情况下就一直持续下去，而不再进行调换，以免混乱。

2）每个人每轮只能做一个动作

这个动作包括放一个沙具或动一次沙子（比如挖一条河、挖一个港湾等）。如果是同类的沙具或者是密切相关的一系列沙具，可以当作一个沙具使用，比如一只老母鸡带着一群小鸡，这时可以把它们同时放入沙箱中，并算为一个动作。团体成员也可以选择在某一轮放弃，什么东西都不摆放。不得将他人或自己已经摆放的沙具拿出沙箱，但是可以移动自己或他人的沙具，移动一次算一个动作。

3）制作过程中不得进行任何形式的交流

团体沙盘游戏疗法也是一个潜意识交流的过程，应该保证成员的行为是其潜意识的表达。因此，要求在制作过程中，成员之间不许进行任何方式的交流，不要用任何方式向他人表达自己的意图。

4）最后一个人在最后一轮有调整的权力

制作结束前，最后一个人有权对作品进行最后的修饰，但不能再添加沙具，此人也可以放弃调整的权力。

5）时间限制

若没有特殊规定，时间一般不要超过一次咨询的时间（50~60分钟），具体由咨询师把握。

6）对于中途退出成员的规定

团体成员参与治疗是根据自愿原则进行的，每个成员都有权在中途提出退出的要求，但必须向咨询师说明自己退出的理由。如果以后再想加入的话，应先向咨询师提出申请，由团体其他成员和咨询师一起协商决定。如果有人想中途加入团体，需要团体讨论允许方可。

这些规则要在开始团体沙盘游戏疗法之前向参与者说明，等到大家都明白后再开始沙盘游戏。咨询师就座的位置与个体沙盘游戏疗法大致一致，要记录每个人摆放的沙具，还需要观察每个人的表现，这些信息可供沙盘制作完成后团队讨论时使用。

（二）共同制作沙盘作品

在制作过程中，咨询师组织成员按照既定的规则进行制作即可。不过在这个过程中，咨询师应该注意做到以下几点。

1.认真做好记录

咨询师要对每个成员每次摆放的物品进行记录（记录格式可以参照本章后“附二”）。在每一轮制作结束时，咨询师还要对作品进行拍照，以便记录作品的变化过程。

2.为团队创建自由和受保护的环境

咨询师要给每一个参与者以无条件的积极关注，使之感受到被包容、被保护。咨询师的主要任务是激发团队的力量，让团队自己促使自己发展。所以在团体沙盘游戏疗法过程中，咨询师的主要任务是陪伴和见证，让团队成员自己决定自己的行为。如果有成员向咨询师询问是否可以进行某个动作时，咨询师应该让成员自己决定，而不是替他做决定。

心理咨询师还要关注成员的心理变化、团体间的互动与融合状况，对团队有所共感，能感觉到他们之间的关系发展到什么程度，作品进展到什么阶段。在制作快要结束时提醒参与者，并鼓励每位成员积极参与讨论。

【案例】某团体沙盘游戏疗法制作过程沙盘变化

第一轮制作过程（图11-1）：

LHY：在沙盘中心挖出一个湖。

YL：在湖中放了两个乌龟。

GF：使湖面扩大，四面留有陆地。

ZPQ：在一侧陆地上摆放五棵枯树。

LW：在枯树旁放了一只白兔。

ZL：在湖中放了一艘渔船，船上有老者。

ZYA：放了瞭望塔。

Z：在湖边放了一个海螺。

JJQ：在一个角落放了一座佛塔。

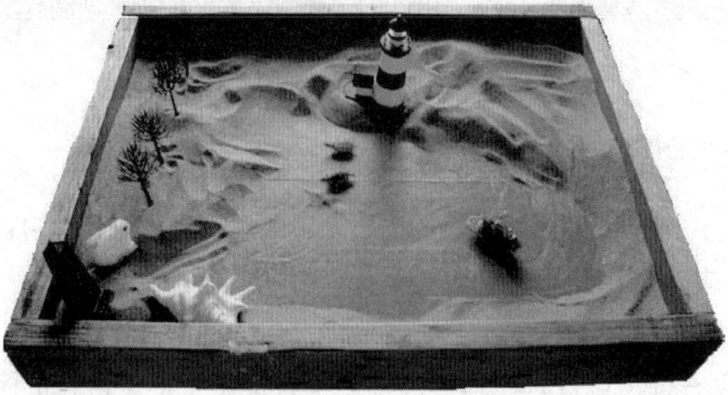

图11-1 某团体第一轮制作的沙盘

第二轮制作过程（图11-2）：

LHY：在沙盘一角放了一个水晶柱。

YL：在湖边放了几棵树。

GF：在湖中放了六条鱼摆成鱼队，且有领头鱼。

ZPQ：在两侧陆地的交界处挖出一条河流，并加上带栏杆的小桥。

LW：在兔子周围放了一些草。

ZL：在湖边放了白色莲花。

ZYA：在湖与河流交界处放了桥。

Z：在陆地上放了房子。

JJQ：在有栏杆的桥上放了一位手拿书的少女和一座瞭望塔。

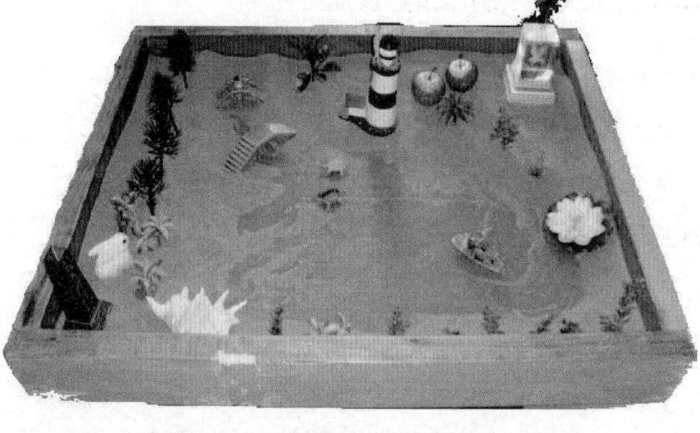

图11-2 某团体第二轮制作的沙盘

第三轮制作过程（图11–3）：

LHY：在海螺上放一只即将腾飞的鸟。

YL：放了桌子及一套茶具。

GF：在陆地上放了一尊佛像。

ZPQ：放弃。

LW：在湖中放了一艘渔船。

ZL：在枯树后放了一个天使。

ZYA：在湖边放了一座房子。

Z：放了一个海螺。

JJQ：在房子前放了一对夫妻，房后放了小孩。

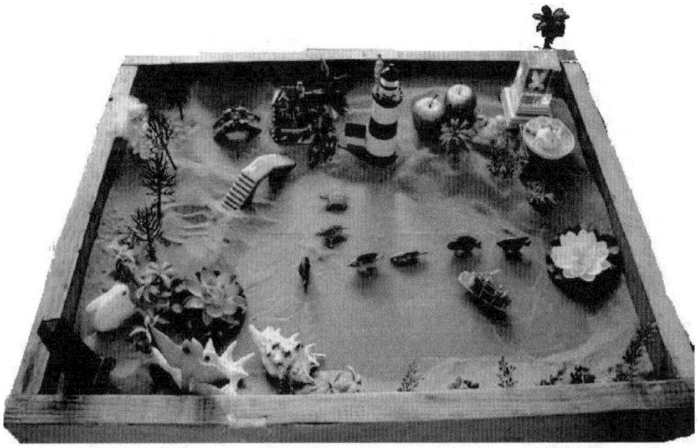

图11–3　某团体第三轮制作的沙盘

第四轮制作过程（图11–4）：

LHY：放弃。

YL：放了三只蝴蝶，分别在两朵莲花和绿色植物上。

GF：在房子旁放了一只狗，在枯树周围放了食草动物，分别为一只鹿、两匹马、一头牛。

ZPQ：放了一些水果。

LW：在枯树旁放了一座房子。

ZL：在天使旁放了三颗珠子。

ZYA：给桌子配了凳子。

Z：放弃。

JJQ：在方桌旁放了一家四口——一位女士站着，孩子们坐旁边，一位男士坐在长凳上。

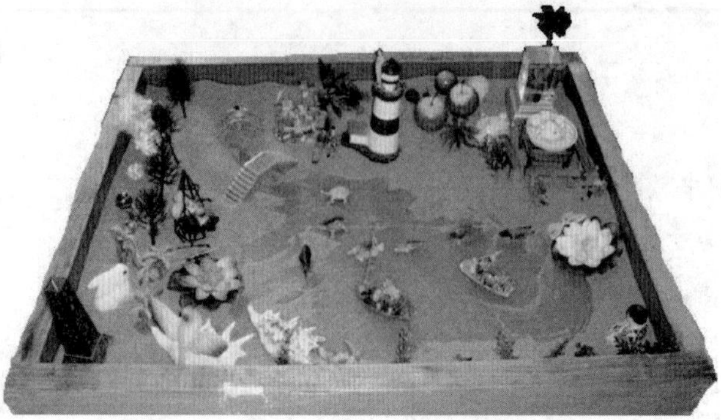

图11-4　某团体第四轮制作的沙盘

第五轮制作过程（图11-5）：

LHY：在湖中放了玻璃珠子。

YL：在湖中放了荷叶娃娃。

GF：放了一些水果。

ZPQ：在枯树旁房子边放了一个书柜。

LW：在水果区放了两个年轻人——一男一女，女在前男在后。

ZL：放弃。

ZYA：放弃。

Z：在方桌周围放了四条长凳。

JJQ：将兔子移动到水果区，将其中一匹马改为由里向外放。

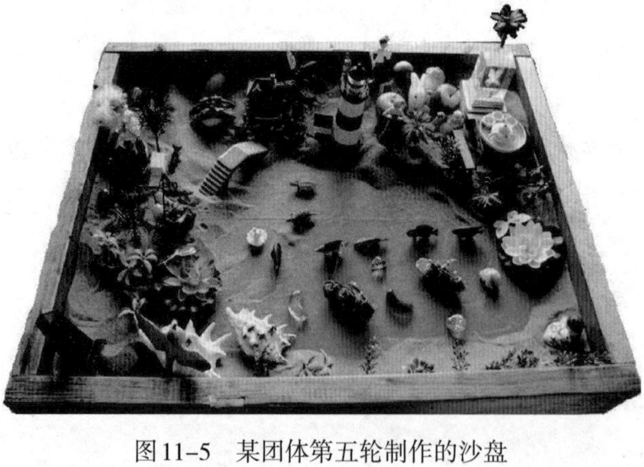

图11-5　某团体第五轮制作的沙盘

（三）团体讨论、分享

沙盘制作完成之后，团队成员之间要进行讨论和分享。由于在进行沙盘游戏疗法的过程中，大家都处于静默状态，彼此间没有语言交流，所以在讨论阶段，参与者都很愿意表达自己的感受。在讨论的过程中，一般都是按照制作轮次的顺序进行。主要讨论的问题包括：自己摆放每个沙具的意图，对他人摆放沙具的感受，等等。讨论是团队最好的磨合，在这个过程中，成员之间得以互相了解，并通过分享获得对自己的更清晰的认识，因此，这个过程也可以促进成员个人成长。

讨论的过程中，咨询师要注意不要过多介入，只要做必要的记录（记录格式见本章“附三”）即可。如果在讨论过程中，成员之间冲突激烈，则咨询师要进行适当的干预。如果有成员情绪反应较大，则要进行适当关注，引导该成员把内心的想法说出来，促使其和其他成员之间进行沟通；或者在咨询结束后，对其进行个别辅导。另外，咨询师还可以根据自己的观察，组织大家就制作过程中显现的问题进行讨论。但咨询师的干预要慎重，而且要注重方法。咨询师应以引导为主，而不是判断和评价，出现的问题一般应由小组内部解决。另外，咨询师在制作和讨论过程中，要注意自己的情绪反应，保持自己陪伴者、组织者和引导者这个中立的身份，而不应成为参与者，更不应出现袒护某一个人的情况。

【案例】某团体沙盘游戏疗法讨论内容

LHY：“我喜欢海螺上腾飞的鸟，不喜欢湖面被扩大。水晶柱我喜欢不亮的，房子旁边的狗很温暖。”

LW：“我对于兔子的移动感觉舒服，但对沙盘总体感觉混乱，而且鱼队不太有次序。”

ZL：“我感觉渔船被玻璃珠阻隔了去路，瞭望塔上的女士很危险，桥上的女孩儿有些忧虑。”

ZPQ：“我感觉书柜代表学习，但沙盘总体零散，河流体现出生命力。”

JJQ：“我喜欢佛塔，瞭望塔上的女孩站得高看得远，没有感觉到女孩忧虑，感觉只是在思考。”

Z：“自己放的海螺上被人放了一只鸟，感觉不舒服，其他没有太大的感觉。”

YL：“我不喜欢枯树，感觉湖有点太大了，喜欢配合别人，但是主题太多了，都不知放什么好。”

ZYA：“我感觉总体有些乱、分散，并且制作时忘了命题了。”

GF：“我感觉大家很有动力，团体动力很足，对于这个团队充满信心。我喜欢宽阔的海面，喜欢目标大一些，没有不喜欢的部分，感觉第一次沙盘很好，很不错！”

（四）商定主题

在小组成员进行了充分讨论，彼此进行了分享之后，小组成员要共同为作品进行命名。这个命名的过程，也是展现团队内部动力和每个成员人格的很好的机会。如果团队动力不足或力量不一致，也就是人心不齐的话，命名往往需要很长的时间。这样的团队在讨论沙盘主题、进行命名的时候，大家会保持沉默一段时间，然后不同的人提出不同的意见，分别又出现赞成和反对的意见，如此形成一些小群体。此时，就可以看出团队内部的力量点，从而为今后的团体沙盘游戏疗法提供了有价值的信息。

团队成员讨论的沙盘名称也很有意义，有的名称是对客观现实的描述，有的则是对团队的期望。比如前述案例中的团队为自己的沙盘作品命名为“快乐的海滩”，但是仔细看一些这个作品，总是给人感觉海小了一点，甚至一个大桥就可以横跨南北。不仅如此，这个海滩上似乎也不是那么快乐，到处都有栅栏的阻隔，人与人之间还有一些冲突。所以这个名字，似乎只是大家的希望，但有了希望，就有了前进的动力。

（五）作品拆除

在一次团体沙盘游戏疗法结束后，咨询师可以征求团体成员的意见，如果大家都很愿意拆除，则可以由团体自己拆除作品，并把沙具放回原来的位置；如果有成员流露出不愿意拆除的意愿，则可以等大家离开后由咨询师自己拆除。

三、团体沙盘游戏疗法的发展阶段

团体沙盘游戏疗法也需要进行多个轮次，至于具体次数，要根据团队成长情况确定。对于开放式的团队而言，团体沙盘游戏疗法的进程中，会有成员中途退出，也会有成员加入，出现人员的更替。对于一个封闭的团队，则没有新人加入，也没有太多人中途退出，这样的团队在沙盘游戏疗法中的表现会出现几个不同的阶段，每个阶段又有着不同的特征。我们根据张日昇等的研究，对团体沙盘游戏疗法各发展阶段总结如下。

（一）自我关注阶段

在最初的几次团体沙盘游戏疗法中，团队成员之间比较陌生，互相关注也较少，他们更多的是关注自己的感受。该阶段，在沙箱之中，就会有一些人在某个特定区域营造自己的天地，而较少关注沙盘的整体布局。因此，最初的团体沙盘也会表现得比较杂乱，缺乏集中的主题，会出现区域分割等情况（图11–6）。

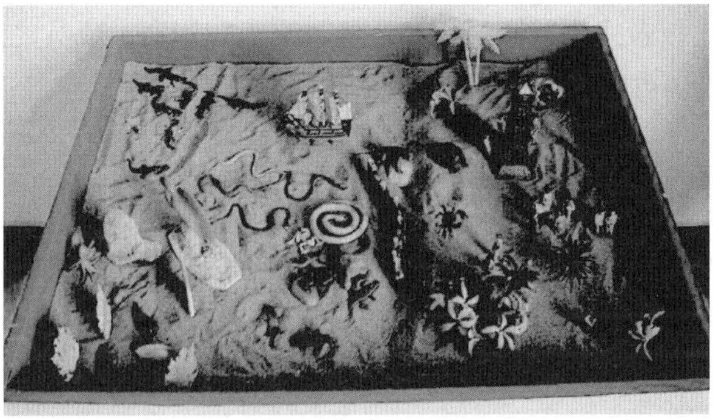

图11–6　两个儿童做的团体沙盘，二人泾渭分明

由于成员之间只关注了自己的感受，而没有去理解别人的意图，某一个成员在营造自己的小范围时，难免会影响到别人，或者因为不理解别人的意图而挪动了别人的沙具，或者为别人做了一些别人不需要的工作，这些都会引发成员之间的心理冲突。因此，这是一个会有较激烈的冲突的阶段，咨询师要注意观察，并进行记录，在适当的时候与团队成员一起分享。

团队在最初的沙盘中也表现出内部动力不足，或者力量方向不一致，而使得沙盘显得缺乏凝聚力和动力。

在团体沙盘游戏疗法的初期，可能有些成员由于情绪波动、对团队的不认同等原因，会出现退出团队的情况。对于成员的退出，咨询师可以进行个别辅导，但遵循“去者不追”的原则。

（二）关注他人阶段

经过第一个阶段“各自为政”和冲突之后，小组成员会对自己的行为进行反思。这个时候，他们制作沙盘的速度会放慢，会拿出一定的时间来观察别人所选择的沙具，揣度别人的心思，以避免冲突。这个时候的沙盘作品虽然也不能具有集中的主题，但是，分割和冲突在逐渐减少。在进行讨论的时候，团队成员也会注意自己的言语，避免对别人造成伤害。

（三）沟通阶段

经过冲突、反思之后，成员的交流加深，他们开始开诚布公地谈自己的想法和感受，谈自己的困惑与矛盾，以及对团体的期望。有时争论得很激烈，但大家通常都会感觉很舒服。经过讨论，大家才明白，原来之前产生的冲突，主要由于彼此的不理解，以及主观臆断所引起。经过交流和沟通，成员之间增加了了解，学会了感受他人的思路，团队凝聚力也随之提高。

（四）协调与整合阶段

在充分沟通和交流的基础上，团体成员之间会变得默契起来。在制作沙盘的过程中，成员常常会感到他人摆放的沙具正是自己想要的，他人对自己所构造的场景的修饰也符合自己的意图，自己对他人所摆放的场景的修饰也能得到他人的认同，整个团体产生了一种共感。制作过程中大家都在用心感悟彼此的心声，对彼此的摆放都非常关注。沙盘作品的协调性增强，主题更加明确，沙具数量减少。

整合是团体沙游发展到最后阶段的特点，此时作品主题明确、整体流畅（图11–7）。对于这一阶段的作品，成员们往往都非常珍惜，舍不得拆除，总希望将这一美好的瞬间保留下来，他们会一起和作品合影，在欢声笑语中回顾制作过程。

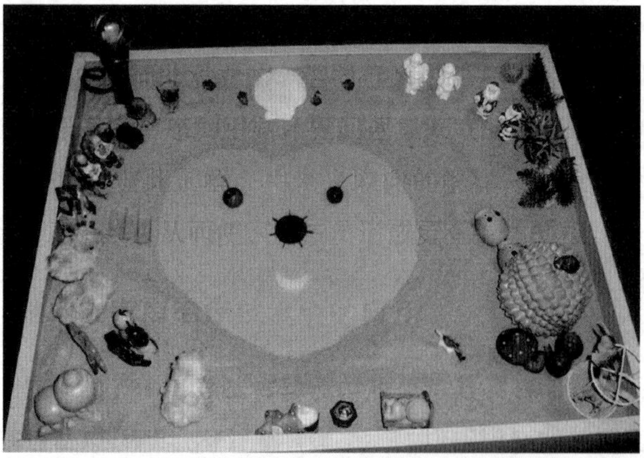

图11–7　整合性较好的团体沙盘作品

四、团体沙盘游戏疗法中的注意事项

（一）团体成员的阻抗

团队里的有些成员，因为对沙盘游戏疗法不了解，或者不能融入团队，虽然在外界压力之下，不得不进行沙盘游戏疗法，但是在制作沙盘过程中，会表现出一定的阻抗。对此，咨询师要予以充分的接纳，在小组讨论的时候，可以鼓励这样的成员把自己的想法表达出来，通过讨论的方式促进其自我反思。

（二）团体成员中途退出的情况

因种种原因，团队中会有成员中途退出，咨询师应充分尊重其本人的意愿。不过在成员退出前，咨询师可以对其进行个别心理辅导，了解其退出的原因，并建议他（她）把自己的心理感受和退出的原因记录下来，留给团队进行分享。

对于退出的成员，如果想要重新加入的话，需要全体成员讨论通过方可。

（三）团体成员吸纳新成员时的调整

当有新成员加入的时候，咨询师首先要对新成员的情况有所了解，并组织已有的团队成员进行讨论，待大家表示同意接受后，方可让新成员加入进来。虽然有了形式上的接纳，但是，老成员对新成员心理上的接受是需要一个过程的。在这个过程中，咨询师要注意观测，并适当进行干预，尽快促进团队的调整。此外，咨询师在必要时可以对新加入成员进行个别心理辅导，直到其能融入群体之中。

（四）咨询师自身的情感处理

在团体沙盘游戏疗法中，心理咨询师也会受团队动力的影响，产生一些情绪、情感的反应。如果咨询师对自己的情感处理不当，会引起团队成员与咨询师之间的冲突。比如，有的咨询师心存偏见，对团队或者某些成员缺乏共情；或者团队所制作的沙盘作品尚未完成，咨询师就提前予以结束。对于这样的情况，要求咨询师要做好自我调节，并结合自身的沙盘游戏疗法体验，处理好自己的情感。

附一：魏广东文章精选
——如何看待团体沙盘游戏疗法的规则

前几天在北京讲课，在讲授完团体沙盘游戏疗法的操作之后，有学员感到很迷茫，原因就是我所讲的团体沙盘游戏操作规则与此前她听的另外一位老师讲的不一致。她不知道听谁的好。在心理学的学习中，这种情况是不可避免的，很多老师所讲授的不一致，很多流派之间也很不一致，比如行为主义就蔑视精神分析，人本主义蔑视行为主义和精神分析。怎么办？我先说说我所讲授团体沙盘游戏的规则及该规则的目的，然后再说说如何看待这些规则，为什么会纠结于这些规则，最后就如何看待沙盘游戏疗法和学习、使用沙盘游戏疗法展开分析。

我所讲述的团体沙盘游戏疗法规则大概包括以下几点：

（1）摆放玩具的顺序是由事先的抽签或猜拳来决定的，尽量保证团体中的每个成员都有做“第一”的机会。

（2）每人每次只允许做一件事情，如放一个或一组玩具，挖一条河，或堆一座山等。

（3）整个制作过程不允许成员之间沟通，以免相互了解意图，但成员可以与咨询者之间有互动。

（4）不能将他人或自己已摆上的沙具拿走或放回沙具架，但允许移动自己或他人所摆放的沙具，并算作一次操作，移动完后在这一轮中就不能再放置任何沙具了。

（5）制作过程中，团体成员可以选择在某一轮放弃，什么沙具都不摆放。

（6）整个制作过程最后一轮的最后一个人在摆完沙具后，还可以有一次修饰的机会，对整个作品进行一些调整，但不能再添加沙具。

这个规则怎么来的呢？当然不是我自创的，而是向前辈们学习来的，我基本没有增减，而且我虽然赞同沙盘游戏疗法的创新，但是认为对规则进行增减意义不大。在这个规则中，有几点是大家比较容易纠结的：

第一点，就是“每个成员都有做‘第一’的机会”，本意说的是大家决定顺序的时候人人是平等的，并非是每轮换一个顺序。顺序一旦决定了就不要再更改了，不然会很乱，而且会导致人数越多做的轮次越多，因而不太现实。

第二点，就是“一组沙具”的问题。经常会有人拿很多，咨询师觉得不好掌握，于是有人提议直接改为只准拿一个。这个也不太现实，比如一张桌子四把椅子的组合，难道让参与者拿五次？

第三点，就是“最后一轮的最后一个人有一次微调的机会”。结果，有时最后一个人会大面积改动整个沙盘，因而冒犯大家，于是有人提出最后一个人最后的微调只准动一次。

为什么咨询师会有这么多纠结呢？我觉得归根结底是咨询师本人的自我不确定感所造成的。因为自己不确定，面对群体的时候实际上很恐惧那些违背规则的现象，不知道如何应对，自己便慌了，包容度也会下降。于是只得纠结于规则，想把规则制定地更详细些，成员也都听话地去做，咨询师自己也心里踏实了。比如前文提到的那位感到困惑的学员，她在其他老师那里学到的是：成员必须站在固定的位置制作沙盘，目的是让大家朝向一个方向。真是如此吗？如果一个团队不和谐，即便是站在一个方向，他们做的也是乱七八糟；如果一个团队和谐，自己就会主动站在相近的位置，逐渐朝向一个方向。过于刻板的规则，只会把成员限制住，掩盖了矛盾，这就失去团体沙盘游戏疗法的意义了。当然，这样的规定唯一的好处，就是满足了咨询师的需求。但是，这不是本末倒置了吗？

此外，咨询师纠结于规则，或者过于在意成员是否违反规则，是因为自己的权威感遭到了挑战。咨询师会不由自主地把自己放在一个管理者的角色，成为规则的维护者。其实没有必要，咨询师宣布规则只是给这个团队一个大概的要求轮廓，至于此后如何应对违背规则的人，可以由团队成员自己探讨决定。

团体沙盘游戏疗法的目的不是大家制作一个漂亮的沙盘，而是让团队成员利用游戏的方式表现自己在团队协作中的问题，然后沟通、解决问题。如果把成员的每一个动作都规定死了，他行动就受限制了，问题也就被压抑下去了。比如“最后一个人微调”的问题，有的人不敢改动，而有的人会大面积改动。由于改动时完全不顾及他人，其他成员会表达不满，这便会触动这个人的反思，进而有所改进。如果把他限制住了，只准动一个，他不是失去了一次成长的机会吗？

所以说，对于规则的问题，我觉得大概交代清楚就可以了，如何面对违反规则的人，这就是团队成员的任务了，咨询师旁观并给予适当的引导即可，真正重要的是对团队成员有所启发，使他们有一定的感悟。

附二：团体沙盘游戏疗法制作过程记录表

制作时间：　　点　　分~　　点　　　分咨询师：　　　　　　组别/次数：

制作者	轮次						合计沙具数
	1	2	3	4	5	6	

附三：团体沙盘游戏疗法讨论过程记录表

讨论时间：　　点　　分~　　点　　分　　　　咨询师：　　　　　　组别/次数：

1		2		3		4	
发言人	讨论内容	发言人	讨论内容	发言人	讨论内容	发言人	讨论内容
5		6		7		8	
发言人	讨论内容	发言人	讨论内容	发言人	讨论内容	发言人	讨论内容
统一主题							

第12章

团体沙盘游戏疗法案例

2010年10月，笔者在北京组织了一次小型的沙盘游戏疗法培训班。这次培训班除了教授沙盘游戏疗法的基本技术外，更主要的目的在于让参与者获得心理成长。因此，我们把所有成员分成两个小组，每个小组每天都开展一次团体沙盘游戏疗法，五天内共进行了五次。笔者选择了其中一个小组的五次沙盘作品分享给读者，帮助读者体会小组发展变化的过程，以及这种发展变化在沙盘作品中的体现。

小组组成：

小组一共七人，其中六名女性，一名男性。女性成员中年龄最大的是Z，四十岁左右；其次是X，三十多岁；然后是L，三十岁左右；W、S、C三人都在二十五岁到三十岁之间；最小的是W，仅二十三岁。唯一的一名男性Y，四十多岁，应该是小组中最年长的。

如前文所述，这个小组的成员全都是课程的学员，进行团体沙盘游戏疗法的目的是获得心理成长，所以这个团体属于成长性团体，主要任务是成员之间深入交流，并通过与别人的互动了解自己的特点，以便更全面地认识自我，从而获得心理的发展。

1.第一次团体沙盘游戏疗法（2010年10月1日　9:00~10:00）

在第一天课程开始时，简单介绍课程安排后，就组织这个小组进行了第一次团体沙盘游戏疗法。笔者向小组成员介绍了沙盘游戏疗法的作用和意义，强调了规则，并告诉成员一共将进行六轮。然后就交由小组自己决定制作顺序了。由于小组成员来自不同的地方，此前也几乎没有交流，所以彼此还十分陌生，表现得谨慎而客气。有一个成员提议用抓阄的方法决定顺序，大家一致认可。

在沙盘制作过程的前两轮，小组成员对他人的关注很少，基本上都是自顾自地往沙盘中放自己喜欢的沙具。成员间既没有强烈的冲突，也很少有彼此的呼应。

只是当唯一的男性Y放进了一个大个的人物沙具（图12–1中沙箱左上角的沙具）时，吸引了大家的目光。从大家的眼神中可以看出，有人感到不认可，有人只是关注而没有情绪反应。当活动进行到第三轮的时候，小组内的气氛显得紧张起来。起因是Y在中心的湖上放了一条蛇，引发了在湖心放船的女孩C的不安（在后来的讨论过程中可知，Z也对蛇表示不接纳），但是C并没有动那条蛇，而是在随后的几轮中不断在船上做工作：在第五轮中放了一只大龙虾，在第六轮中放了一根棍子，似乎是在与水中的蛇对抗。其他几位成员，X在不同的地点放了观音、如来佛祖，L和W多次摆放小石子、花草等装饰物，S则在沙盘的左下角营造着自己的空间。等到六轮全部结束之后，Z是最后一个制作者，享有对作品进行微调的权力。她毫不迟疑地把水中的两条蛇放到了岸上，没有再做其他的改动。

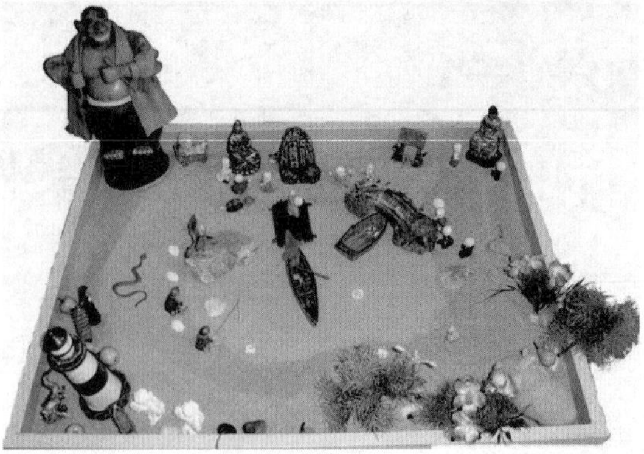

图12–1　第一次团体沙盘作品——“湖”

在之后的讨论中，虽然大家依然表现出谨慎的态度，但是大多数成员还是对Y所放的两条蛇表达了不满。C设想那艘湖心的小船正是自己乘坐的工具，计划通过船只到达彼岸，Y的蛇让她感受到不安，认为受到了威胁，所以在船上摆放了龙虾和棍子与水里的蛇进行战斗。Z也表示蛇在水里让她感到害怕，在最后调整的时候把蛇放在了岸上，这样使蛇更容易被看到，减少了威胁。整个小组讨论最激烈的部分，就是关于湖中心的蛇的问题。其他成员之间既没有争论，也没有彼此感到默契。只有C和Z之间有一些互动。经过讨论和长时间的思考之后，大家将这个沙盘命名为“湖”（图12–1）。

这次团体活动之后，C生病了，就没有参加第二次的团体活动。

简析：

在进行第一次团体沙盘游戏疗法的时候，成员一般都对团队关注比较少，大部分人会把主要精力放在满足自己的需要上。他们不断地往沙盘中放入自己喜欢的沙具，等到结束的时候会感到自己还有很多想放的东西没有放。成员放入沙具的速度也会比较快，有的时候还表现出迫不及待的样子，甚至有人还会打乱顺序提前放入自己想要的东西。这个时候，大多数成员不会注意到别人放了什么，也不会考虑别人的构思。制作完成后的讨论中，气氛通常不会很热烈，多数人只表达自己摆放沙具的意图，很少会表达对别人的意见。这种情况下，沙盘作品会表现得拥挤（因为每个人都在不断往里放东西）、杂乱（团队尚未整合，作品也无统一的主题）、分割（各自经营自己的天地）。

案例中的小组也基本上体现了上述这些情况。首先，整个作品表现得不是很协调：沙具大小不一，彼此之间缺少配合，比如左上角那个大的人物沙具就显得非常突兀。其次，从沙具代表的意义看，沙盘中呈现出几个分散的力量点，这些力量点是互相孤立而不整合的。比如左上角的大人物沙具、观音、上部最中间的泰山及左下角的灯塔，都是精神追求的象征。同一个团队中有如此之多的追求目标，体现了团队还未形成一个共同的目标。不过，从另外一个方面来讲，这些沙具都是力量的象征，如果把这些分散的力量整合起来，这个团队将会具有很强的战斗力。最后，整个沙盘被划分为几个相对集中的区域。其中，左下角修女、天使、灯塔是S布置的，是属于她的空间；上部中间位置，观音、如来、门是X摆放的，这是她的空间；湖中心的船只以及船只上的棍子、龙虾、玻璃球都是C摆放的，显然这是她的空间；中上部的小孩沙具基本都是Z摆放的，显然那是属于她的空间。

除了这些从团体的角度呈现的一些特点外，还可以从中看出参与者个体的特点。比如，Y作为唯一的男性，他的行为使一部分成员感到紧张，这除了性别差异，似乎也显示了他关注别人较少的特点。

2.第二次团体沙盘游戏疗法（2010年10月2日　17：00~18：00）

第一次制作沙盘是前一天的上午课程开始时，那时候大家甚至都没有自我介绍，而这一次，成员已经相处近两天了，期间除了一起听课学习，还一起吃饭，晚上没课的时候已经有人开始主动邀请另外的成员共同制作沙盘。这些无疑都促进了彼此的了解，拉近了成员之间的心理距离。

这一次，小组成员C因为身体不舒服没有参加活动，只剩下了六个人。大家对于规则和方法已经比较熟悉了，咨询师没有再做详细介绍，活动直接开始。X首先沿着沙盘的对角线开出一条河，随后有成员在河上放了桥，在沙箱的一角放置了假山，有山有水，开局不错。在接下来的几轮中，成员发生了一些变化（图12-2）。在第一次团体沙盘游戏疗法中专注于构建自己世界的S开始与别人配合，左上角小桥两侧的人就是她放的，而桥则是别人放的。Z选取的沙具和第一次

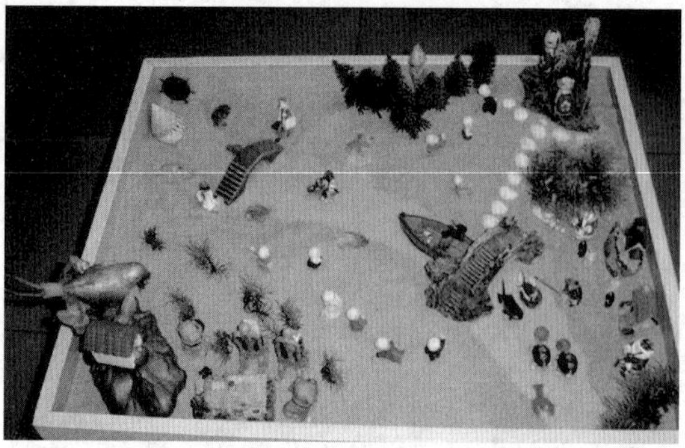

图12-2　第二次团体沙盘作品

比较相似，除了一对坐在摇椅上的老人外，沙滩上的小孩子都是她选择的，不过这次小孩的活动区域明显增加。很文静的W在第一次活动中主要制作了花草，在这一次中制作了一片森林，不过还在森林中放置了一个有些怪异的人物（中上部）。L的变化不大，依然是摆放一些点缀式的沙具，洒落在沙盘的各个角落。整个队伍中表现最突出的是X和Y。X除了制作了一条河流之外，剩下的主要工作是制作了一条通往山脉的贝壳小路（右上部），然后在山的后面放了一个大海螺，并在最后一轮的时候用扇贝为海螺制作了一座保护屏障（图12-3）。在制作完成后，明显可以看出X的喜悦和满足之情，正因为此，笔者专门为这个区域拍了照。然而冲突正因此而发生，Y是最后一个制作者，享有调整的权力，他毫不犹豫地把X藏在山后的海螺和扇贝拿起来，随意地洒落在左上角河边的沙滩上。L立即显示出不满和无奈的情绪。

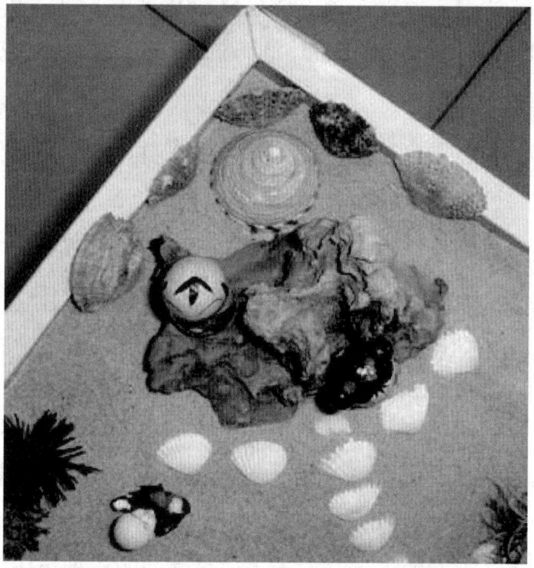

图12-3　X在第二次团体沙盘中制作的很满意的角落

在讨论的环节，按要求是一轮一轮地谈自己摆放玩具的意图及对别人的沙具的感受，不过话题很快就转移到Y挪动X的海螺和扇贝这个事件上。X称自己简直崩溃了，非常气愤。Y的理由是，他认为这些都是海洋里的东西，应该放在水边。L替X表示不满，她说早就注意到X花了很多时间营造这个空间，Y应该看到那对X是很有意义的，怎么能这么随意地拆毁别人精心营造的空间呢？其他成员也都认为Y这样做不对，他们表示，虽然不知道X制作的意图，但是还是看得出那对X是很重要的，似乎唯独Y没有看到。就此小组进行了很长时间的讨论，多数成员都认为Y的行为不妥。Y也表示他确实没有注意到X的制作过程，没有意识到这对她很重要。不过，直到最后Y还是认为自己做的是对的，因为贝壳和海螺就是应该放在水边。

在讨论的过程中，X表示胃疼起来。

简析：

随着讨论的深入，小组成员之间交流增多起来，对其他成员动作感受的表达也明显增加。从作品上看，这个团队具有很强的力量，比如高山、河流的制作，这都是心理能量的体现。团队成员之间也存在沟通和交流的愿望，并有人开始了这项工作——把两座桥摆放在河面上。在团体沙盘中，一般都是会有人摆放桥梁的，这表明有人出来做联络、沟通的工作。只是有的团队中，桥梁会被某个人占领，使沟通不畅。也就是说，有人希望成员之间沟通，而有人成了沟通的阻塞者。在这一次团体沙盘中，X继续表现女性的主题，海螺、扇贝等都是女性的象征，或许她还是沉浸在自己的世界里，这是一个自省的过程。Y破坏了她用心构建的、闭塞的“安乐窝”，这可能对X是一个打击，却也可能会产生好的结果，即促进X打开自我。当然，这次冲突也表明了Y较多站在自己的视角上思考问题，较少考虑别人的特点。

3.第三次团体沙盘游戏疗法（2010年10月4日　16：30~17：30）

原计划在第三天进行这一轮次，由于课程安排原因而推迟到第四天进行，C的身体好了，又回到了团体之中。具体操作过程不再赘述。这次团体沙盘最大的特点就是延续了上一次的冲突，冲突发生的区域是左上角假山下几个斜躺着的小人附近（图12-4）。首先是X在假山下放置了一个盛有骷髅的棺材，然后又在下一轮中在附近区域放置了一个红色的模样怪异的小女孩。没想到这一平时看起来很丑陋的小沙具，斜放在这个区域却显得十分有趣。于是，S、W、L三个女孩陆续都在这附近放置了模样奇怪的小人偶。冲突也是从此开始的，Y似乎对这几个玩偶不太满意，便选择了几束高大的花（后来被挪到了右下角）插在人偶周围，想遮挡一下。他这个动作立即引起了放这些人偶的人的不满，在下一轮中很快有人就把花束挪到了一边。Y似乎没有看到其他人的反应，在花束被拿走之后，他又选择了一把小花伞（后被挪到左下角）放在玩偶上方，还是想挡住它们。这个做法当然也是徒劳的，很快就有人把小花伞挪到了左下角。这一次的对抗似乎触动了Y，他没继续遮挡人偶，转而去摆放其他沙具了。在接下的讨论中，小组成员讨论的热点自然落到了Y的行为上，除了参与摆放人偶的四个女性，另外两个

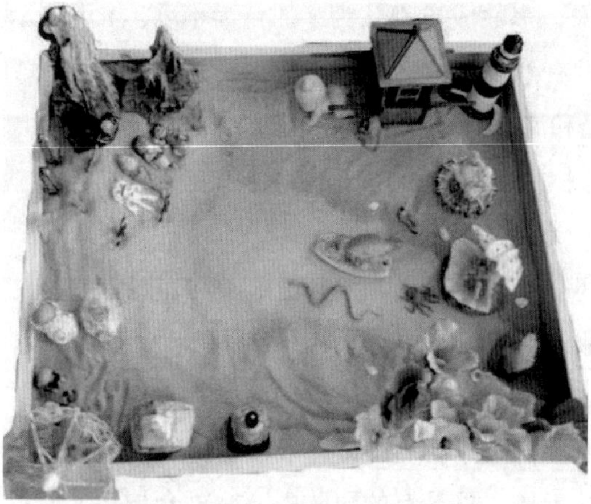

图12-4　第三次团体沙盘作品——“死亡·守护”

本没有参与其中的女性也对Y的行为表示不认可。Y解释说这几个小人太难看了，想遮挡一下。其他人立即表示这不是遮挡，是掩盖。另外两个没有摆放人偶的女性则表示这些小人偶并不难看，反而显得很可爱。

受到这么多人的轮番“攻击”，Y初步认可了自己考虑别人太少的情况，并在反思后认识到自己在生活中也是如此，基本很少考虑别人的感受。看来Y是受到触动了，尽管如此，Y内心真正的改变还是需要一段时间的。在命名的时候，Y表示了自己的观点，认为这是以“死亡”为主题的，并坚持自己的观点。其他成员则认为这是以“守护”为主题，最后大家互相让步，将其命名为“死亡·守护”（图12-4）。

简析：

从团体的角度看，这是团体冲突最激烈的一次。前两次的冲突主要发生在两三个人之间，而这次的冲突则全员参加。实际上，团体内部的冲突是一件好事，因为冲突本身也是一种交流，只有冲突了，彼此才会关注对方，才会形成更深入的了解。在这种情况下，心理咨询师要做的是，引导冲突者不要以中伤的方式表达自己的不满，而是以沟通、交流的方式告诉其他成员自己的感受。

这个小组的团体沙盘游戏疗法发展至今，冲突由小到大，基本都是与Y有关的。除了性别差异这一因素外，更重要原因在于Y缺少与别人的共情。这次冲突或许并不能彻底改变Y的这个特点，但肯定会对他产生影响，至少让他更清晰地认识到了这一点。接下来的第四次团体沙盘游戏疗法便证实了这一点。

4. 第四次团体沙盘游戏疗法（2010年10月4日　20：00～21：00）

在第三次团体中，成员之间讨论得十分热烈，以至于大家险些忘记了去吃晚饭。晚饭之后，小组成员要求再制作一次沙盘，于是进行了第四次团体沙盘游戏疗法。这一次，整个过程都显得轻松欢快。Y先在沙盘中间挖了一个湖，随后有人把湖变成了心形。又有人在湖里放了太阳和月亮，估计是把湖想象成天空吧。而当Z把两个从院子里摘来的海棠放进去的时候，湖面变成了一个笑脸（图12-5）。之后，小组成员在湖的一周摆放了水果、人物、动物和房子。所有的沙具都朝向湖心。此时，似乎所有的沙具都联系在了一起，手拉手围着湖而起舞。在后来的讨论中，有的成员提出，从中下方的那个睡觉的泥娃娃开始，逆时针一圈，先是婴儿状态，然后是结婚的时刻（两只小猪和榴梿组合起来被大家想象为婚车），圣诞老人和小天使在吹奏音乐，再后便是老年的时光，两位老人坐在摇椅上一起阅读，享受着浪漫的时光。

在讨论名字的时候，小组成员也都非常兴奋，大家比较一致地将其命名为“娃娃的梦”。所有成员都对这幅作品十分满意，感觉每个人的贡献都非常重要，而且每一个沙具都恰到好处。有人试图拿出一两个沙具，但大家都觉得那样就没有现在完美了。

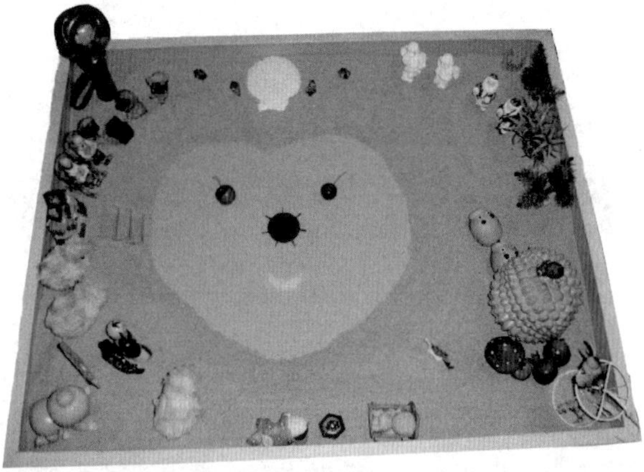

图12–5　第四次团体沙盘作品——“娃娃的梦”

简析：

能有如此整合的一幅作品，显然是第三次团体沙盘游戏中沟通的结果。这一次，Y没有再随意挪动别人的东西，而是开始考虑别人的意图，并在别人的意图的基础上摆放自己想要的沙具。其他成员之间也更加默契，团队表现出了初步的整合。之所以称之为初步的整合，是因为这只是相比于前期沙盘上升了一个台阶，而并非是最终的整合。如果坚持再做十几次，成员之间的冲突还会出现，不过，相信团队的力量依然可以化解矛盾，从而使得成员具有一致的目标和努力方向。

5.第五次团体沙盘游戏疗法（2010年10月5日　10：00～11：00）

这是小组的最后一次团体沙盘，很多人都不是很想做了，因为有了上一次的美好结局，成员都担心这一次不能做得更好，认为可能会让大家失望。不过，最后大家还是共同制作了一个沙盘。果然这个作品不如第四次的漂亮和完美（图12-6）。Z在左上角摆放了一座小房子和两只往上爬的小乌龟，她说这是小乌龟要回家（看来她已经产生了回家的心思）。其他人肯定或多或少也都会有相似的想法，以至于在讨论的过程中便开始互相留联系方式。这样的氛围显示在沙盘之中，就是沙具出现了不同的方向。原因就在于离去的力量的影响。即便如此，整个沙盘作品也是比较整合的，成员之间因为熟悉而减少了恐惧。所以Y所放的两条蛇并没有引起其他成员的害怕，反而被认为“也很可爱”。

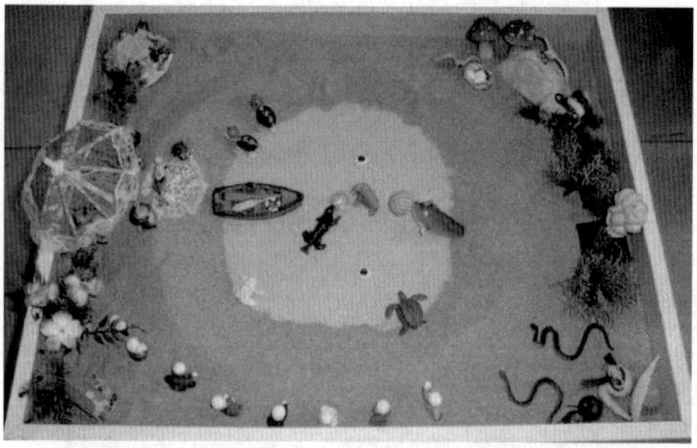

图12-6　第五次团体沙盘作品——“公主的湖”

以上是对一个团体进行的五次团体沙盘游戏疗法的简单介绍，目的在于让读者能够看到一个团体发展变化的过程。在这个团体中，经过大家的努力曾造就完美的画面，虽然这并不是现实的，只能发生在沙盘中，但是，每个人都从中获得了幸福感，而且这种幸福感是真实存在的。这种幸福感来自归属感，来自对自己所属团队的认可，还来自对集体的力量的感受，以及对自身价值的体验。这就是团体沙盘游戏疗法一部分作用的体现。

第四编

沙盘游戏疗法的创新与发展

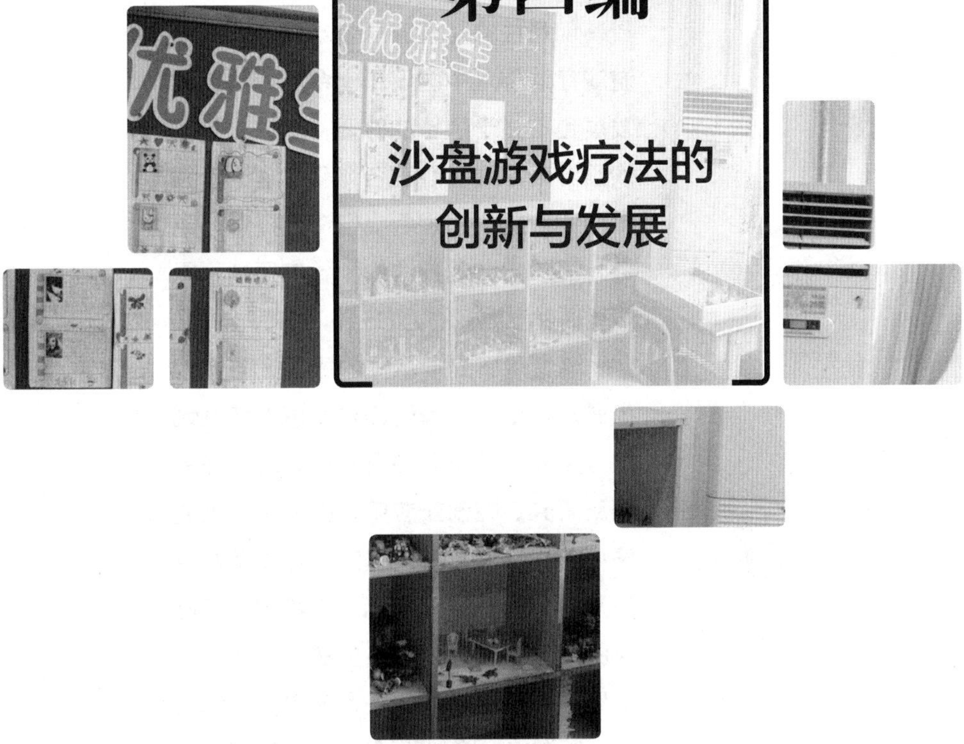

沙盘游戏疗法是一项开放的技术，在心理咨询与心理治疗领域，它可以与其他心理咨询与心理治疗技术相结合来解决心理问题。在心理咨询和心理治疗领域之外，沙盘游戏又可以作为一种开展心理健康教育的方式，或者作为一种具有创意性的儿童家居游戏设备。沙盘游戏疗法传入中国仅二十余年，其蓬勃发展也不过十余年的时间，所以，关于沙盘游戏疗法在心理咨询和心理治疗领域中的应用，还需要我们深入探索与研究，而沙盘游戏疗法的创新应用则更需要我们付出更多的努力。

笔者除研究卡尔夫的思想，研究沙盘游戏疗法在心理咨询与心理治疗领域的应用外，还十分注重沙盘游戏疗法的创新研究。在创新应用方面，笔者当属国内的先行者，不仅提出了沙盘游戏疗法需要中国化、教育化、游戏化和家庭化的理念，还开展了不少实践活动，并积累了一定的经验。在本章中，笔者将前期所做的一些创新工作进行初步总结，为读者提供参考，希望更多的同行能够投入到沙盘游戏疗法创新的研究与实践中来。

第13章

沙盘游戏疗法与不同技术的结合

沙盘游戏疗法本身就是多种理论结合的产物，它是结合荣格分析心理学、洛温菲尔德的世界技法及东方哲学思想而创建的。在后来的临床实践中，沙盘游戏疗法又不断吸纳以人为中心、投射测验等心理咨询方法的技巧，并逐步改进与完善。

在其他心理咨询流派或技术中，沙盘游戏疗法也可以作为一种辅助技术。比如认知流派的心理咨询师，可以记住沙盘，帮助来访者在沙盘之中进行思维重建。此外，沙盘游戏疗法还可以和家庭治疗技术、释梦、完型技法、心理剧、音乐疗法等心理咨询方法结合在一起使用。沙盘游戏疗法传入中国后，一些咨询师和研究者还将其与中国文化中的周易、禅学结合起来，也取得了一定的成果。

笔者简单地介绍一下沙盘游戏疗法在其他咨询技术中的应用，目的是为读者提供方向性的建议，希望沙盘游戏疗法咨询师能够同时使用一些其他心理咨询方法，而其他流派的心理咨询师也可以把沙盘游戏疗法引入其他技术中，促进不同流派的整合。

一、沙盘游戏疗法与家庭治疗技术的结合

（一）家庭治疗技术简介

20世纪70年代以前，心理咨询和治疗领域居于主导地位的三大学派分别为心理动力学派、行为主义学派及人本主义学派。之后，家庭治疗学派迅速崛起，成为与之并驾齐驱的第四大学派。家庭治疗学派最大的贡献在于提供了一个了解来访者行为的新构架，它超越了过去只关注个人内在的心理冲突、人格特征、行为模式的局限，把人及其症状放在整个家庭的运作中去了解并治疗。

1992年，美国学者对心理咨询与治疗从业人员调查发现，许多专业人员逐渐

采用家庭治疗，所占比例约占总调查者的10%，仅次于整合主义学派（约30%），并预测未来这一流派将有更大的发展。

家庭治疗的核心和理论基础在于系统观——没有一个人或一件事是独立存在的，他们同周围的人或事都有着千丝万缕的关系。人和事件存在于相互影响和彼此互动的脉络中，也就是说，家庭成员彼此分担每个人的命运。因而家庭治疗师认为，把某个人的病症看作他个人的问题是不恰当的，其症状意味着他同周围的大系统（家庭、社区、社会）的互动出现了障碍。在个别心理咨询和治疗中所谓的当事人，是整个家庭功能失调的表征者，家庭治疗师们称其为“被指认病患”。有些家庭治疗师相信，“被指认病患”的症状本身能稳定系统及减轻家庭压力；有些家庭治疗师则把病态的行为看作对家庭压力作出的反应，而不是维持家庭平衡的保护措施。

家庭治疗又分为若干流派，其中具有代表性的主要包括：

（1）多世代家庭治疗。鲍恩是多世代家庭治疗领域的主要理论家，主要贡献家庭系统理论及八个连锁理论概念：自我分化、三角关系、核心家庭情绪系统、家庭投射历程、情绪截断、多世代的传递过程、手足位置和社会退化。

（2）结构式家庭治疗。米钮钦是结构派家庭治疗理论的创始人，致力于使失去功能的家庭达到结构性改变，通过改变家庭的动力和组织来改变个人及家庭。基本概念有：家庭结构、子系统概念、界限、权力和联盟。

（3）策略派家庭治疗。从独特的思维角度出发，以鲜明的创造性与操作性发展出短期治疗模式，诸如“矛盾处方”“维持症状”“奇迹提问”等，是一种以解决问题为焦点的治疗方法。

（4）沟通派家庭治疗。注重观察和改变家庭成员的沟通模式，促进家庭在平等、对称的互动模式中（而非对立的、强弱行为中）去交流。

（5）米兰系统派家庭治疗。用循环提问搜集家庭的信息，促进家庭成员发现他们之间的差异，增进彼此了解。用未来取向的解释，启发家庭构想未来的计划，破除僵化的家庭游戏，从而使家庭成员形成更有弹性的相处方式。

（二）沙盘游戏在家庭治疗技术中的应用

徐洁、张日昇（2007）曾尝试将沙盘游戏疗法与家庭治疗技术结合使用，他们认为，将箱庭疗法应用于家庭治疗的临床实践可以整合两种疗法的优势，通过家庭成员在箱庭中表达家庭的动力关系，使治疗师在治疗中更容易获得对家庭全面、客观的理解。

家庭治疗方法中的沙盘游戏疗法具体操作，是让家庭成员在自由与受保护的空间里，学习新的方法，促成新的人际关系的形成和彼此的沟通。在沙盘游戏进行过程中，治疗师通过观察沙具模型的选择和放置过程,可以了解家庭内在动力关系的状况,例如，谁选择和谁一起协作，谁放置了什么沙具模型，哪一个沙具被挑选出来、被谁挑选，等等。这为治疗师提供了很好的素材和介入机会，为破坏性动力关系的重建和健康家庭关系的调试提供了可能性依据。导致产生家庭问题的潜意识内容，通过制作过程和沙具的象征意义很容易以有形的方式呈现在治疗师和家庭成员面前，进而直观地表达出家庭的问题及潜在的解决方式。

通过家庭制作沙盘的过程，每个成员可以将他们在沙盘中表现出来的动力关系与家庭现实生活联系起来，并借此获得改变家庭问题的力量，治疗师也可以通过这一过程观察到每个家庭成员的独特性，并反馈给家庭成员。

总的来看，沙盘游戏疗法在家庭治疗中主要有四个功能：家庭评估、家庭治疗、夫妻治疗、家庭治疗师督导。

二、沙盘释梦——沙盘游戏疗法与释梦技术的结合

（一）释梦技术简介

梦，一直是人类十分感兴趣的对象。我国古代，著名的“庄周梦蝶”，也算得上是一次对梦这一现象的深入讨论。后来，我国民间流传着各种版本的“周公解梦”，把梦进行符号化，不同的梦具有不同的预兆。这些解释梦的方法，多数具有迷信色彩，与心理学中所说的释梦没有太大关系。

在心理学的几大流派中，把释梦作为一项重要技术的当属心理动力学派。在心理动力学派看来，梦是潜意识内容的呈现，如果利用梦中元素与实际的生活事件进行自由联想，可以使做梦者的潜意识上升到意识层面。

释梦需要遵循三个原则：其一，梦表面的意义无论是合理的还是荒唐的，明确的还是模糊的，都不必追究，因为表面的意义不是所要探寻的潜意识思想；其二，分析工作主要是唤起那些被各种元素替代的个体观念，至于这些观念表面上是否合理，可不必追究；其三，应耐心等待那些隐藏的潜意识思想逐步清晰地显现出来。

根据梦的作用机理，梦中出现的某些事物可能会成为一种与本意无关的象

征，具体包括以下几部分内容：

（1）有时候梦者对于这些象征所代表的事物并不清楚，甚至在醒来后根本不知道是什么意思。这说明梦者所有关于象征的知识都是依附于潜意识的心理活动。

（2）这些象征的关系并不是梦所特有的，而是散见于文学世界和日常生活之中的，而梦的象征只占其中的一小部分。

（3）很多象征与性有着特殊的关系。语言学家斯珀的研究表明，性在语言的起源和发展上占有极为重要的地位。动物在进化过程中最早的声音是召唤异性伴侣的声音，在后来的发展中这种声音才逐渐成为原始人工作时的交流需要。因此，作为保留了一部分原始意识与思维的梦，通常会包含很多性的象征。

（4）象征作用是梦的伪装的一个独立的因素，它有时会使梦变得奇异难解。我们经常会梦到的一些微不足道的普通事物，这可能正在不断表达着我们内心对于性的懵懂与好奇，渴求与企盼。

严格意义上讲，真正的关于梦的心理学研究始于弗洛伊德，作为精神分析学的创始人，弗洛伊德开创了人类文化史的新纪元，而其划时代的作品《梦的解析》和后期著作《精神分析引论》便是在这种开创中凝聚的最具标志性的成果代表。在《梦的解析》一书中，弗洛伊德把梦看成是人的本能欲望的满足，尤其是性本能欲望的满足。最简单的梦是欲望的直截了当的满足，这种梦的含义不言而喻，因而无须分析。弗洛伊德所关注的是另一类的梦，即梦的隐义，内容大多是本能欲望，但由于意识或内心中道德观念的“监视”作用，梦中的欲望满足方式以象征的方式表达出来。这种梦与神经症症状一样，是本能欲望的象征。弗洛伊德的梦论起初是为其治疗神经症服务的。他认为，心理疾病往往是性压抑的结果，性本能如果不能得到满足，有的人的性能量就可能向童年方向倒退。而人在睡眠时，意识（超我或道德）并未完全放弃对本能欲望的“监视”作用，所以潜意识的欲望要通过伪装为象征的方式来加以满足。要分析梦境象，就要理解梦的象征意义，而要弄清梦的象征意义是什么，就要把梦与梦者的生活经验结合起来。

荣格所创建的分析心理学也使用了释梦技术，不过，荣格的观点与弗洛伊德的观点不同，他不认为梦仅仅是为了满足愿望，也不认为梦进行了伪装。荣格认为，梦是潜意识心灵自发的和没有扭曲的产物，梦给我们展示的是未加修饰的自然真理。梦的基本目的不是经过伪装满足欲望，而是恢复心理平衡，荣格称之为梦的补偿。他认为，如果一个人的个性发展不平衡，当他过分地发展自己的一个方面，而压抑自己的另外一些方面时，梦就会提醒他注意到这些被压抑的方面。例如，当一个人过分重视自己强悍、勇敢的气质，而不承认自己也有温情、甚至软弱的一面时，他也许就会梦见自己是一个胆怯的小女孩。荣格还认为，梦展示出做梦者自己内心被忽视、被压抑的一面，因此往往可以起到警示的作用。荣格提到这样一个例子：一位女士，平时刚愎自用、固执偏激，喜欢争论，她曾梦到参加社交聚会时，女主人欢迎她说“真高兴你来了”，女主人领她到门口，开门走进去一看，居然是牛圈。荣格认为，从这个梦可以看出，做梦者内心的另一面是谦虚的，它提醒这位女士，她平时的表现就像一头犟牛。

梦能使我们洞察自己的内心，知道什么是自己真正的需要。在面临重大选择时，梦可以给我们启示。

（二）沙盘释梦

沙盘游戏疗法和释梦技术有相似之处。沙盘游戏疗法是通过制作沙盘，让来访者的潜意识呈现在沙盘之中，进而帮助来访者了解自己的内在，促进其心理问题的解决。释梦技术则通过了解进入梦境的潜意识来了解来访者的心理。某种意义上讲，沙盘游戏犹如睁着眼进行了一次梦境旅行。不同的是，沙盘游戏属于主动“做梦”，而真正意义的梦则多数是被动的，而且梦多数会模糊不清，无法详细记忆。

沙盘游戏疗法与释梦技术结合，最主要的就是通过沙盘游戏来演示梦境，使得记忆不清楚的梦境更清晰地呈现出来。当来访者对梦的内容记忆不全面时，可以让来访者在沙盘之中，按照印象中的线索，尝试把梦境表述出来。这样做，最初是由来访者对梦进行回忆，随着进行的深入，潜意识就会自发涌现，相当于让来访者重新回到梦中，梦的内容就会更加全面、明了。

正如弗洛伊德所说，梦是某种愿望的达成。通过沙盘游戏来演示某个梦，让来访者再一次体验到愿望实现的满足感，既可以使之了解自己潜意识的需求，同时，这个过程本身也部分地满足了其潜意识的需求，所以可以促进来访者心理的康复。

可以把沙盘游戏疗法运用到释梦技术之中，也可以把释梦技术与沙盘游戏疗法相结合，也就是以沙盘游戏疗法为主的治疗中，可以对来访者的梦进行分析。当然，这要求沙盘游戏咨询师掌握一定的释梦技术，对心理动力学有比较深入的学习和实践。

三、沙盘游戏疗法与完形疗法的结合

（一）完形疗法简介

完形心理学又称格式塔心理学，1912年产生于德国，后来在美国得到进一步发展，是西方现代心理学的主要流派之一。完形心理学采取了胡塞尔的现象学观点，重视心理学研究现象的经验，也就是非心非物的中立经验。该流派学者坚持在观察现象的经验时要保持现象的本来面目，不能将它分析为感觉元素，并认为现象的经验是整体的或完形的，主要代表人物是韦特海默、苛勒和科夫卡。完形心理学的基本理论创建以后，在社会上和学术界渐渐产生了一定的影响。皮尔斯的咨询理论直接受到他们格式塔思想的影响，他认为这种疗法的本质是“我必须对自己的存在承担一切责任”。这种疗法主张通过增加对自己此时此地躯体状况的知觉，认识被压抑的情绪和需求，整合人格的分裂部分，从而改善不良的适应。

皮尔斯认为，如果人要达到成熟，就必须寻找到在本身的生活方式中，自己所应负起的责任。当事人的基本目标是察觉他们正体验到什么以及自己做了什么。通过这种察觉达成自我了解，并得到足以修正自我的知识，从而学会如何对自己的情感、思维和行为负责。总的来看，完形疗法的重点在于当事人对现实环境的察觉，其治疗的基础是在此时此地。治疗者的任务之一是设计一个实验，以增进当事人对自己在做什么及如何做的自我察觉，通过这种察觉使当事人能够看到可以改变他们自己的其他可能选择。当事人因此被要求要主动去看、去感觉、去感应和去解释，而不是被动地等待治疗者给他们分析和答案。完形疗法的基本理念包括下述几个方面：

（1）人性观。完形治疗法基本上假设个人能有效地处理生活中发生的问题，特别是能够完全察觉发生在自己周遭的事情。人们经常用种种不同的方式去逃避某些可能面临的特定问题，因此，在其成长过程中往往会形成一些人格上的障碍。

（2）此时此刻。依皮尔斯之见，除了“此时此刻”，没有东西是存在的。因为往者已矣，来者则尚未来临，只有现在才是最重要的。完形疗法的主要理念之一就是强调此时此刻，强调充分学习、认识、感受现在这一刻，留恋过去就是在逃避现在。

（3）未完成事件。它是指未表达出来的情感，包括悔恨、愤怒、怨恨、痛苦、焦虑、悲伤、罪恶、遗弃感等。虽然这些情感并未表达出来，但却与鲜明的记忆及想象联结在一起。由于这些情感在知觉领域里并没有被充分体验，因此在潜意识中徘徊，而在不知不觉中被带入现实生活里，从而妨碍了自己与他人间的有效接触。未完成事件通常会一直持续存在着，直至个人勇于面对并处理这些未表达的情感为止。

（4）逃避。这是一个与未完成事件相关的概念。它指的是人们用来避免面对未完成事件、避免体验未竟情境所引发的不愉快情绪所使用的工具。皮尔斯认为，大多数人都宁可逃避体验痛苦的情绪，而不愿去做必要的改变，因此，他们会变得迟钝、无法突破僵局，从而阻碍了成长的可能性。因此，完形治疗者鼓励当事人在治疗阶段，充分表达以前从未直接表达的情绪。

（5）接触。在完形治疗的领域里，接触可以说是促成成长与改变的必要条件。当我们与环境接触时，改变就无可避免地发生了。接触系统通过看、听、嗅、触摸和移动等方式来达成。良好的接触指的是与他人自然地进行交互作用，但仍不失其个人的个体感。

（6）能量。能量受到阻碍亦是抗拒接触的另一种形式。它可能表现在身体某些部位的紧张，例如，表现为姿势变换、身体紧缩、颤抖、与别人说话时看别处、音调异常等（但这些仅是极少数的几个例子）。

完形疗法的基本技术包括：对话练习、空椅子技术、绕圈子、投射、倒转技术、预演练习、夸张练习、完形梦境治疗、感觉留置等。限于篇幅，本书对这些技术不做详细阐述，只对与沙盘游戏疗法关系较为密切的几种方法进行介绍。

（二）沙盘游戏疗法与完形疗法的结合

沙盘游戏疗法的很多理念与完形疗法相一致。完形疗法中强调的此时此刻，目的在于使来访者将心理聚焦于此时此地，感受此时此地的内心，以便帮助来访者勇于承担自己的责任。而沙盘游戏正是一个帮助来访者感受此时的很好的方法。在心理咨询中，常会出现来访者言语滔滔不绝，其思绪却很难集中到当前的感受上的现象。如果此时引入沙盘游戏，让来访者停止语言的倾诉，而是亲手去触摸沙子和沙具，这些触觉会促使来访者把情感放在当下。

完形疗法的未完成事件指未表达出来的情感被压抑到潜意识之中，并在潜意识中徘徊，随时都会影响人的心理和行为。与之对应，沙盘游戏正是展现潜意识内容的一种方法，让来访者把未完成事件用沙盘游戏的方式呈现出来，使潜意识意识化，有助于解决来访者的心理问题。

此外，完形疗法的某些治疗结束，也可以借助沙盘游戏来展开。完形疗法的空椅子技术是使当事人的内射外显的方式之一。此技术运用两把椅子，要求当事人坐其中一把，扮演一个胜利者，然后再换坐到另一把椅子上，扮演失败者，并让当事人所扮演的两方持续对话。这项技术本质是一种角色扮演，让当事人去扮演所有的部分。通过这种方法，可以使内射表面化，使当事人充分地体验冲突，由于当事人在角色扮演中能接纳和整合胜利者与失败者，因此冲突可以得到解决。同时，此技术会帮助当事人接触他们潜藏在内心深处的情感，以及连他们自己都可能否定的一面。他们借此将情感外显化，并充分去体验它们，而非仅止于简单的讨论。空椅子技术可以运用到沙盘游戏之中，并借助沙盘游戏来实现。在沙盘之中，可以放置两个或者更多的角色，让不同角色之间进行对话，进而实现空椅子技术所能实现的治疗效果。

此外，完形疗法中的梦境治疗也可以借助沙盘游戏来实现。完形治疗法并不主张解析梦境，而是要把梦境带至现实生活中使之重现。此时，梦已不被当作过去的事，而是要在当下表现出来。做梦的人或许正是梦境中的一部分。对于梦境的处理方式包括：展现梦境，回忆梦境里的人、事、物及心情，然后将自己变成梦中的每一部分，尽量去表现梦境，并引出对话。这些工作，都是可以通过制作沙盘来实现的。

四、沙盘游戏疗法与认知疗法的结合

（一）认知疗法简介

认知疗法于20世纪60～70年代在美国产生，是根据人的认知过程，影响其情绪和行为的理论假设，通过认知和行为技术来改变来访者的不良认知，从而矫正其适应不良行为的心理治疗方法。认知疗法的主要着眼点在于患者非功能性的认知问题上，通过改变患者对己、对人或对事的看法与态度来改变并改善所呈现的心理问题。认知疗法强调，一个人的非适应性或非功能性心理与行为，常常是受不正确的认知影响的，并不是适应不良的行为。因此，认知疗法用认知重建、心理应付、问题解决等技术进行心理辅导和治疗，其中，认知重建中最关键的在于如何重建人的认知结构，从而达到治疗的目的。

认知疗法治疗过程一般分为四个环节：

（1）建立求助的动机。在此过程中，要认识适应不良的认知—情感—行为类型。来访者和咨询师对其问题达成认知解释上意见的统一，咨询师对不良表现给予解释并且估计矫正所能达到的预期结果。

（2）适应不良性认知的矫正。在于此过程中，要使来访者发展新的认知和行为来替代适应不良的认知和行为。

（3）在处理日常生活问题的过程中培养观念的竞争，用新的认知对抗原有的认知。在此过程中，要让来访者练习将新的认知模式用到社会情境之中，取代原有的认知模式。

（4）改变有关自我的认知。在此过程中，作为新认知和训练的结果，要求来访者重新评价自我效能以及自我在处理认知和情境中的作用。比如，在练习过程中，让来访者自我监察行为和认知。

（二）沙盘游戏疗法与认知疗法的结合

沙盘游戏疗法与认知疗法之间也是可以互相引用、互相借鉴的。认知疗法重要的治疗技术就是帮助来访者改变错误的认知，构建正确的认知。在寻找来访者的错误认知时，咨询师可以设计一个主题，让来访者用沙盘游戏进行表现，之后请来访者叙述有关主题的内容。咨询师可以从来访者的叙述之中，发现其不合理观念。在进行合理观念重建时，咨询师也可以以沙盘游戏的方式为来访者展现一个主题，帮助来访者明白什么是正确的观念。

同样，在沙盘游戏疗法中，如果发现来访者存在明显的错误认知，咨询师也可以引入认知疗法的一些技术和理念，以认知疗法的方式帮助来访者消除这些不合理观念。

五、沙盘游戏疗法与音乐疗法的结合

音乐疗法或称心理音乐疗法。自20世纪40年代起，人们已逐渐将音乐作为一种医疗手段，在某些疾病的康复中发挥一定的效果，如降低血压、减轻疼痛及消除紧张等。从80年代开始，在精神病学方面也进行了音乐对精神病康复的探索和临床研究。概括起来，在开始阶段，大多采用单纯聆听的形式，称为被动聆听或被动感受；后来发展到既聆听又主动参与，包括简单乐器操作训练，还有选择地进行音乐知识学习、乐曲赏析、演唱歌曲、音乐游戏、音乐舞蹈等而形成综合性音乐活动。

沙盘游戏疗法与音乐疗法相结合，也是指它们可以互相引入，比如进行沙盘游戏的时候，可以播放适当的音乐；也可以在进行了一定阶段的音乐治疗之后进行沙盘游戏。

六、沙盘游戏疗法与绘画疗法的结合

绘画疗法与沙盘游戏疗法比较相近。绘画心理治疗是心理治疗的方法之一，绘画者通过绘画的创作过程，利用非语言工具，将混乱的思想、不解的感受导入清晰、有趣的状态，可将潜意识内压抑的情绪与冲突呈现出来，并且在绘画的过程中获得疏解与满足，从而达到诊断与治疗的目的。沙盘游戏疗法也有类似的作用。沙盘游戏疗法和绘画治疗可以结合在一起使用。当来访者用笔画不出来的时候，可以尝试使用沙盘进行表达；当沙具不足以表达来访者内心的时候，可以用绘画来进行表达。二者相比较而言，绘画疗法更简便，更容易表现丰富多彩的内心世界；沙盘游戏则更形象，更逼真，更具有真实感。所以说，沙盘游戏疗法和绘画疗法各有优势，可以结合在一起使用，互相取长补短。

七、沙盘游戏疗法与中国文化的结合

卡尔夫创建沙盘游戏疗法的时候，就借鉴了东方哲学思想，而其所借鉴的东方哲学内容又主要包括中国的《易经》、道家思想及禅学思想，可以说，沙盘游戏疗法先天就与中国文化有着密切的关系。然而，中国文化博大精深，卡尔夫所运用和结合的只是其中一小部分，甚至是一小部分中的一个层面，而且，卡尔夫引用中国文化的主要目的是用来论证其理论，并非是为了使沙盘游戏疗法适合中国人使用。因此，沙盘游戏疗法与中国文化的结合，或者说实现沙盘游戏疗法中国化，对于中国沙盘游戏疗法咨询师而言，还有很大的发展空间。当然，沙盘游戏疗法被引入中国，本身就是一次沙盘游戏疗法中国化的实践。在运用和操作过程中，中国的心理咨询师们又根据自身拥有的心理咨询技术和了解的中国文化，对沙盘游戏疗法进行了新的解释和新的实践。

（一）在沙盘游戏疗法中引入《易经》思想

《易经》是中国传统文化的开山之作，位列“五经”之首。它以太极为宇宙观，以象数为思维工具和方法，以阴阳五行学说为理论形式，阐述了对世界万事万物（包括人的心理和行为）的认识，其思想高深而丰富，成为众多学者研究的对象。将易经思想引入沙盘游戏疗法可以从多个角度进行，我们可以尝试其一，即把《易经》中的太极八卦图（图13–1）引入到沙盘游戏疗法之中，用以理解沙盘中不同方位的寓意。

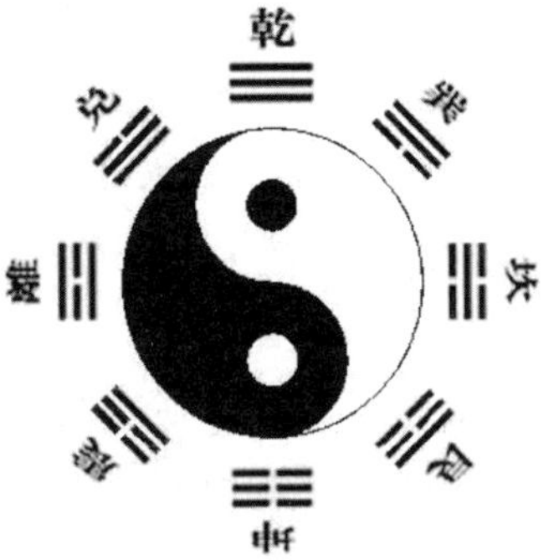

图13–1　太极八卦图

一些沙盘游戏疗法咨询师和研究者认为，沙盘中的位置是有象征意义的。如果把太极八卦图引入沙箱之中，把太极图放在沙箱中心，来访者一侧沙箱位置为“坤”，面对的一侧为“乾”，右侧为“坎”,左侧为“离”，那么沙箱的位置就与太极八卦图对应起来。如此，则可用太极和八卦的含义来代表沙箱中不同位置的象征意义（图13–2）。

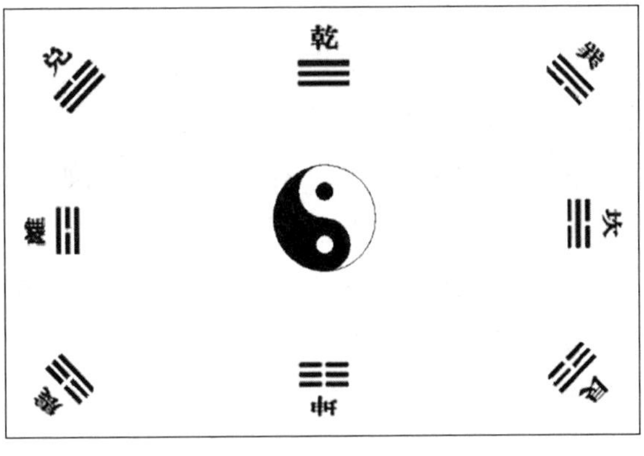

图13–2　以八卦方位解释沙箱位置的象征意义

太极八卦图的中心是以黑白两个鱼形纹组成的圆形图案，俗称“阴阳鱼”，其意为派生万物的本源。太极八卦图形象地表达了阴阳轮转、相辅相成是万物生成变化根源的哲理。对于人的心理行为而言，最本源的应该是自我和人格核心，当人格达到“阴阳协调”的时候，人就是心理健康的，否则就会出现各种心理行为问题。因此，沙箱的中心位置可以作为人自我和人格核心的代表。

沙箱上方与“乾卦”对应，“乾”代表的是天，天离我们是遥远的，是空明的，因此这个位置是精神的象征。

来访者一侧与“坤卦”对应，“坤”是地的代表，具有踏实、可靠的象征意义，这一位置便是现实的象征。

沙箱左侧与“离卦”对应，“离”为火，火是需要依附于木材的，阐述的是“依附”的含义。对于人的心理而言，其所依附的是过去的经历，所以“离卦”的位置可以作为过去、亲密关系的象征。

沙箱右侧与“坎卦”对应，“坎”讲述的是坎坷、艰险之意，然而又蕴含着遵守正、勇往直前、必将突破艰险的含义。因此，沙箱之中，这个方位代表着未来、前进的方向。实际上，人的未来也是如此，充满困难、坎坷，但是只要努力，就有战胜艰难险阻的可能。

易学是一门十分高深的学问，笔者对此研究不深，还处于初学阶段。撰写这样一段文字，并没有指导读者如何使用易学思想来进行沙盘游戏疗法的意图，而是启发心理咨询师们可以开展相应的研究。

（二）在沙盘游戏疗法中引入禅学思想

佛教思想（尤其是禅学思想），是对中国人影响最为深刻的思想之一，其影响之深，以至于我们的日常用语都离不开佛教经文，比如“实际”一词，其与佛学中法性、真知等概念相通，指唯一、绝对、不变之本体；又如“婆心”，源于佛门中“老婆心”一语，意为诲人不倦，絮絮叨叨；其他如“天花乱坠”“若即若离”“心心相印”“一尘不染”“单刀直入”“盲人摸象”“不可思议”等词语，均与佛经有关。禅宗是佛教中最重要的一个流派。虽然传说禅宗源于佛祖释迦牟尼的弟子迦叶，经由达摩传到中国，但实际上，禅宗是由中国僧人慧能创立的，因此其思想具有中国文化的特色。

慧能的禅学思想的核心是顿悟自性，见性成佛。他在大梵寺第一次升坛说法时就明确地对大众说道：“菩提自性，本来清净；但用此心，直了成佛。”这是佛教所要解决的根本问题。慧能在五祖弘忍处因得《金刚经》“应无所住，而生其心”一句的激发，顿悟“一切万法，不离自性”，随即以五个“何期自性”来描述他的悟境：“何期自性本来清净，何期自性本不生灭，何期自性本自具足，何期自性本无动摇，何期自性能生万法！”[1]慧能从心性论的角度出发，深刻地揭示了人类心灵主体的高度自我觉悟及其透过迷情而显示的无限能动作用。总而言之，慧能强调自性的作用，认为人可以通过自性实现自度，也就是通过自己的力量消除自己的烦恼。而佛法中的自性，表示“与生俱来的心理本质、生活或生命的心理意义和内涵”。

沙盘游戏疗法的思想有很多和禅学思想相似之处。只要把禅学思想中的“佛”表达为心理健康、心理和谐，就可以把其中的内容与沙盘游戏疗法对应起来。沙盘游戏疗法也强调来访者的力量，认为来访者是可以依靠自己的力量来解决自己的心理问题的。来访者之所以有心理问题而没有得到解决，是因为被意识中的一些观念禁锢，其自性的力量得不到发挥。因此，咨询师要做的就是为来访者创建一个安全、自由的环境，让来访者的潜意识自由流露，解除对自性的束缚，激发自性自我治愈的力量，然后心理问题也会随之解决。

或许“佛”并非是我们通常认为的法力无边、可以保佑人们升官发财的虚幻神圣，而是内心自然和谐、人格高度整合的人。对于心理健康的人，自我参悟，可能会使内心达到统一而和谐的境界；而对于有心理问题的人，自我参悟，可能会消除心理问题。

心理学派中，有“内在小孩”的说法，但是对于“内在小孩”的解释却观点不一。笔者认为，所谓的“内在小孩”，其实是不被意识所关注的内心世界。大多数人关注的往往是外在世界，是物质世界，因为这些是看得见的，是很容易被觉察的，而内在世界却是不容易被感知的，人们就渐渐地忽略了对内在世界的关注。忽略内在世界，便有可能导致心理问题。沙盘游戏的过程，犹如佛教中的参禅，是制作者自我参悟的一个过程，是一个关注内在世界的过程，故而也是解决心理问题的过程。

（三）在沙盘游戏中引入道家思想

道家是中国春秋战国时期诸子百家中最重要的思想学派之一，以老子、庄子为主要代表人物。道家思想的核心内容之一就是“为无为，则无不治”，而能达到无为而治，并非是真的什么也不做，而是建立在另外一个核心思想的基础之上——“道法自然”。三国时代的王弼认为，“道不违自然，乃得其性，‘法自然也’。

[1] 引文均源自《六祖坛经》。

法自然者，在方而法方，在圆而法圆，于自然无所违也”。自然，就是自然而然，按照事物的本来规律去做，也就是说，道的最高境界应该自然而然，是一种自然境界。

在沙盘游戏疗法中，咨询师是静默的，表面上看起来似乎是无所作为的。有不少初学沙盘游戏疗法的人迫切希望学到的是如何分析，如何作为；沙盘游戏疗法中的来访者，也往往十分希望咨询师能为其作出某种评断，进行明确的指导。初学者渴望分析、作为，来访者渴望被分析、被作为，这是一对很有意思的关系。我们知道，一般在渴望做某事的时候，人都会感到或轻或重的焦虑。那么咨询师的焦虑是什么？或许用自我价值感可以予以解释。咨询师认为自己为来访者做点什么，自己才是有价值的。殊不知，那种外在的、语言的、技术的作为或许是最没有价值的，而内在的关注、支持和保护才是最有价值的。那么，另一个问题，来访者的焦虑是什么？或者说，来访者为什么渴望被分析、被作为？其实，来访者渴望的不是被分析，而是被肯定，也就是说，来访者需要的是咨询师给予的与他内心相符的评价。

无论是咨询师主动的“有为”，还是来访者要求咨询师“有为”，其最终的结果都是一致的——使来访者增加了对咨询师的依赖，而放弃了自我的探索。在此基础之上的结果，是咨询关系所“法”的不是来访者的“自然（内心规律）”，而是咨询师的“自然（内心规律）”。这显然是不利于来访者心理康复的。

以上是笔者将《易经》、禅学和道家思想引入沙盘游戏疗法的一些粗浅的介绍，主要是为了“抛砖引玉”勉强为之，目的是启迪读者进行这方面的深入研究。笔者也将在今后的研究和实践中，不断努力将中国文化的内涵融入沙盘游戏疗法之中。

第14章

指导性沙盘

传统的沙盘游戏疗法可以称为自发性沙盘游戏，也就是由来访者自己自由地制作沙盘。美国沙盘游戏疗法专家吉塞拉·德·多美尼克、芭芭拉·博伊科以及安娜·古德温（E. Anna Goodwin）在此基础上提出了指导性沙盘的概念。虽然这与卡尔夫最初的思想可谓是大相径庭，但是对沙盘游戏咨询师的工作是不无益处的。

与自发性沙盘不同的是，指导性沙盘需要咨询师引导来访者把注意力集中在正在处理的问题上，而不是任由其发挥。这样操作可以高效利用时间，加速问题解决，提高工作效率。

一、成人来访者的指导性沙盘

（一）利用沙盘再现问题和改变问题

在来访者进行过一两次自发性沙盘之后，咨询师可对来访者的问题进行一定的评估并判断其是否可进行指导性沙盘；或者是当来访者的沙盘中反复出现某一个主题时，咨询师可以建议来访者进行一次指导性沙盘。咨询师可以向来访者说："你愿不愿意尝试一种新的方法，让你的沙盘有所改变呢？"征得来访者的同意后，咨询师建议来访者在沙盘中创建一个对其造成影响的场景，如果来访者不能很好地展示这个问题，也可以让他展示最近发生的一件事情。

沙盘制作完成之后，咨询师让来访者陈述沙盘中的故事，并选择代表制造问题事物的沙具放在沙盘中央。然后，咨询师建议来访者在沙具架上选择一个代表既有智慧又有爱心的沙具放在沙盘中央与代表问题的沙具相面对。咨询师请来访者让两个沙具对话。如果来访者不能找到合适的代表智慧且有爱心的沙具，则咨询师可以扮演这个角色。这个过程中，咨询师要借助新选的沙具或者自己的角色扮演让来访者建立新的思维方式，摆脱旧有的思维方式。对话结束后，咨询师请来访者再选择一个代表具有新思维的自己的沙具放到沙盘的中央。这个指导性沙盘游戏中，咨询师和来访者都不要对沙盘进行拍照，因为这可能会固化来访者原有的思维模式。完成以上步骤之后，咨询师建议来访者将三个主要沙具之外的沙具一一移除，放在沙盘旁边的桌子上，最后拿走中央的三个沙具，从而强化新的思维。

最后，咨询师启发来访者用新的思维再制作一个自发性的沙盘。在制作第二个沙盘时，来访者可以用（也可以不用）第一次使用的沙具，但是，必须使用第一次沙盘中最后选取的代表具有新思维的自己的沙具。沙盘完成后，请来访者讲述新沙盘的故事。咨询师或者来访者自己给沙盘拍照以便保持新思维的影响。

此外，如果来访者在沙盘中总是表现出问题而没有问题的解决，咨询师也可以利用这一技术引导来访者的改变。比如，来访者总是表现家庭场景的沙盘，而咨询师的判断也是来访者过于关注家庭而失去自我因而造成心理问题的话，咨询师可以在进行沙盘指导时，建议来访者帮助代表自己的沙具走出家庭。

（二）次人格整合沙盘

所谓的次人格又可以称为子人格，是组成人格的不同部分。次人格整合的沙盘游戏疗法中，咨询师指导来访者选择六个沙具，其中三个喜欢的，三个不喜欢的，将这些沙具放在一条直线上（实际操作中，来访者并不一定会将沙具都放在一条直线上，咨询师也不需要纠正，不在一条直线上恰恰可以反映来访者的人格特点）。

然后，来访者描述对每个沙具的感受，例如，为什么喜欢某些沙具，为什么不喜欢某些沙具。这时，咨询师最重要的是做好一个倾听者，给予来访者接纳与支持，不要给来访者语言或非语言的信息。咨询师还可以引导来访者将沙具拟人化，赋予沙具生命，并引导来访者与沙具建立联系。此时，咨询师可以说："××沙具和你身上哪个特点有联系呢？"

通过这些工作，来访者能够更清晰地面对自身的人格特点，最后对某些不喜欢的特点实现掌控或接纳，从而促进心理的整合。

有些时候，咨询师还可以在团体活动中使用这个方法。笔者在开展沙盘游戏疗法培训时，第一个活动往往是邀请参加培训的学员每人选一个自己喜欢的和不喜欢的沙具放在沙盘之中，然后邀请每个学员结合所选择的沙具进行自我介绍。这既使学员之间能够更直观地感受别人的内心世界，还可以促进每个个体自我觉察和自我反省。

（三）命题沙盘

当咨询师要了解来访者某个时期的经历或者想澄清某个问题时，还可以指导来访者制作命题沙盘。沙盘的题目由咨询师根据需要来设定。比如，咨询师想了解来访者童年时代的经历，则可以以“童年”为题目请来访者制作沙盘。选择的题目最好有一点模糊性，这样有利于来访者发挥。图14-1是笔者为了解一个来访者对自己原生家庭和自我的认知而以“出生时的我”为题目请求其制作的命题沙盘。

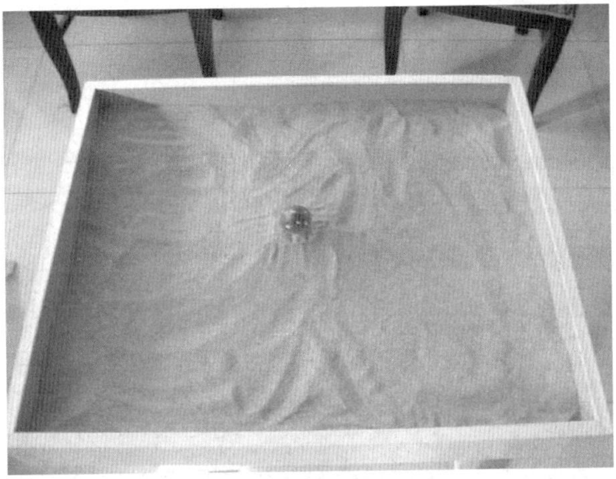

图14-1　命题沙盘——“出生时的我”

此外，笔者还指导多人以“天”为题目制作沙盘。天具有上天、神的象征意义，体现了一种整合的意象。不同的人同时表达同一命题时，咨询师可以了解不同人的心理状态，也促进了制作者之间的互相影响（图14-2~图14-10）。

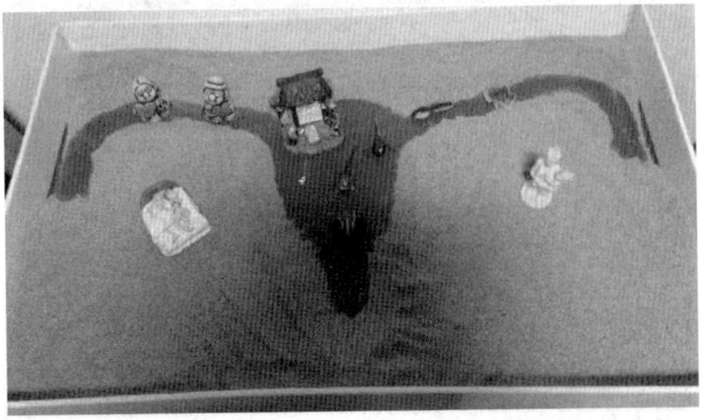

图14-2　命题沙盘——“天”（作品一）

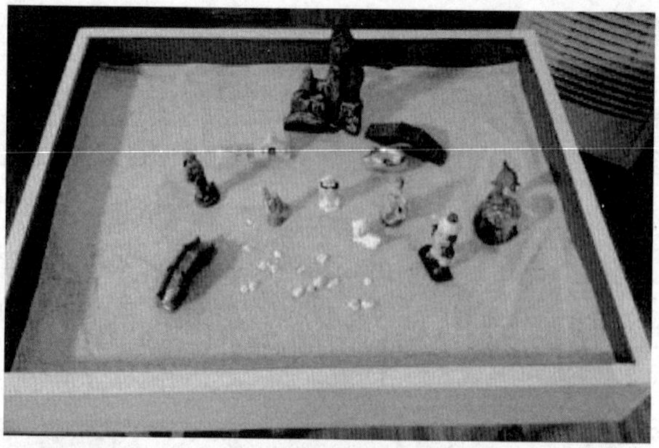

图14-3　命题沙盘——“天”（作品二）

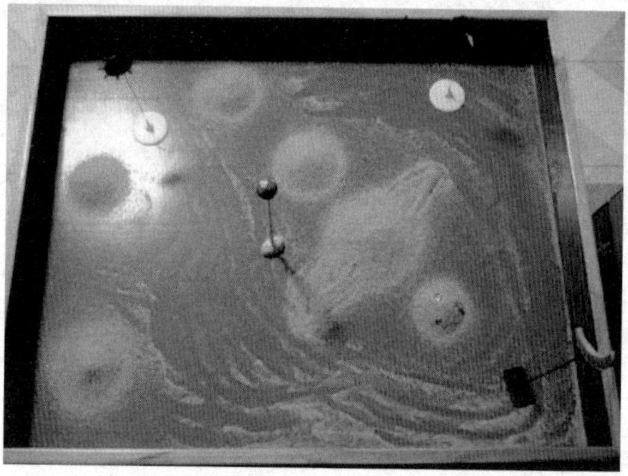

图14-4　命题沙盘——“天”（作品三）

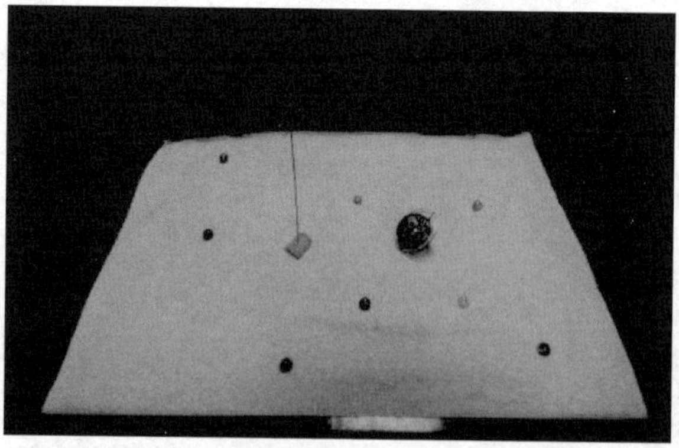

图14-5　命题沙盘——“天”（作品四）

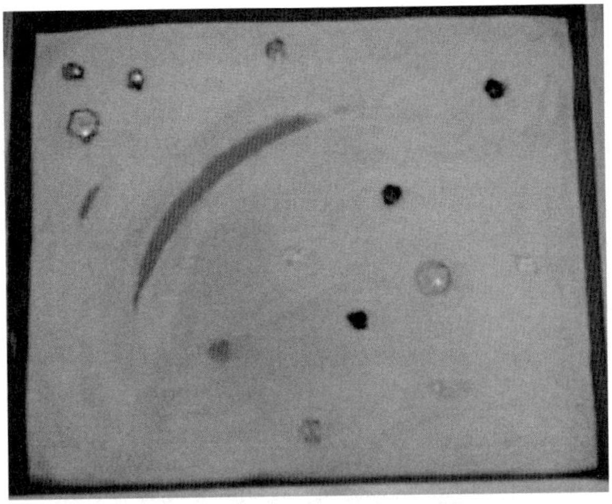

图14-6 命题沙盘——“天”（作品五）

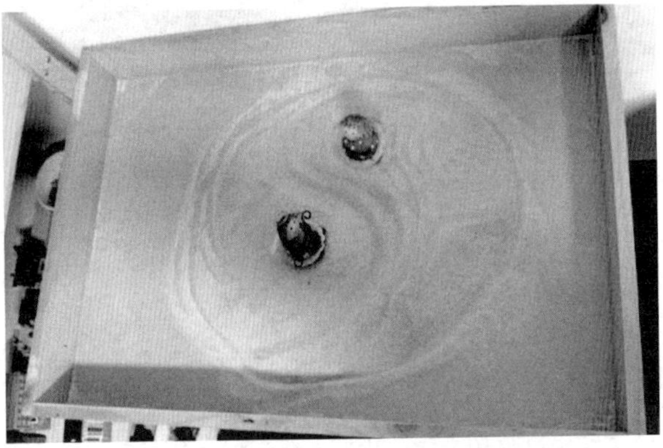

图14-7 命题沙盘——“天”（作品六）

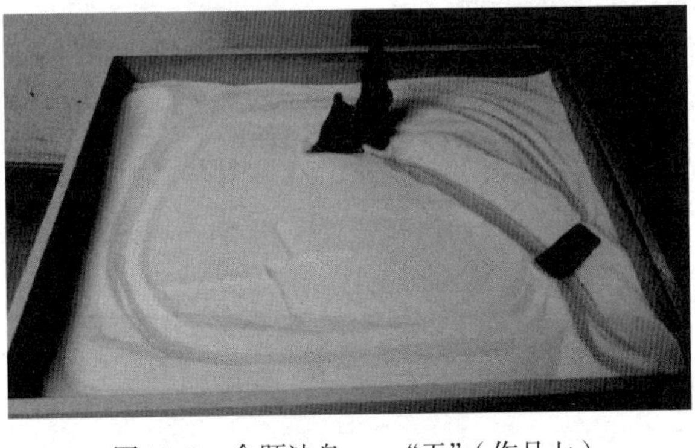

图14-8 命题沙盘——“天”（作品七）

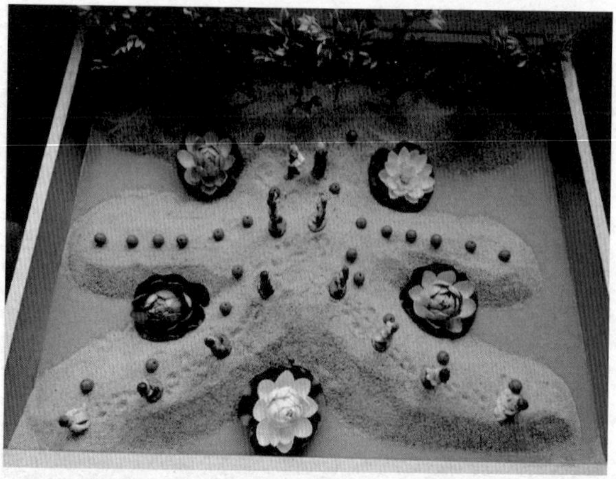

图14-9　命题沙盘——“天”（作品八）

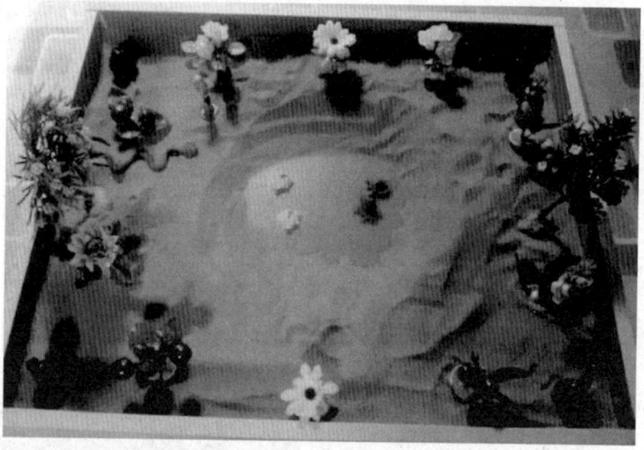

图14-10　命题沙盘——“天”（作品九）

二、儿童来访者的指导性沙盘

儿童成长阶段的主要任务之一就是培养意识，因此，对儿童进行指导性沙盘游戏对其成长很有帮助。儿童制作沙盘时一般都会选择大量沙具，如果这种情况长期持续，或者因为拿取沙具的过程中受次数限制而无法满足儿童对沙具的需求，则咨询师可以限制儿童选择沙具的数量，比如要求他们只能任意选择12件沙具放在沙盘之中，具体地讲，咨询师可以建议儿童选择4种植物、4种动物和4种人物沙具放在沙盘中自己喜欢的地方。然后，让儿童感受沙盘。如果儿童在沙盘中有掩埋的沙具，咨询师可以鼓励儿童讲述被掩埋沙具的故事，进而明确沙具的意义。

儿童沙盘游戏疗法中，咨询师也可以采用命题沙盘来澄清儿童的问题。此外，有些时候，咨询师还可以和儿童一起制作沙盘，用以影响儿童的心理和行为模式。

笔者曾经治疗过一个12岁的自闭症儿童，其制作的沙盘具有很突出的刻板性，每次都是几把小椅子和一张桌子，一幅做饭、吃饭的场景（图14–11）。在进行了几次沙盘制作之后，笔者参与其中，和他一起制作了沙盘（图14–12）。

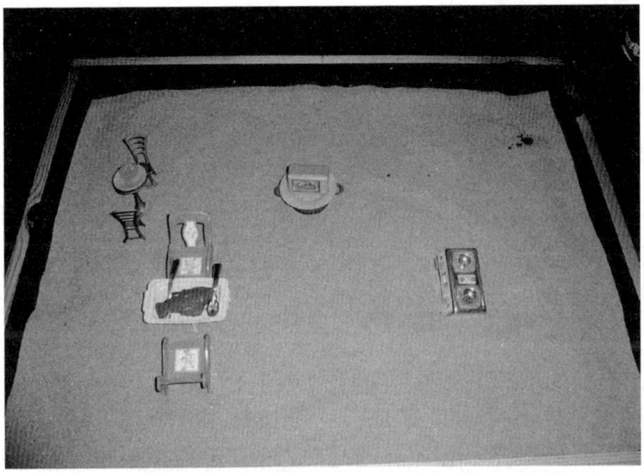

图14–11　某自闭症儿童自己制作的沙盘

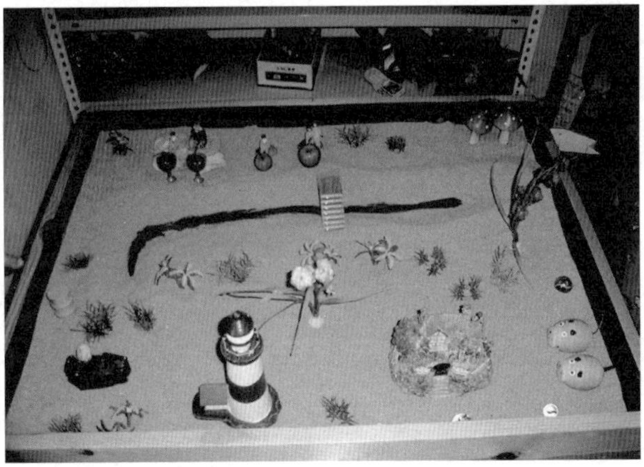

图14–12　笔者与孩子共同制作的沙盘

图14–12是笔者和该儿童一起制作的沙盘，沙盘中，他与笔者之间有了互动——左上角，笔者放了石头和老人，他在老人面前摆放了酒杯和食物。

三、青少年来访者的指导性沙盘

青少年面临的主要问题是从童年进入成年过渡期的独立与依赖的矛盾问题，因而衍生出青少年与父母的关系问题、自我担当问题等。咨询师可以利用沙盘，让青少年把父母的形象和自己的形象表现在沙盘之中，并引导他（她）面对问题，面对父母，进行对话。

四、家庭指导性沙盘

家庭沙盘可以直观呈现家庭成员之间的互动模式，指导性家庭沙盘则能更好地聚拢家庭成员，帮助他们直接、有效地进行沟通。

在指导性家庭沙盘中，咨询师让家庭联合制作一个沙盘，并把代表自我形象的沙具放到沙盘中。制作完成后，每个成员讲述一下沙盘里的情况。咨询师让家庭成员共同找到一个沙具来代表客观公正地助手并放到沙盘中央。之后，家庭成员把代表自我形象的沙具放在这个助手对面，咨询师请每个成员轮流与这个助手对话，尝试找到解决问题的方案。

最后，咨询师指导家庭成员将沙盘中的问题和解决问题的方法与现实生活联系起来，并鼓励他们把解决问题的方法应用到生活中去。

如前所述，指导性沙盘和卡尔夫最初创建的沙盘游戏疗法的理念相去甚远，可以说是沙盘游戏与认知、家庭治疗相结合的表现形式。不过，这个思路为沙盘游戏咨询师打开了一扇新的门，从这扇门走过去，可能会有更广阔的天地。这个思路也符合笔者所秉承的“既要传承卡尔夫沙盘游戏疗法的思想，又要注重沙盘游戏应用的创新”的理念，所以笔者也必将在将来的工作中进一步研究和实践。

第15章

沙盘游戏在幼儿教育中的应用

按照发展心理学的观点，幼儿（3~6岁）的主要任务就是游戏。在游戏中，幼儿模仿和内化社会规范，缓解和释放内在焦虑，从而获得心理全面发展。游戏有多种，而沙盘游戏则是其中非常容易引起幼儿兴趣，容易被幼儿接受，并且能够以课程的形式开展的一种活动。

沙盘游戏操作过程比较自由，能够培养幼儿的创造力和思维能力；如果加上老师的引导，还可以促进幼儿认知的发展，从而提高智力水平。此外，沙盘游戏可以在专业技术人员的帮助下，使家长更加了解孩子。所以说，沙盘游戏可以在幼儿教育中发挥重要的作用。具体而言，沙盘游戏在幼儿教育中可以通过以下几种形式开展活动。

一、在商场及其他幼儿活动场所开展沙盘游戏活动

在现代都市，幼儿缺少与沙子等自然事物接触的机会，甚至连游戏的机会都比较少。在这种情况下，一些大型商场或者游乐园等幼儿活动的场所会提供游戏设施供幼儿玩耍。在这些活动中，幼儿通过想象性游戏释放了内心的不良情绪，还结识了其他小伙伴，促进了其社会性的发展。沙盘游戏的沙箱、沙具等也可以作为游戏设备的一种设置在这些场所，这种情况下，幼儿以游戏和玩耍为主，不要求组织者必须具备心理学知识，只要完成基本的管理工作就可以了。因而这一方式非常容易操作、便于推广（图15-1）。

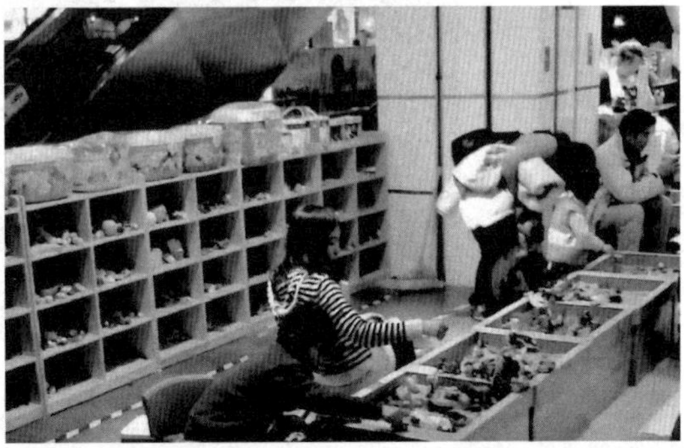

图15-1　北京市某商场里的沙盘游戏活动

二、沙盘游戏进入家庭

有不少家长用文字或者绘画记录孩子的成长过程，这是一件很有爱的事情，不仅满足了家长关注孩子、了解孩子的心理需求，对于孩子来讲，更可以感受到父母之爱。不过，无论是文字还是绘画，毕竟都是家长观察的结果，都是从旁观者的角度来看孩子的成长。如果能用沙盘的方式来记录孩子的成长变化，则能够更加直观地让孩子自己展现内心的情况。

卡尔夫曾说，个体个性化的过程会表现在其制作的沙盘之中。换言之，沙盘作品的变化体现了个体心理的发展变化，沙盘作品是与个体内心相对应的。家长如果能够定期让孩子自由制作沙盘，并且将这些沙盘拍照保留下来，然后用简短的文字进行描述，记录孩子制作的过程以及孩子对沙盘的讲述和家长作为旁观者的感受，这既满足了孩子游戏的需要，更是父母为孩子制作的一份记录成长的礼物，对孩子来说是非常珍贵的。

在家庭中，父母可以陪着孩子一起做沙盘，也可以给孩子进行一定的教育性引导，但是更多的应该是给孩子一个自由玩耍的空间。对于战争、动物厮杀等是幼儿和儿童常见的沙盘游戏主题，有些家长看到后担心孩子会太具有攻击性，便进行认知上的引导，教育孩子要与小动物和谐相处等。实际上，孩子进行这些游戏是一个情绪释放的过程，家长无须干预，任由其自由表达就可以了。至于那些关于社会规则的教育，孩子已经在很多场合接收到了相关信息，在游戏中无须再予以重复。

图15–2是一个六岁男童制作的沙盘，沙盘表现了沉船事故现场，儿童正是通过这样的游戏释放恐惧和焦虑。

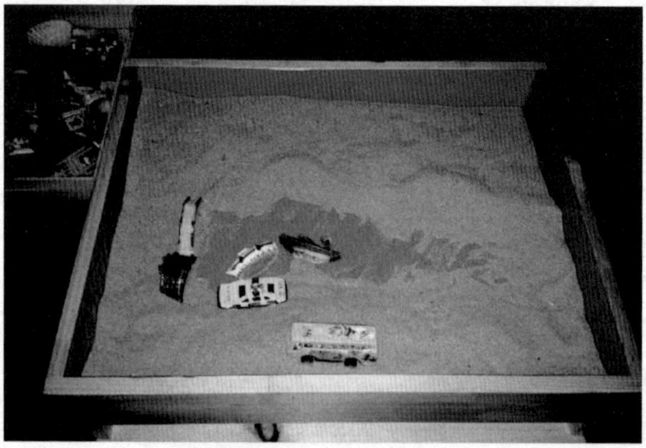

图15–2　一个六岁男童制作的沙盘——“沉船事故”

三、幼儿沙盘游戏课程

参加该类沙盘游戏课程的孩子主要为3~8岁，课程可由具有一定幼儿教育和沙盘游戏知识的教师组织开展。根据孩子的年龄，课程可以分为初级班、中级班、高级班，每个班可以同时有6~10人参加，每个孩子面对一个沙箱，在老师的指导下开展活动。由于幼儿沙盘游戏课程主要是针对智力正常、意识水平良好的孩子，所以要求提前对报名者进行面谈，了解情况。筛查出存在一定问题的孩子，由教师对其进行单独辅导。

课程一般设置为40分钟，教师首先组织孩子们自由活动约10分钟（具体时长视情况而定），然后引导孩子们就某一问题或者现象进行观察与思考。思考完毕后，教师指导孩子们自己或者让家长协助制作沙盘。制作过程中，教师注意观察孩子和家长的互动以及孩子们的特点，对于有问题的要及时进行指导。沙盘制作完成后，孩子们把自己的沙盘介绍给家长或其他小朋友。

沙盘游戏课程的主要目标为培养注意力、社交能力、表达能力、逻辑思维能力和创造力，并且可以发现参与者的特长，促进其自尊心和自信心的培养。

沙盘游戏课程还可以与绘画、音乐治疗、儿童瑜伽、软陶、儿童团体活动、儿童心理剧、亲子活动等多种形式相结合，并且可以融入国学、礼仪、历史故事、生活习惯、集体生活规则等多方面知识内容（图15-3）。

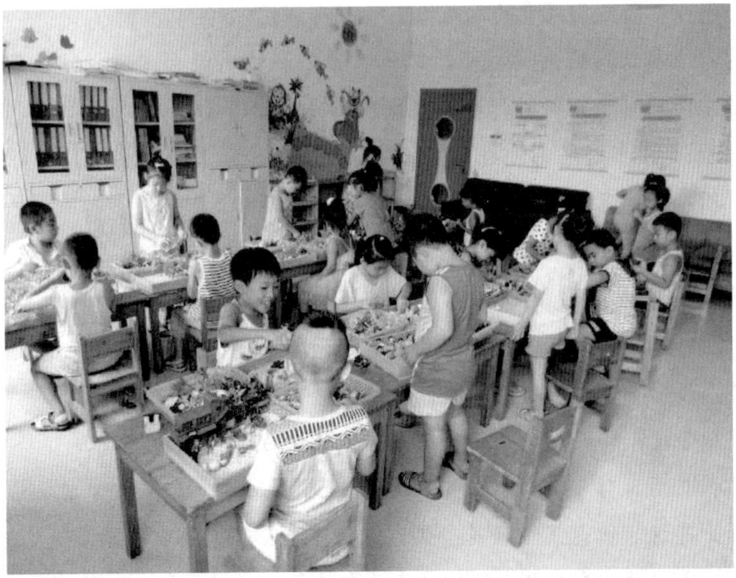

图15-3　某学校的沙盘游戏课堂

附一：沙盘游戏课程示例

题目：家里都有谁

一、课程目的

（1）促进家长与孩子的交流，帮助孩子了解家庭关系。

（2）培养孩子们的观察能力和思维组织能力。

（3）培养孩子们的表达能力。

二、课程准备

（1）准备各种家庭成员、房间内家具、日常用品、餐具及食物、小花卉、小动物等沙具。

（2）预习课程大纲，熟悉有关操作环节。

三、课程过程

（一）课程预备

可以先引导孩子们介绍自己的家庭成员，先由孩子独立介绍，再由家长补充，引发小朋友的思考。

（二）认识沙盘

让孩子们感触沙子，熟悉环境，了解沙具陈列规律。

（三）课程过程

（1）问：小朋友们最爱的人是谁啊？还有谁呢？

操作：表扬回答问题的孩子，鼓励孩子们积极思考和回答提问，展开联想。孩子回答完毕后可由家长进行补充，家长补充时以看着孩子询问的方式进行，比如询问孩子："是不是还有外公外婆？"

（2）问：家里有个很大的聚会，都有谁会来参加呀？

操作：让被询问到的孩子独自思考，在大家面前回答提问（其他孩子可以告诉自己的父母），然后再由父母补充告诉孩子。

（3）问：家里聚会的时候都会做什么呀？

操作：鼓励孩子自己思考，并说出原因。

（4）指导语：那现在请小朋友们把家里聚会的样子表现出来吧。

操作：告诉父母，先让孩子自己思考，自己制作，如果孩子需要帮助的话，父母再给出建议。但是父母只是告诉孩子，不要参与制作，最后还是由孩子到沙具架上选择需要的沙具，并由他们自己放在沙箱中。

指导老师在一旁观察，了解每个孩子的特点，并且针对不同孩子进行记录。

（5）制作过程大概进行20分钟，完成后，请小朋友向自己的父母介绍自己制作的内容。选择1~2个小朋友向其他小朋友介绍自己的作品。

（6）前述各步骤完成后，给每个小朋友的沙盘作品拍照。

四、注意事项

（1）应注意孩子们的安全，防止沙子迷眼，防止沙具的伤害。

（2）积极关注每个孩子的表现，多鼓励，多表扬。

五、课后备案

（1）记录每个孩子在制作中的表现，并将沙盘作品的照片附在里面。

（2）回顾操作过程，思考操作中的经验和不足。

附二：沙盘游戏课程记录表

制作时间：　年　月　日　时　分~　时　分

<table>
<tr><td>姓名</td><td></td><td>性别</td><td></td><td>出生年月</td><td></td></tr>
<tr><td>联系人</td><td colspan="2"></td><td>联系电话</td><td colspan="2"></td></tr>
<tr><td>E-mail</td><td colspan="2"></td><td>地址</td><td colspan="2"></td></tr>
<tr><td colspan="4">活动过程：</td><td colspan="2">沙盘图片：</td></tr>
<tr><td colspan="6">家长感受：</td></tr>
<tr><td colspan="6">老师点评：</td></tr>
</table>

第16章

沙盘游戏在中小学教育中的应用

在学校教育中，沙盘游戏作为一种深受学生喜欢的形式可以运用在多种教学活动中。在笔者的指导下，成都银都小学的刘桂、成都电子科技大学实验中学的李芳、青岛市南区第二实验小学的史玉华率先进行了“沙盘游戏进教室”的实践活动。本章对这些活动进行了一些初步的总结，供读者参考。

一、沙盘游戏在心理课上的应用

（一）沙盘游戏教室设置

先在学校设置一个标准化的沙盘游戏教学教室，在教室里设置一个电脑与电视与联机的触摸式宽屏幕电视（用于进行数字化教学以及在屏幕上展示学生的作品）。教室内放置15~30张可移动的桌子，每张桌子上摆放一个带抽屉的小沙箱，抽屉中放有一定数量的沙具。教室尽可能布置得温馨，让参与活动的学生能够放松下来（图16–1）。

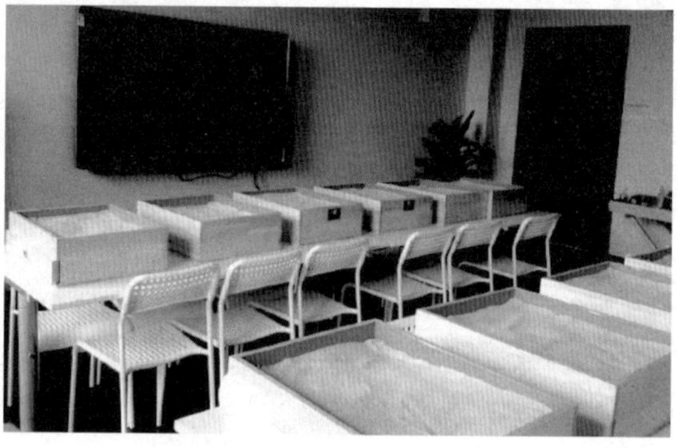

图16–1　成都电子科技大学实验中学沙盘游戏教室[1]

[1] 四川省成都电子科技大学实验中学李芳提供。

（二）课程设置

沙盘游戏课程可以以选修课的形式进行，一周一课时或两周一课时。这样，既可以使教师在一节课后有足够的时间进行梳理、归纳，总结教学规律，让下一堂课的沙盘教学更有章可循，使教学过程更有的放矢；也可以给上课的孩子留下思考的空间，让孩子们保持期待。

由于沙盘游戏比较受学生喜欢，因此可以把沙盘游戏课程时长设置得比一般的标准课时长，比如可以定为每次1个小时。

（三）学生选择

教师可以在选修课中招募对心理学和沙盘游戏感兴趣的学生加入课堂，人数限定为15~30人。参加课程的学生可以是有一定适应性问题的，比如高一、初一的学生；也可以是一般的学生。针对前者的课程目标为促进学生间的交流，减少其对新环境的陌生感，促进其对新环境的适应；针对后者，则主要以培养创造性、表达能力等为主要目标。

（四）教学模式

1. 一个学生一个沙箱式教学

条件允许的情况下，可以一个学生一个沙箱，教师结合学生所学的课本知识或者其他内容，让学生各自制作沙盘，然后让他们比较彼此的不同，拓展自己的思维。另外，教师也可以以童年、家庭等能够触及学生成长回忆的内容为主题目让学生各自制作沙盘，通过这种方式发现学生的问题，并鼓励学生将自己的故事讲述给同学们，促进同学间的互相理解。

图16-2~图16-5是笔者要求学生以“两岸猿声啼不住，轻舟已过万重山”为题目制作的沙盘，通过沙盘游戏的制作，可以促进学生对诗句的理解，培养他们的想象力，并且可以通过沙盘作品了解学生的人格特点。

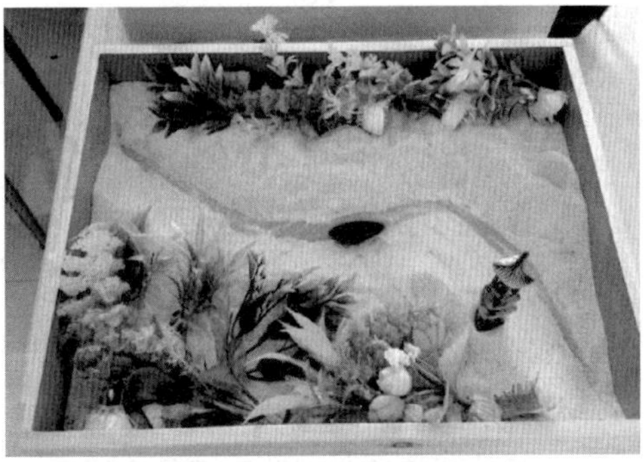

图16-2　学生一制作的沙盘

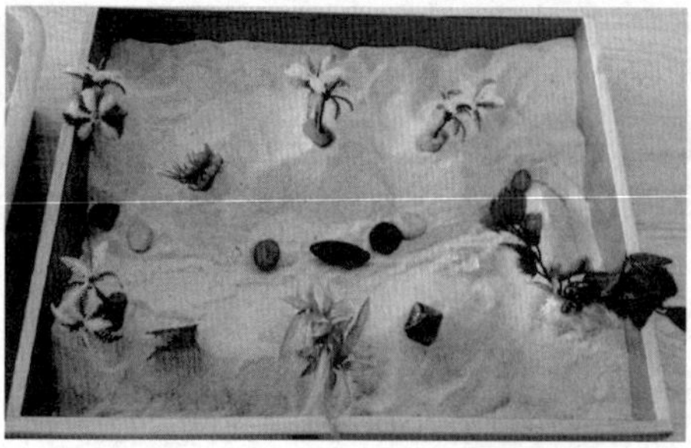

图16-3　学生二制作的沙盘

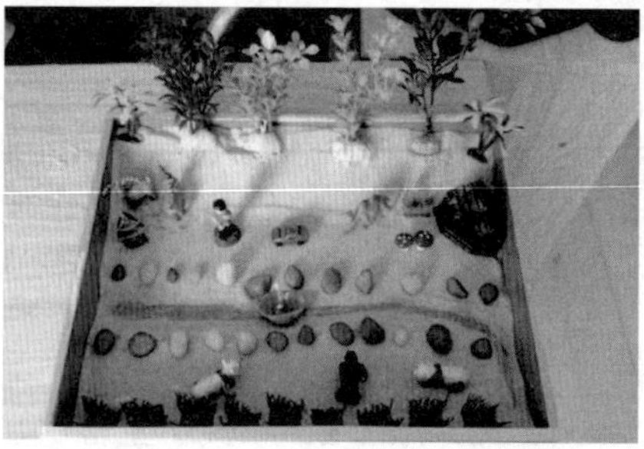

图16-4　学生三制作的沙盘

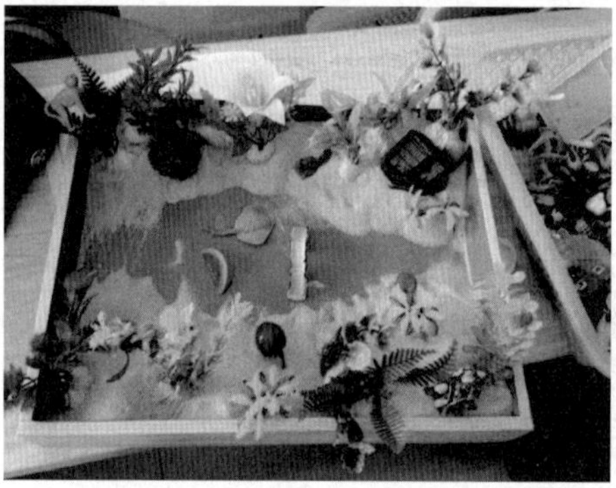

图16-5　学生四制作的沙盘

2. 两个学生一个沙箱式教学

两个学生为一组隔着沙盘相对而坐，每个学生各自准备好本子及笔。一个学生做沙盘时，另外一个学生认真观察，并详细记录对面同学的沙盘制作过程。在一个学生完成沙盘后，向对面负责记录的同学分享自己的沙盘故事，并由记录者为沙盘命名。最后，把作品编号，在记录上标注日期并给沙盘拍照。下节课时，同一组的两名同学进行角色互换。此教学模式有利于学生个体情感的表达，也能增进学生之间的友谊，并有效培养学生的表达能力，满足其交流需求，促进其情商的发展（图16-6）。

3. 团体沙盘式教学

在团体沙盘制作的时候，除进行沙盘制作的同学外，还需要一名同学在旁边担任观察员，详细记录同学制作过程的具体行为以及大家的制作流程。在制作开始前，教师应先把团体沙盘游戏的规则介绍一遍（参见第11章相关内容）。团体沙盘制作完成后，学生们共同为作品定一个名字，并分享沙盘故事，以及自己制作过程中的想法、感受。观察员分别记录下各位同学的发言内容，最后写下日期、编号，并拍照。

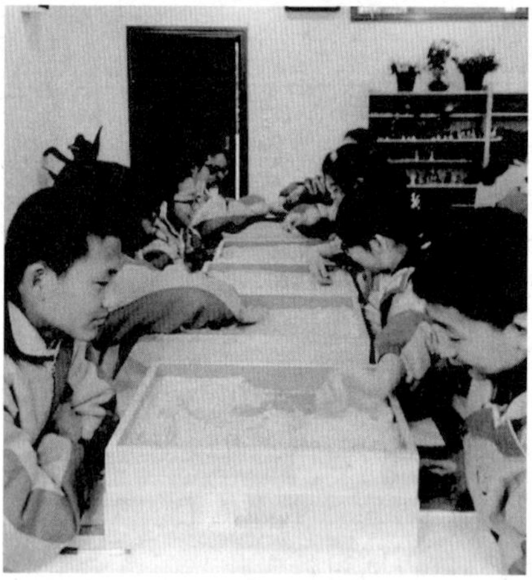

图16-6　成都电子科技大学实验中学的学生在上沙盘游戏课程

二、沙盘游戏在学生活动中的应用

（一）沙盘游戏应用于班级团队建设

在班会或者课外活动实践中，班主任或者心理教师可以组织某一个班进行大团体沙盘游戏活动。这一活动中，全班学生共同使用一个沙箱，每个学生只允许选择一件沙具放到沙盘中，不能挪动或者拿走其他同学的沙具。沙具放好后，每个学生分别介绍自己选择的东西（小学一年级、初一、高一的学生还可以结合自我介绍进行）。对于同学之间已经比较熟悉的班级，老师也可以重点选择5名左右学生（如选择日常沉默寡言的学生或者所选沙具有特定含义的学生）来讲述自己选择沙具的意义，主要目的是让这些学生有机会把自己的故事讲述给其他同学，促进同学之间的互相理解，甚至可以帮助这些学生解决心理问题。这一活动还有利于促进班集体建设，提升班集体的凝聚力。

图16-7~图16-9是青岛市南区第二实验小学某个班级的连续三次沙盘。从沙盘中我们不难看出由混乱到有序的过程，这也体现了班级同学间协作性的发展变化。此外，在沙盘游戏中，班集体会自然地产生“领袖”，自然地淘汰“领袖”。因此，他们必须克服任性、独尊、娇惯等不良习性，学会协调与组织、团结与协作、牺牲与分享、援助与服从、理解与宽容等，形成有益的责任感和集体意识。学生之间的反馈，对他们自身的成长更有说服力、更有效，这是一个孩子教育孩子的过程，就在沙盘游戏的互动中，增强了团队的凝聚力。

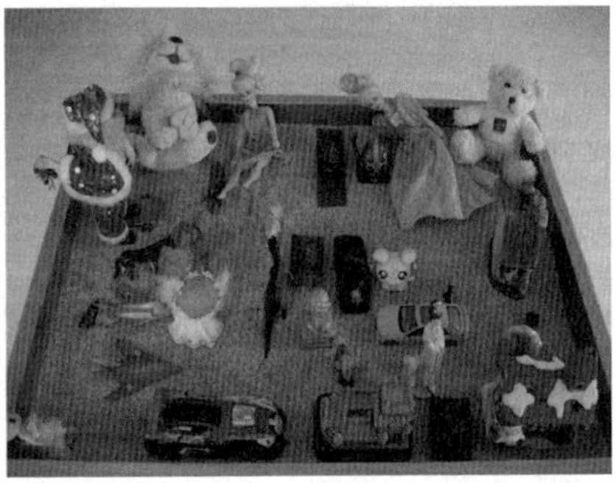

图16-7 某个班的第一次沙盘[1]

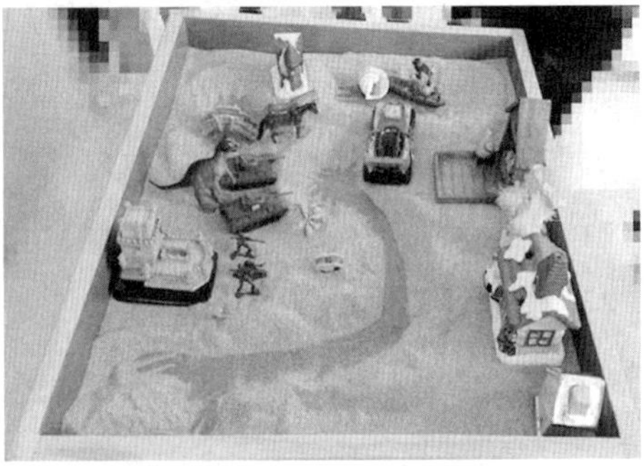

图16-8 某个班的第二次沙盘

[1] 山东省青岛市南区第二实验小学史玉华提供。

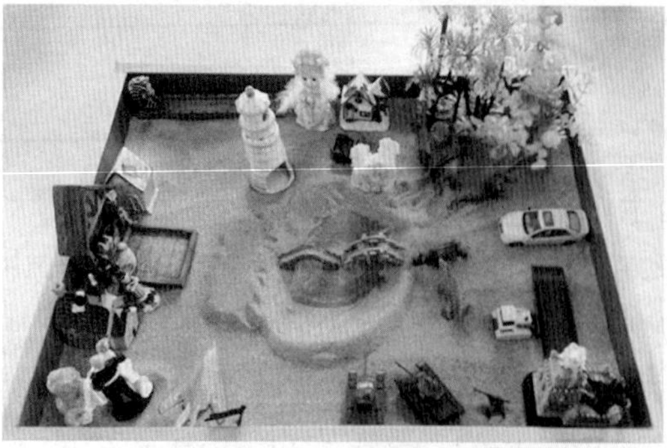

图16-9　某个班的第三次沙盘

（二）建立“沙盘游戏角”

学校可以在教室中配置一套沙盘游戏设备，在每个班内分成5个或者10个学生小组，每个小组每周或每两周进行一次团体沙盘游戏活动，以增进学生之间的友谊和对班集体的归属感（图16-10）。

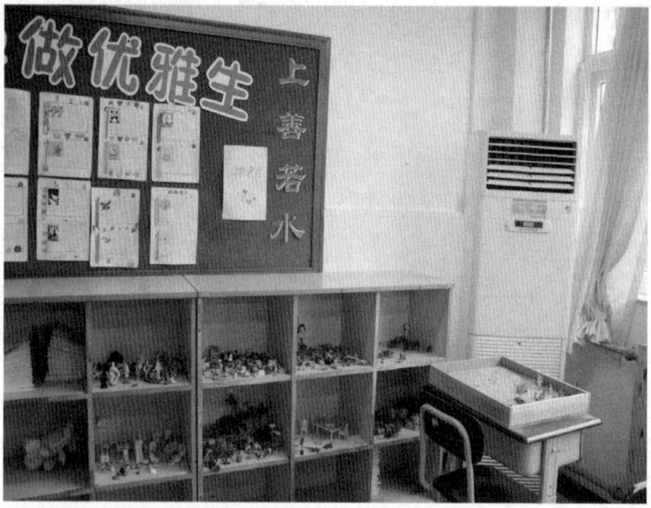

图16-10　某学校的“沙盘游戏角”

教室的沙盘游戏设备还可以运用在语文或者英语课堂上。老师讲完一篇课文后邀请学生利用沙盘把课文的意境表现出来，这样既增强了学习的趣味性，也促进了学生对课文的理解。

（三）制作沙具

不同年龄段的学生，因为性格和经历的不同，他们所喜爱的沙具也有着自己的特点班主任或心理教师可以充分发挥学生的想象能力，发动学生利用一些工具来制作沙具。这种活动具有浓厚的趣味性，它符合了学生们好奇、好动的特点，又能让学生们在制作沙具的过程中充分享受到自由创作的体验。

三、不同阶段学生沙盘作品的基本特征

沙盘是制作者内心世界的反应，所以我们也可以根据沙盘来了解制作者的内心世界。心理教师可以研究不同年龄阶段正常学生的沙盘特征，探索学生发展的一般规律在沙盘中的体现，从而为学生心理行为问题提供一定的鉴别标准。

关于沙盘特征的研究可以涵盖从幼儿园到大学生各个学生阶段。具体研究方法是，心理教师从每个年级选取若干名成绩中等、心理正常的学生参加研究，让每个被试的同学在不同时期制作三个沙盘。并从其制作过程、主题、主题与沙盘之间的关系、沙盘布局、沙具使用数量、沙具种类、沙子使用情况等方面对沙盘进行总结分析。

以下是一些早期关于不同阶段学生沙盘特征的研究结论，读者可以以此作为参考开展相关的研究。

1. 幼儿沙盘作品的基本特征

幼儿阶段制作沙盘的时间一般都比较长，因为他们制作的过程中变化很快。幼儿沙盘的主要沙具包括动物、人物和植物。一般幼儿动沙比较少（或许是幼儿在陌生环境下尚不敢大胆探索游戏环境）。幼儿沙盘作品的主要特征是，给人很满的感觉，他们往往将整个沙箱看成作品的标准，从各个方向摆放沙具，一般是从离自己最近的地方开始，由近及远，直到将整个沙箱摆满（图16–11）。

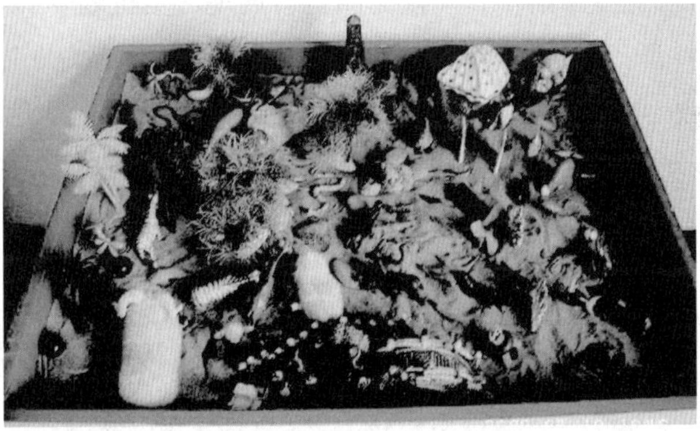

图16–11　一个小女孩制作的沙盘

这些特点说明了幼儿自我中心的特点，而占满的这一沙盘格局似乎是幼儿未分化的内心状态的投射，他们还没有力量和能力控制自己的生活场面，只能是被动地接受和应对。当探究者直接问幼儿关于沙盘作品的问题时，他们通常很难回答。此外，幼儿在制作沙盘的过程中，往往会与咨询师频繁互动。

2. 小学生沙盘作品的基本特征

小学生制作沙盘的平均用时在半小时以上，而且小学生制作沙盘更加谨慎，整个沙盘更具备美感与和谐的特点。他们对自己的主题考虑得更多，因而对于沙具之间的联系也考虑得更多。小学生的沙盘作品趋于复杂，他们使用的沙具主要是动物、建筑和交通工具等。大多数小学生的沙盘作品仍然是占满的，但是与幼儿沙盘作品不同，这种空间布置不再是未分化的内心状态的体现，而是为主题服务的，是其丰富内心世界的体现。小学生往往都可以给自己的沙盘作品定一个明确的主题。在与咨询师的互动中，他们主要是会向咨询师寻求帮助和认可（图16–12）。

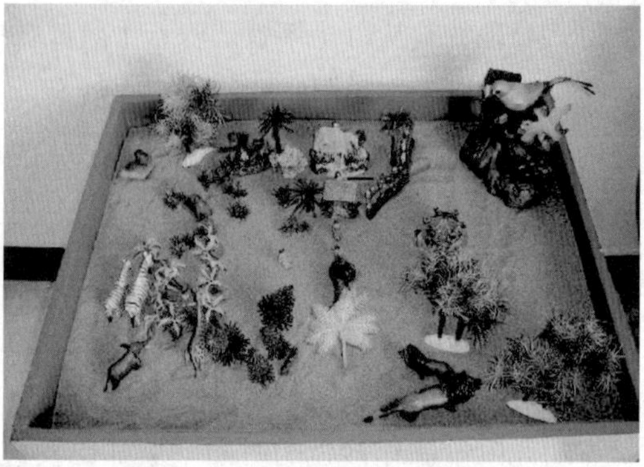

图16–12　一个12岁的小学生制作的沙盘

3. 中学生沙盘作品的基本特征

中学生制作沙盘的时间一般较短，为6~17分钟。中学生正处于青春期，是身体发育的第二个高峰期，其沙盘作品也会展现出生机勃勃和积极向上的特征。中学生的沙盘一般都是和家庭生活、环境、社会生活有关的主题，其作品更具有秩序感。由于中学生还处于自我统一的确立阶段，他们沙盘作品中往往很少出现自我形象，或者确切地说，中学生对于作品中出现的形象往往没有认同（图16–13）。

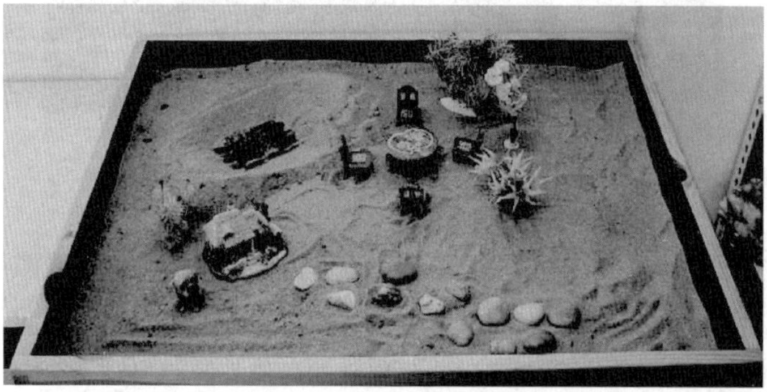

图16–13　一个高年级中学生制作的沙盘

4. 大学生沙盘作品的基本特征

大学生大多处于青年阶段，其沙盘作品一般都具有明显的主题，制作过程中，他们也会有比较认真的构思。青年人的作品一般比较生机勃勃，常常会出现竞技场面或者一些生活化的内容。而中年人的作品则显得相对空旷简洁，内容通常具有宗教意义，体现抽象和理性，作品中常常寄托着自己对人生的感受、态度、认识和情感（图16–14）。

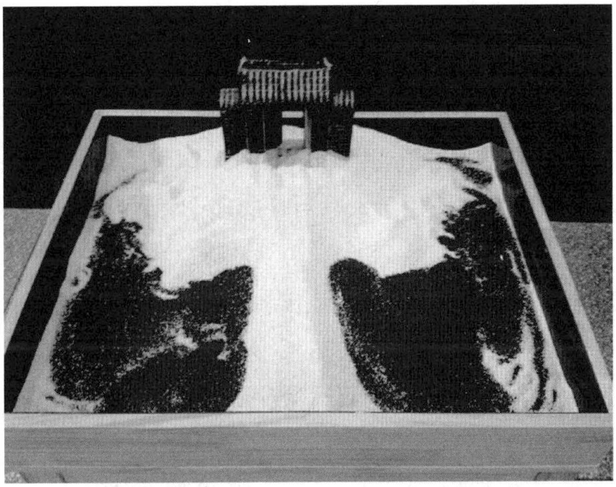

图16–14　一个成人制作的沙盘

参考文献

[1] 陈侃，项锦晶，申荷永．沙盘游戏疗法的治愈之道[N]. 中国教育报，2005-10-28(8).

[2] 陈顺森，张日昇．儿童原型理论与箱庭疗法[J]. 信阳师范学院学报(哲学社会科学版)，2005,25(6): 23-26.

[3] 王键．弗洛伊德的释梦理论[J]. 世界科学，2008,(4): 34-36.

[4] 伍丽梅．游戏疗法及其最近发展[J]. 社会心理科学，2005(1): 94-96.

[5] 王巧敏，等．沙盘游戏疗法的应用现状[J]. 广东医学院学报，2009,27(1): 77-79.

[6] 徐洁，张日昇．箱庭疗法应用于家庭治疗的理论背景与临床实践[J]. 心理科学，2007,30(1): 151-154.

[7] Barbara Labovitz Boik. 沙游治疗完全指导手册：理论、实务与案例[M]. 田宝伟译．北京：中国水利水电出版社，2006.

[8] Dora M. Kallff. 沙游：通往心灵的心理治疗取向[M]. 黄宗英，等，译．台北：五南图书出版公司，2007.

[9] 江光荣．心理咨询的理论与实务[M]. 北京：高等教育出版社，2005.

[10] 楼宇烈．老子道德经注[M]. 北京：中华书局，1980.

[11] 荣格．荣格文集：让我们重返精神的家园[M]. 冯川，苏克，译．北京：改革出版社，1997.

[12] 茹思・安曼．沙盘游戏疗法中的治愈和转化[M]. 蔡宝鸿，等，译．广州：广东高等教育出版社，2006.

[13] 申荷永，高岚．沙盘游戏疗法：理论与实践[M]. 广州：广东高等教育出版社，2004.

[14] 叶舒宪．神话——原型批评[M]. 西安：陕西师范大学出版社，1987.

[15] 伊娃・帕蒂丝・肇嘉．沙盘游戏疗法与心理疾病的治疗[M]. 刘建新，蔡成后，古丽丹，译．广州：广东高等教育出版社，2006.

[16] 张日昇．箱庭疗法[M]. 北京：人民教育出版社，2005.

[17] 钟友彬．中国心理分析：认识领悟心理疗法[M]. 沈阳：辽宁人民出版社，1982.

[18] 朱臻麦．家庭治疗在中国临床心理咨询与治疗中的应用探索[D]. 上海：华东师范大学，2003.